Vaincre vos traumatismes
par la méthode IPSCi

Psycho - logiques

Collection fondée par Philippe Brenot
et dirigée par Joël Bernat

Sans exclusives ni frontières, les logiques président au fonctionnement psychique comme à la vie relationnelle. Toutes les pratiques, toutes les écoles ont leur place dans Psycho - logiques.

Déjà parus

Didier BOURGEOIS, *Le syndrome de Schopenhauer, Variante psycho-sociale des troubles du comportement à l'adolescence*, 2018.
Clément RIZET, *Les tentatives de suicide des adolescents. Du Négatif à la Subjectivation*, 2018.
Walter TRINCA, *les multiples visages du* self*, Traduit du brésilien par Pascal Reuillard*, 2018.
Sophia DUCCESCHI JUDES, *Anorexie mentale, Quand un père passe... et manque*, 2018.
Agnès VOLTA & Jean-Claude ROLLET, *Influence socioculturelle sur la souffrance psychique, Une question de place,* 2017.
Jean-Claude GRULIER, *Eugène Minkowski, philosophe de la psychiatrie*, 2017.
Christian LEJOSNE, *Un fil rouge. Ce qui relie l'œuvre d'un auteur à son enfance, selon la théorie d'Alice Miller (Abécédaire)*, 2017.
Marie-Laure BALAS-AUBIGNAT, *Identification au traumatisme des petits-enfants de survivants*, 2017.
Cécile CHARRIER, *Tous des monstres. Voir sa violence en face*, 2017.
Myriam NOËL-WINDERLING, *Théorie de la solitude,* 2017.
Arlette VILLA-PORTENSEIGNE, *L'expertise sous le regard de la psychanalyse. « Faux-Pas » ou la question des mères*, 2017.
Sébastien PONNOU, *Le travail social à l'épreuve de la clinique psychanalytique*, 2016.
Souad BEN HAMED-VERNOTTE, *Approche clinique de quelques mécanismes pervers narcissiques, La face cachée de la relation*, 2016.
Mourad MERDACI, *Adolescence algérienne. Liens et cliniques*, 2016.
Paul MESSERSCHMITT et Mélanie DUPONT, *Voulez-vous marcher sur la tête ? Témoins, experts et citoyens*, 2016.
Nadine GOBIN, *La relation et le couple, vecteurs de changement. Changer pour aimer, aimer pour changer*, 2016.
Patrick-Ange RAOULT, *Clinique du corps et de l'acte, Devenir psychologue, Tribulations professionnelles d'un praticien chercheur ordinaire*, 2016.

Myriam NOËL-WINDERLING

Vaincre vos traumatismes par la méthode IPSCi

Une histoire naturelle de la souffrance et de la guérison

Avec la collaboration de Davor Komplita

L'Harmattan

Du même auteur

Autisme et syndrome d'Asperger, Érès, 2014.
Théorie de la solitude, L'Harmattan, 2017.

Sous le nom de Myriam Donzelot :

Libenter, Éditions Éliane Vernay, Genève, 1991.
Quatuor encordé, Éditions Éliane Vernay, Genève, 1993.
Le second souffle, L'Harmattan, Paris, 2000.
La métamorphose de l'axolotl, L'Harmattan, Paris, 2004.

5-7, rue de l'École-Polytechnique, 75005 Paris
http://www.editions-harmattan.fr
ISBN : 978-2-343-15265-3
EAN : 9782343152653

Avant-propos

La bibliothérapie propose que chacun puisse s'aider soi-même par la lecture. Nos vies sont témoin de nos incapacités à être sans souffrir. Nous tous avançons souffle coupé, déformés par des douleurs qui se répètent. Toi aussi, tu fais ce que tu crois devoir et pouvoir. Tu obéis aux voix qui clament dans ton désert. Tu te perds de vue dans l'effort. Que fais-tu pour toi ? Tu t'abandonnes, tu t'oublies, tu te défiles.

Ce livre offre le canevas d'une prise en soin de soi qui se comprend comme une démarche autonome, mobilisant les capacités propres de réorganisation de l'humain. Thérapeutes, nous exploitons largement les fondements que nous exposons ; nous estimons pouvoir les livrer à toute personne intéressée, en dehors de quelque contrat thérapeutique avec l'un de nous ou qui que ce soit.

Dans la dernière partie de cet ouvrage, nous exposons une méthode pour la résolution traumatique dont l'initiative revient à Davor Komplita, dont nous estimons qu'elle a fait ses preuves auprès de ceux qui, depuis une dizaine d'années, nous ont fait la confiance de s'y livrer. Son usage implique que les protocoles soient lus par un tiers, voire simplement, après quelque pratique, remémorés par la personne. Elle ne nécessite pas de connaissance autre que celle que nous dispensons : le lecteur saura s'en approprier facilement et y trouver une voie curative.

Notre méthode ne s'adresse pas à la maladie psychiatrique, mais à la simple douleur de vivre. Elle n'est pas une démarche thérapeutique classique, mais fait appel à une réflexion personnelle, positive et silencieuse.

Nous privilégions la pratique et l'élan.

Première partie

Une histoire naturelle de la souffrance

1. La peur

L'immobilité est signe de mort. Le mouvement, l'expression de la vie animale ; de toute vie, quelle qu'elle soit. À ses débuts préside un processus de polymérisation : de petites molécules s'accrochent les unes aux autres pour en faire de plus grosses. La matière se diversifie, les configurations se complexifient. Protéines, enzymes. Des polymères en catalysent d'autres, en chaîne. La vie grouille. Fait de la place. Occupe la place. Bruit des destructions qui la renouvellent. Obstination de ce duo, vie et mort, dont la danse conduit le vivant plus loin.

En premier, tout va bien. Tu ne te représentes pas grand-chose. Tu fais corps avec ce qui t'entoure, tu baignes dans la félicité océanique. Représentation unique et indistincte : entre toi et le reste, tu ne fais pas la différence. Il y a à manger, le monde s'offre. Puis la première idée. La mère, l'idée de la mère. Cela fait, désormais, deux représentations : la mère, ce quelque chose d'autre que toi qui te donne à manger, te fait te distinguer de ce reste qu'elle dessine. « Tu » t'édifies à mesure que tu édifies « la mère ». Toute distinction est frontière. La limite entre toi et la mère se constitue comme une fracture catalysée par la peur : si la mère n'est pas toi, si la mère est autre, alors la mère peut partir. Se désolidariser de ce qui s'ébauche comme « moi » pour toi. Tu apprends le pouvoir de mort de l'autre, le risque majeur de l'altérité : cet anéantissement, son départ. Elle part. Revient (sinon tu serais mort). Arrachant de toi le monde, te constituant plus ferme, plus sûr, plus distinct à chaque départ, chaque déchirure. Différencié dans la famine, le manque, la nuit, l'ennui, le meurtre.

La peur.

Puissance de la peur. D'abord tu comprends qu'elle pourrait partir. Puis les autres : tout le monde mange tout le monde. Tout le monde se garde de tout le monde. Tu l'apprends très vite. Ta peur te fige à tout moment, suspend la trémulation joyeuse qui te fait aller. Elle te glace. Instille en toi le suintement de la mort (l'objet de ta peur : justement). Elle te fiche la mort en plein cœur. Cela ne s'arrête pas là. Tu continues. Tu te défiges. Cela repart. Légèrement différemment. Tu gardes la trace sale de la peur. Tu ne t'en sortiras pas comme ça. Elle va rester en toi. Poursuivre son travail : elle est le plus grand catalyseur du processus vital. Elle génère des représentations. Lie les unes aux autres les représentations que tu te fais. Polymères de la peur. Sitôt que tu penses, la moindre pensée, tu sais ce que tu risques : la mort. Désormais toutes tes pensées, toutes tes actions viseront à préserver ce que tu as de précieux, ta vie.

La peur est consubstantielle de la vie. Elle fait vie. Elle marque le trait selon lequel tu dessines le monde. Soigneusement, patiemment, elle marquera, toujours, le trait de chacune de tes représentations. Sous son impulsion, tu te construiras un monde et ses images. Il te faudra expliquer, comprendre, sans relâche, l'environnement qui menace, pour te défendre. Maîtriser cet environnement, le plus possible. Prévenir le désastre.

Sans la peur, il n'y aurait rien à faire. Tu pourrais jouir du reste sans t'y impliquer autrement qu'en consommant ses ressources inépuisables. Te contenter de mouvement minimal. Tu es pris toi aussi dans la nécessité de détruire : prédateur autant que proie, tu dois te garder de plus voraces. Organiser le désastre de l'ennemi, l'envers hérissé de la brèche que tu pressens, toujours ouverte sur ta fin.

La peur comme moteur de ta vie enfantera d'autres peurs. D'autres mouvements pour échapper à la peur et ménager des zones de calme. La peur engendre la transition, la limite, la signification comme processus infini visant, dans la complexification inéluctable du monde qui vient, au retour impossible à l'unité originelle dans laquelle la naissance fut ta première rupture. Désormais tu divises par le langage, tu segmentes et compartimentes tout ce qui est. Tu sépares pour t'y retrouver. Tu te distingues et puis tu parles pour te rapprocher. Seul, pas seul. Chaque division est une guerre. Dévoile le reste par opposition et comme potentiel ennemi. Tu ne connais plus la paix que comme compromis, voire compromission. La peur polymérisera aussi ton vouloir, fabriquant l'illusion du retour à l'éden perdu de l'indistinct dans le ventre maternel. Tout ce que tu veux, c'est être heureux.

Ta vie se déroule entre deux représentations tout aussi illusoires : retour à l'éden, complexité du monde. Ne pouvant saisir le vivant dans sa chair, tu t'efforceras à l'élaborer comme concept. Tu appelleras à la rescousse les ressources de ton corps : mouvement, chair et esprit, pour te représenter un monde qui, bien qu'imparfait et désormais divisé, puisse t'accueillir encore. Ton terrain de jeu. Tu y es, tu l'habites, le formes et le conformes comme paysage dans lequel tu te contemples.

Certaines représentations dessinées par la peur déraillent, reflètent moins le réel que la terreur. Elles catalysent d'autres représentations tout aussi pathologiques : le monde de la paranoïa est celui qui se construit sous l'impulsion de l'idée que « l'on me veut du mal ». C'est un des écueils qui te menace.

Petit à petit, dans ton incapacité à te tenir au cœur de ce qui est, toujours attiré par la fracture, la distinction — que tu appelles désormais, maintenant que tu as été éduqué, *le sens* — tu te désolidariseras (quelle que soit la nature de tes explications, de tes *sens*) de la matière du monde. Tu consommeras ce divorce dans la complaisance, l'infinie satisfaction que tu auras quand tu croiras avoir « compris », pouvoir « expliquer ». À l'indistinct, tu substitueras les mots, à la fluidité, la cassure. La peur engage une séparation d'avec le réel. Une dissociation. Tu divorceras d'avec ce qui est. Tu n'y seras plus.

Tu oblitéreras avec tes protocoles tout accès à ce qui vient, que tu sépareras toujours de ce que tu en feras. Et quand tu adviendras, quand tu te présenteras, tu ne te connaîtras pas, tu ne te verras pas. Pour finir tu auras divorcé de la vie qui était tienne, figé par la peur de la perdre, résumé à ta ruine.

Que retenir ?

Tableau 1. La peur

Nous avons peur de mourir, donc aussi d'être laissés seuls.
Cette peur fondamentale engendre l'ensemble de nos représentations.
La peur configure ce que nous reconnaissons comme notre monde.

2. Les grandes illusions

Permanence de soi

Quand même, il faut m'entendre quand je dis « je ».

Ces discours sur moi, ces idées de moi, la satisfaction (transitoire, jusqu'à la prochaine), la certitude. Au début je n'avais rien, puis cette mère, puis le reste. Il a fallu en faire, des inventaires. J'ai fini par être je, me croire « moi », le même que j'étais hier. Je me reconnais chaque matin dans mon décor. Ma mère, le chien, la chambre. Ma femme, mon métier, ce pays, ces gens que je reconnais aussi d'un coup d'œil, uniment, sur la ligne du temps : ce que j'ai intégré comme les « objets » faisant partie de et déterminant mon milieu. Objets d'amour, objets de haine, d'indifférence : leur perception engendre mon illusion psychique. Je les crois « mêmes » parce que je les reconnais ; je me crois « le même » parce que je les reconnais. Le contact du lit me renseigne sur le fait que celui qui s'y réveille est identique à celui qui s'y est couché.

Les objets psychiques bouleversent la séquence temporelle linéaire ; la succession et la simultanéité, ils les écrasent sous la pression de l'illusion de mêmeté qui rassure le sujet sur ce qu'il est. Artefact psychologique, l'illusion de mêmeté est un raccourci permettant d'effectuer des opérations cognitives et des actions dans le monde sans opérer de contrôle continu sur la nature du sujet qui les exécute : ce moi qui croit qu'il est ce qu'il reconnaît, au simple titre qu'il le reconnaît.

(As-tu déjà été la proie de ce sentiment bizarre d'avoir cru reconnaître quelque chose, quelqu'un, qui n'était pas celui ou cela même que tu avais cru reconnaître ? Ce type croisé dans la rue, ce supposé Michel, qu'est-il devenu à tes yeux quand il a perdu son caractère de michélité ? Quand il s'est révélé dans son inquiétante étrangeté, vidé de la substance dont tu l'avais cru rempli ? Tu lui avais souri, l'avais regardé avec cette légère insistance qu'il te rend maintenant, maintenant que tu t'es rendu compte de ton erreur. Tu restes en dette, ce regard inquisiteur a dilué les limites de ton petit monde et introduit ce type qui n'y a rien à voir. Cela dont tu fais l'expérience : l'effilochage de ton tissu de croyances. La déchirure de ta membrane de protection, ce quant-à-soi qui empêchait quiconque de voir à l'intérieur de toi si tu ne l'y avais pas convié. Déchirure imperceptible : une prochaine fois, ce sera pire.)

Il faut me rendre à l'évidence : je ne suis pas, jour après jour, année après année, « le même ». Nos cellules naissent et meurent chaque seconde, la substance de notre corps se renouvelle *in toto* plusieurs fois durant notre vie. Lorsque nous nous attendions à retrouver le petit magasin de tabac au coin de la rue, et qu'à la place se dresse une boutique de vêtements, nous reconnaissons sans peine que « ce n'est plus la même chose ». Que le commerce, la rue, voire le quartier tout entier a changé ! En revanche, nous sommes prêts à jurer que quant à ce qui est de nous, tout demeure pareil. Nous nous accrochons à une idée de nous-mêmes qui n'est qu'un artefact sur le fond, une nécessité sur la forme pour nous constituer comme outil fiable de notre vouloir.

Quelle gabegie s'il fallait, chaque fois que nous reprenons le marteau, vérifier l'attache, analyser le matériau, en éprouver la dureté avant de planter un clou ! Biais de connaissance, nous supposons à notre environnement, à la substance dans laquelle nous évoluons, une *idéité* à travers le temps afin de faire l'économie des étapes de vérification de la nature des choses si ce n'était le cas.

La faculté de langage, la conceptualisation, toute aptitude à la catégorisation et au classement procèdent de cette illusion de mêmeté, outil conceptuel majeur dans notre boîte à outils cognitive. L'idée que nous nous faisons de notre personnalité, de notre volonté, de nos besoins, de nos aptitudes, de tout ce qui nous sert à conceptualiser ce

« soi-même » auquel nous tenons tant, procède de cette même illusion de mêmeté qui découle du déni du temps qui passe.

Tu as tellement peur, tu as besoin de ces raccourcis. Sais-tu au moins où ils te conduisent ?

Déni du temps qui passe

Nos objets psychiques nous entretiennent dans l'illusion que nous restons le même. Ces objets, que nous croyons rester identiques comme nous nous croyons permanents, étendent cette illusion à notre environnement.

L'« objet psychique » n'est pas l'objet. Il est une représentation subjective qu'un individu se fait, à un temps T, d'une manifestation particulière du réel. La représentation n'est pas l'objet réel ; elle n'en est même pas la copie fidèle, nos illusions en sont la meilleure illustration. Mais la représentation reste figée dans nos structures neuronales une fois qu'elle est créée, comme telle à jamais, en tant qu'objet unique, objet de pensée incarné dans un cerveau.

Nous connaissons trois dimensions du temps : la permanence, la succession et la simultanéité. Les choses se déroulent, dans la réalité, l'une après l'autre, en même temps ou toujours. Nos objets psychiques s'inscrivent dans la mémoire, qui désordonne et écrase ces vecteurs temporels. Elle subordonne à leur présence toute question de tridimensionnalité du temps. Les objets sont en mémoire en même temps : aplatis, ramenés sur le plan bidimensionnel de la représentation, de l'*image*. Évidemment, les représentations qui s'enregistrent remodèlent la mémoire à chaque instant ; l'indistinction entre terrain et substance, entre processus et information, constitue la subjectivation, les réseaux du souvenir et de la connaissance, sous l'égide de l'expérience. Ce remodelage constant se déroule comme processus sur la chaîne temporelle qui tient une existence, sur le mode de la succession. Celle-ci instille l'écoulement du temps au plus profond de nos arcanes organiques : le corps vieillit, sans aucun doute. Pour autant, notre perception du temps n'est jamais congruente à l'horloge. Nous ramenons l'environnement à 360 degrés qui est le nôtre à une représentation bidimensionnelle ; quel que soit le nombre de nos représentations, elles restent bidimensionnelles et compriment la dilatation temporelle qui permet, dans le réel, le déploiement de la matière. Dans notre cerveau, il n'y a que des images animées. La perte de la troisième dimension et des attributs de la temporalité nivelle nos représentations et les fige dans une éternité artificielle. Ce qui valait enfant vaut toujours à l'âge adulte. Nos premières images demeurent jusqu'à la fin. Celles d'ensuite se gravent et se superposent dans la même éternité psychique, qui n'est que la limite de notre univers mental.

Tu vois, tes premières peurs te détermineront jusqu'au bout. Elles te donnent le visage qui portera tes rides, et les rides que portera ton visage.

Étrange paradoxe : ce qui nous fait durer, nous reconnaître comme tels et qui soutient le sentiment que nous avons de notre identité, ce sont des images, dépourvues de toute réalité temporelle et matérielle. « Nous sommes » les magiciens de nos plus intimes illusions.

Notre cerveau organise les souvenirs, les représentations, selon l'axe des contenus, des émotions, des similitudes sémantiques, des thèmes, des données sensorielles, logiques (lesquelles incluent notre notion, tout abstraite, des trois dimensions temporelles)... Notre espace interne est un espace holographique et le fil de notre conscience se tisse en associant les sensations, superposant les images, triant et retriant les objets, les distribuant dans un espace ordonné. Pas ordonné selon des critères alphabétiques ou chronologiques, mais fonctionnels et émotionnels : on peut imaginer quels plissements, éboulis et crevasses sont susceptibles de modifier et configurer durablement un tel espace mental, quitte à en rendre des portions impraticables ou à écraser des couches les unes sur les autres.

Les sources de la culpabilité, de la responsabilité et de l'éthique

Nous nous voyons vieillir, mourir, et les saisons, la pluie qui cesse. Dans le secret de nos cellules, les rythmes biologiques nous donnent l'intuition du déroulement temporel. D'un avant qui ne revient jamais. À la fois, nous savons que le temps passe ; mais ce qui nous constitue psychiquement est un ensemble d'images figées dans l'illusoire simultanéité de leur coprésence. Nous nous représentons dans notre fausse éternité psychique, mais nous savons bien que nous ne sommes pas éternels.

Nos représentations des relations causales et conséquentes entre les événements découlent de la rencontre entre notre intuition du temps qui passe, et cet artefact, l'illusion de mêmeté, qui distord notre perception de ce même temps.

Regarde : j'ai cinq ans, me voici face à une des énigmes existentielles majeures de mon existence. Je rentre dans le salon et je découvre que Maman pleure. Que se passe-t-il ? Dans ma mémoire, il y a la scène où Maman a dit qu'elle se sentait seule. J'ai joué toute l'après-midi avec mon ami Andy. Dans mes représentations, il n'y a pas un temps T^0 où Maman s'est plainte de la solitude, un temps T^2 où Maman pleure, et un temps T^1 dans lequel je m'amuse, séparés. Ces trois représentations, les trois objets mentaux qu'elles sont devenues, sont stockées ensemble, compilées au même niveau. Mes opérations mentales consistent à les mettre en lien : puisque je sais que le temps existe, cette mise en lien va réintroduire la succession temporelle éradiquée par l'opération de stockage mnésique. Cette notion de succession temporelle sera le support des liens logiques de causalité et conséquence. « Maman pleure en T^2, car je suis allé jouer toute l'après-midi la laissant seule en T^1. »

Notre notion de responsabilité se construit comme traduction morale de notre perception du temps, qui nous induit à formuler la causalité sur le modèle d'une succession chronologique reliant des éléments de notre connaissance — ce qui n'équivaut pas à lier des éléments du réel. Nous lions ce que nous connaissons de A, qui s'est produit en T^1, et ce que nous connaissons de B qui s'est produit en T^2, par le fil de la causalité : T^1 engendre T^2, par homothétie, A est la cause de B. C'est bien moi qui fais pleurer Maman.

Notre notion personnelle de responsabilité s'établit sur nos représentations, non pas sur des faits et des objets réels. Elle se construit donc sur la base de la fausse simultanéité, de l'écrasement des dimensions temporelles à l'origine du stockage des représentations, qui les rend toutes égales et nous en constitue comme le centre. On voit bien le vice de forme qui s'introduit dans notre appréciation de la causalité, qui nous fait verser dans le registre de la culpabilité.

Je n'ai ni l'accès aux objets réels, ni la représentation adéquate des modifications des objets et de moi-même en fonction du temps qui a passé, qui seuls me permettraient d'apprécier que si Maman pleure en T^2, ce n'est pas forcément parce que je jouais en T^1 avec Andy, mais pour d'autres raisons, inhérentes peut-être à un T^{-1} que j'ignore, avec des représentations X qui me sont inconnues.

C'est l'écueil typique que nous rencontrons quand nous nous sentons coupables de ne pas avoir pu empêcher une maltraitance antérieure : nous attribuons, dans notre examen actuel de la situation, à l'enfant que nous étions alors, les caractéristiques mentales et psychiques de l'adulte que nous sommes devenus. Sans nous apercevoir que la perception que nous avions des choses à l'époque devait être radicalement différente, et que nos conduites d'alors ne pouvaient en aucun cas être dictées par des représentations que nous n'avions pas encore. Non, l'enfant d'alors n'aurait rien pu faire d'autre face aux adultes d'alors. Il n'a pas de « faute » à se reprocher.

Le sentiment de culpabilité hérité de représentations élaborées dans l'enfance (du type « C'est moi qui ai fait pleurer Maman ») se constitue également en représentation. Il peut resurgir avec la même intensité dans le moi devenu adulte, qui se reconnaît dans chaque représentation de soi amoncelée et nivelée avec les autres, depuis que sa mémoire existe. Des circonstances, des contextes comparables à ceux qui ont présidé aux représentations infantiles donneront lieu à la résurgence des idées d'alors, sans que le sujet d'aujourd'hui ne puisse les passer au filtre de ses représentations actuelles puisque toutes, passées, présentes, ont un statut d'équivalence. Cette jeune femme se laisse maltraiter par son mari, se sentant coupable comme par essence depuis l'enfance : sa mère ne lui répétait-elle pas quotidiennement qu'elle ne savait rien faire correctement, qu'elle gâchait les sacrifices consentis par sa famille pour assurer sa scolarité ?

Le temps que nous percevons, notre temps intime, celui qui rythme le sentiment de notre identité, se résume à notre simultanéité au monde, à notre sentiment d'être en vie ici et maintenant. Mais nous n'avons pas l'intuition de son intemporalité, de sa co-présence à tout temps. Nous lui conférons au contraire le caractère de l'*éternité*, et il renforce l'illusion de mêmeté qui nous fait nous reconnaître à travers le passage du temps. Nous sommes victimes de l'illusion que le monde entier est notre monde, que notre représentation vaut pour toute chose et que nous sommes partie prenante de tout en tout temps, en l'état éphémère de notre autoperception au moment où nous nous représentons, nous figurons et pensons. Ainsi nous pouvons, sans sourciller de l'incongruité, nous reprocher de ne pas avoir pensé dans le passé ce que nous formulons aujourd'hui, munis de toutes les représentations intermédiaires qui nous y a conduits.

Cet artefact de mêmeté nous permet de conférer une valeur à nos représentations, nos idées et nos convictions, que nous portons au-delà de ce qu'elles sont, c'est-à-dire les limites actuelles de notre subjectivité. Nous croyons vraiment que ce que nous pensons vaut pour demain, pour après-demain et la vie entière, pour notre voisin et pour tous ceux que nous ne connaîtrons jamais ! Nous croyons pouvoir parler du réel et le décrire d'une manière stable et durable, et lorsque nos propos nous éloignent de la berge de la petite personne que nous sommes aujourd'hui, nous les croyons objectifs. L'objectivité à laquelle nous tendons n'est que la distorsion, à ses limites temporelles, de notre subjectivité. Mais nous n'en avons pas conscience et pensons formuler des vérités intrinsèques, pérennes, sans conscience de leur caractère éphémère.

Une morale, une éthique basée sur cette représentation faussée du temps, qui nous met au centre du monde dans une illusion d'objectivité, ne peut qu'être une éthique de l'illusion et de sa reconduction. Elle nous enchaîne dans une suite d'actions conçues comme des fuites en avant sous l'étroite guidance de notre faisceau de représentations. Elle est une éthique de l'individu, égocentrée, le séparant des autres qui s'uniformisent toujours dans la vague morose de l'inconnu dont nous avons si peur, l'inconnu qui échappe à la lumière de ce que nous croyons connaître. Nous connaissons plus la lumière de la lampe qui nous éclaire le chemin, que le chemin lui-même.

Vouloir

Le vouloir procède de la même illusion de mêmeté, due à l'écrasement temporel de nos représentations dans la mémoire.

Le vouloir présuppose que le sujet qui veut et continue de vouloir est le même que celui qui voulait auparavant : il scelle le devenir temporel du soi dans une permanence qui fait fi de l'avancée du temps. Maintenir sa volonté est une position de principe qui dénie la continuelle transformation du monde et de ses objets. Tout se transforme, même l'espace et ses constituants, à l'échelle d'un temps qui est avant tout une question de perception. Nous percevons les secondes, les heures, les mois, les années, nous en avons l'intuition au sein même de notre appareil sensitif, cognitif et biologique, mais n'avons pas la notion de ce que pourrait produire un millénaire sur notre organisme. Cette période excède notre longévité et nos catégories ; une telle perception temporelle serait possible si nous vivions aussi vieux que les montagnes, les étoiles... Tout se transforme, et toute transformation est perçue à l'échelle du champ de perception de toute créature.

En principe, les comportements des créatures s'adaptent aux changements de leur niche écologique, et aux modifications du corps propre qui transforment leurs capacités d'action dans la niche. Vouloir et maintenir son vouloir au cours du temps est, dans le système adaptatif de l'espèce humaine, un avantage évolutif : l'intention dirige l'attention soutenue, permet d'organiser les actions, de socialiser les individus et les groupes. Elle constitue l'individu et l'espèce dans son vouloir-vivre : voulant, on ne veut pas seulement survivre, on excède les limites de l'instinct de conservation, qui soumet aux nécessités d'adaptation à la niche écologique. Voulant, on se donne l'impulsion nécessaire pour faire de sa vie autre chose que l'accomplissement soumis et continu de ce processus adaptatif. La volonté est le vecteur de nos capacités d'action, c'est-à-dire de transformation de nos niches écologiques. Elle nous permet de dominer notre milieu. Si on n'avait pas « voulu », on n'aurait jamais maîtrisé l'atome ni produit de l'électricité. L'ampleur de l'objectif cautionne les libertés que nous prenons avec le réel pour pouvoir le poursuivre. La volonté, de toute évidence, soumet.

Pour soumettre le réel, nous usons d'un outil précieux : la faculté de penser. Penser nous permet de nous construire des représentations du monde tel que nous le voyons, des représentations alternatives : penser nous permet d'organiser nos conduites de manière à transformer le réel selon notre « vouloir ».

Pour que ce système fonctionne, il est nécessaire que le sujet de cette pensée se constitue comme sujet, c'est-à-dire se mette lui-même sur « pause » et ne se constitue pas comme objet de pensée au même titre que le monde environnant. Si le sujet de la pensée — cette dernière consistant en la formalisation des transformations du monde et l'élaboration de stratégies pour en ajouter de nouvelles — se pensait transitivement de même manière, il ne se différencierait pas du monde et ne pourrait se constituer comme centre de son « vouloir » : sa volition aboutirait à une aporie et il ne « voudrait » rien d'autre que vivre au rythme du monde. Il connaîtrait, à l'échelle humaine, un destin d'animal. Ou sombrerait dans la folie de ne jamais se retrouver, de s'oublier seconde après seconde.

Pour que le système fonctionne, il faut que l'individu s'octroie, dans ses représentations de soi, un degré de liberté. Il doit supposer la continuité de soi-même, qui rend inutile la continuelle vérification de sa propre nature. Il doit pouvoir, pour continuer à accorder toute son attention aux changements de son environnement et diriger ses forces pour les infléchir selon son intérêt, en rester au présupposé, hâtif, mais concerté, qu'il reste « le même ». Mêmeté qui lui permet d'évacuer du champ de sa préoccupation la vérification de sa continuité. De diriger l'intégralité de ses forces sur le réel externe. De concerter ses actions vers des buts conçus par rapport à ce *soi-même-toujours-même* qu'il faut préserver et confondre avec son idée de sa propre vie. Le vouloir conforte l'illusion de mêmeté dans laquelle le psychisme se construit. S'il en procède, chaque seconde il le renforce.

Plus je veux, plus je me sens « moi-même ». Par un tel mécanisme, il n'est pas étonnant que je me résume à mes désirs, c'est-à-dire aux objets sur lesquels portera mon vouloir. Ainsi l'obsession, qu'elle soit de sexe ou de visage, d'amour ou de possession, finira par occuper la totalité du champ de ma présence à moi-même. Je ne me sens jamais plus vivant que lorsque je me sens « amoureux », et mon environnement est le vaste magasin dans lequel ma concupiscence va s'assouvir. C'est de cela que je tirerai le sentiment de ma propre existence. Je me résumerai à ce que je veux, ce que j'attends ; non pas tant au fait de vouloir, qu'aux objets auxquels il s'attache. Ainsi me constituerai-je l'esclave des objets, des êtres et du manque.

Langage : la mythologie de soi

Une autre grande illusion est la confusion que nous opérons entre cette idée de soi pérenne, immuable que nous nous faisons, et la substance même de notre vie.

Cette dernière est l'objet de tous nos dispositifs de protection. Mais à vouloir nous protéger, nous protégeons plus nos représentations que nous-mêmes, plus ce que nous croyons que ce que nous éprouvons. Nous nous calfeutrons derrière une barricade de certitudes, de doutes, de vouloirs, qui se complexifient au cours des années. Nous stabilisons ce fatras par le biais de cohérence qui nous fait échafauder des histoires qui tiennent debout. Une biographie. Une mythologie de soi-même, que nous nous récitons à mi-voix chaque fois que nous avons peur de mourir. Continuellement, lorsque nous devons protéger ce qui persiste à battre, à pulser, à sentir. Nous devenons, à mesure que nous nous éloignons des balbutiements l'enfance, les lecteurs de notre propre histoire, les acteurs d'une vie que nous mimons plus que la vivre.

La mythologie de soi se substitue à l'éprouvé, que nous ne cessons de vouloir oublier. Étant la substance de notre vie, il avance en nous présentant à son envers la perspective de la mort, dans laquelle nous ne disposons plus des fonctions cognitives nous permettant de formuler et garder la trace : une mort, bien que la nôtre, à laquelle nous serions étrangers.

Nous préférons radoter, ânonner les recettes de notre improbable importance, confondre vivre avec croire.

Tu vois, quand je te parle, ce que je te dis avant tout, c'est que je suis vivant ; mais je fais tellement de bruit, de bruit de fond, que toi aussi tu t'égares quand tu essaies de comprendre. Tu réponds, tu y vas de ta chanson. Tu ajoutes du bruit au bruit, nous sommes les chefs d'orchestre de cette cacophonie.

Toutes les représentations verbales de nous-mêmes et de ce qui nous entoure sont faussées par les illusions de permanence de soi et de déni du temps. Nous ne voyons pas le réel, mais nous croyons à nos représentations.

L'action est mensonge

La vérité est la présence pleine et entière assumée par un sujet par rapport à son assertion et ses actes. Elle ne réside pas dans les choses, mais dans la position d'un sujet par rapport à ce qui est énoncé : dans la subjectivité. Ma vérité est « ce que je crois ». L'assiette que j'ai dans le réel du discours que je tiens. Au doute énonciatif correspondent l'ambivalence, l'hésitation, états de déséquilibre de la subjectivité.

L'humain cherche naturellement à se conforter dans une position de vérité, de confort et d'équilibre. Mais il oublie que cette vérité ne saurait se concevoir autrement que comme position transitoire au sein de la mouvance perpétuelle qui constitue la vie. Il rigidifie sa conception de la vérité comme il a minéralisé l'idée de lui-même et figé son vouloir.

La nature assigne toute créature à sa nécessité. Dans la naissance, la mort, créature et nature se recouvrent absolument. La subjectivité de la créature humaine y correspond totalement à la nécessité naturelle. Elle ne saurait y échapper. Dans la naissance, la mort, on est pleinement. On n'a pas le loisir de se dissiper dans quelque autre chose : seuls instants d'une vie où l'horloge subjective coïncide avec l'horloge naturelle. Instants les moins individuels, les plus génériques d'une existence, et les plus chargés d'éprouvé. Ces instants ne peuvent être recouverts d'aucun énoncé. Ils sont indicibles comme toute nature. Ils fondent la créature humaine en tant que personne.

Une vie d'homme s'inscrit entre les deux termes de cette inéluctabilité. Il en va de toute existence de se dégager du sceau anonyme : l'existence dessine les frontières de ce qui se nomme à mesure que l'individu se définit dans les modalités du discours, du vouloir et de l'action. Toutes modalités qui s'alignent dans un mouvement contraire au générique qui a fondé leurs conditions de possibilité.

Ainsi le mouvement d'une vie tend à se désolidariser de ce qui le fait, naissance, mort, destin physiologique. De sa vérité intrinsèque : la seule dont le vivant ne peut se départir sans renoncer, en même temps, à ce qu'il est.

Tout ce que je construis, ce que je fais, tout ce que je désire, patiemment, brutalement, lentement, ne saurait être que la tentative toujours avortée, toujours reconduite, de me dégager de la *vérité de vivre* qui ne peut être dite, dans laquelle, seulement, je peux être. D'y rajouter quelque chose qui m'en distrait. Qui dément qu'elle soit la seule vérité dans laquelle je suis présent. Y oppose un autre plan dans lequel je puisse me retrouver aussi et surtout. Toute représentation, toute velléité et toute action ne sont que des mensonges en regard de cette vérité brute de vivre, des tentatives de dérobade de sa substance. Il est insupportable de se considérer comme un animal soumis aux aléas naturels. Vivre sa vie, c'est vouloir démentir ce statut. S'ériger en démiurge de ce que l'on pourra nommer comme « soi-même ».

Agir, c'est se souvenir : lorsque nous agissons, nous élaborons un plan de vol, un projet d'action, qui va se matérialiser comme information au sein de nos circuits cérébraux. Pour agir, nous mobilisons des schèmes moteurs, des représentations, acquis dans l'antériorité de notre expérience. Notre action se déploie en marche arrière : nous ne faisons que reproduire ce que nous avons appris du passé. Nous mobilisons ce que nous avons appris comme procédure, comme signification ou concept. Agissant, nous nous référons toujours au système de nos constructions. L'action nous sépare du réel actuel en nous orientant à l'envers, nous faisant replonger en abîme dans le stock de ce que nous avons déjà fait. Si je veux me déplacer, je vais mobiliser les schèmes de la marche que j'aurai acquis antérieurement. Agir, comme parler, c'est divorcer du présent et du réel. Nous avançons dans la contradiction absolue de notre mouvement présent. Le regret, la reviviscence, la répétition nous projettent sur l'écran resserré d'un vieil imaginaire.

Le fait de vivre est l'indicible qui se montre en creux de tout le reste, ce que nous faisons, ce que nous pensons, ce dont nous nous souvenons et ce que nous imaginons, et s'évanouit à la fin. La toute fin, après la disparition du reste qui tente toujours de dire que la vie serait ailleurs, comme un pays que l'on pourrait visiter. Le reste, comme ensemble des actions et représentations par lesquelles nous construisons notre biographie.

Quand j'agis, je voudrais faire mentir l'inéluctable — mais c'est à moi-même que je mens.

L'artifice de la transcendance

Le mensonge, scénario plausible qui *aurait pu* se passer, égare en oblitérant le contact avec le réel ; mais il ouvre aussi le royaume de tous les possibles dans lequel le réel s'établit. Il détend le réel lorsqu'il pointe vers sa relativité : oui, telle chose aurait pu se produire bien que cela n'a pas été le cas. Le fait d'y penser élargit notre perception alternative du réel : le mensonge nous égratigne toujours et élargit nos étroites vues. Nous pratiquons le mensonge, comme le fantasme, l'imagination et le rêve, pour nous dégager de la pression du réel. Dès que nous disposons d'un cerveau, nous préférons ses productions multiples à l'unicité du réel qui se pose sur nous.

Nous rechignons à retrouver, avec lui, la fusion qui était la nôtre lorsque nous n'avions qu'un cerveau inachevé, pas de langage, pas de temporalité ; car munis de tous ces oripeaux, nous ne pouvons plus imaginer leur absence, et qu'elle laisserait la place à une fusion simple et efficace avec le monde. Notre cerveau complexifié n'a plus la liberté qui était sienne au début, capable de s'homogénéiser avec le reste, de s'en nourrir et de le compléter tout simplement. La perte de soi n'est que ce qui se passe lorsque nous ne sommes plus riches du monde dans lequel nous allons. La perte de soi n'existe que si on s'est déporté du monde ; que l'on s'en est exclu pour mieux s'en différencier. Cultiver ma différence, c'est me créer une poche d'exclusion par rapport au reste du monde, dans laquelle j'élargirai le domaine de mes représentations jusqu'à ce qu'il occupe mon champ de vision dans sa totalité, jusqu'au délire.

La transcendance, entendue ici comme instrument au service des opérations mentales, se définit comme le fait de distinguer d'entre l'agent de l'action et l'objet sur lequel l'action s'exerce. Elle s'oppose à l'immanence dans laquelle le sujet et l'objet d'une action sont indistincts. Spinoza prend comme exemple pour illustrer l'immanence l'expression *se promener*. *Je me promène* signifie bien plus que le fait que *je* sujet promène un *me* objet. Le sens de l'action, la promenade, entend que sujet et objet sont une même entité consubstantielle et unique. On ne peut, littéralement, promener quelqu'un d'autre que soi (à moins de changer le sens de l'action *promener*). Par opposition, l'expression transitive *je me lave* se range du côté de la transcendance : je pourrais tout aussi bien laver quelqu'un d'autre, un animal ou un objet, sans que le sens de l'action ne change.

Constituant le sujet comme différent de l'objet, la transcendance introduit toute notion de causalité, de conséquence et de logique de succession. Instrument de la représentation, elle est la force centrifuge qui nous isole du monde. Elle ouvre la perspective du langage, du désir et de l'action qui sont les manifestations au monde du mensonge ; les signes que nous avons divorcé du monde au sens de l'immanence. Comme nous ne nous percevons plus consubstantiels au monde comme nous croyions encore l'être dans le ventre maternel et dans nos premiers jours[1], nous nous en fabriquons des représentations. Notre cerveau fabrique des *patterns,* des modèles de l'objet sur lequel porte son activité. Pose des hypothèses non vérifiables et non vérifiées. Je pense à Michel. Cela signifie que je m'en suis fait une représentation, et que mes activités cognitives manipulent et transforment cette représentation. Pour autant : qui est Michel ?

Nous procédons par ajustements successifs pour approcher la réalité : le mensonge n'est pas un choix, mais le mode sur lequel nous établissons nos représentations. Sitôt confrontés au frottement avec le monde, nous éprouvons la peur de nous y perdre ; la peur de nous y écorcher. La peur est le moteur des représentations que nous nous faisons, de nos efforts pour comprendre et saisir l'environnement qui toujours, menace, toujours, nourrit. La peur engendre le mensonge, l'outil qui nous permet d'imaginer des alternatives au réel et d'établir des dispositifs pour diminuer, absorber ou contrer sa force de frappe. Le mensonge est l'instrument et la matrice de la transcendance. Notre moyen de prendre distance du réel pour maintenir un espace dans lequel nous pouvons respirer. La peur et le mensonge, consubstantiels à notre être au monde, nous éloignent progressivement de la substance de notre vie : les outils de notre survie bâtissent les murs d'une prison.

Lorsque l'enfant grandit s'accroît sa capacité au langage, à la représentation, au mensonge et à l'imagination. Son corps développe ses capacités de saisir le monde à son avantage. Augmentant cette transitivité, cette transcendance, le petit d'homme augmente son pouvoir sur les choses à mesure que se creuse le décalage entre lui et elles. À la modalité de puissance, qui est celle du simple vivant de faire partie du courant du vivant, d'être n'importe quel point de ce courant et potentiellement, l'univers entier, il substitue celle du pouvoir. Pouvoir d'un sujet sur les objets. Tant son pouvoir s'accroîtra, il n'en sera jamais rempli, car le pouvoir est fondé sur le manque : manque à obtenir ceci, cela, manque à être, ceci ou cela, décalage entre ce qu'on est et la réalité à

[1] Nous aborderons au chapitre suivant la perception indifférenciée que le nourrisson a de lui-même et de son environnement.

laquelle on aspire. Le bonheur conféré par le pouvoir est celui découlant de l'illusion de mainmise. Il ne peut exister que transitoirement, entre deux miroitements du réel qui se devine toujours au loin hors de la prise. Il disparaît dans l'élan pour le retrouver, demain. Quand on n'a pas de bonheur, quand on est fatigué de ses intermittences, on se retranche sur nos valeurs, qui sont les plans fabriqués sur l'idée de ce qui nous manque.

Le pouvoir vient de la transcendance et la transcendance est absence : le paradis perdu ne peut être reconquis par la force.

L'ego : un artefact évolutionniste

Ce que nous voyons comme notre personnalité, ce sur quoi nous mettons l'accent de toute l'importance que nous voulons lui accorder, n'est qu'un artefact évolutionniste mis pour protéger et porter quelque chose de bien plus précieux que nous ne voyons plus : notre vie propre.

Nous l'avons tellement habillée d'oripeaux comme un cocon propice à son maintien, nous avons tant consacré d'énergie à renforcer cette enveloppe protectrice, que nous ne voyons plus que ce cocon. Il est vrai aussi que le monde, notre monde, pleut sur lui tout au long de notre vie et mobilise toute notre attention. Nous rivalisons d'ingéniosité pour développer à notre avantage un certain commerce avec ce monde ; il nous faut y développer nos produits, nos savoir-faire, nos discours, c'est-à-dire notre personnalité. L'écrin brillant de notre ego prend la place du bijou qu'il recèle, mais se révèle à la fin n'avoir été que ce qu'il est : une boîte, un sac, contenant informe prêt à s'effondrer si ce qu'il contient s'évapore. Quand je meurs, qui sait encore ce que je croyais, ce que je voulais ?

L'ego se constitue de tout ce que nous nous représentons comme « soi ». Façonné de représentations, sa mission est de nous assurer une cohérence suffisante pour porter le déploiement des actes et des aspirations de notre biographie. L'illusion de continuité est l'artifice dont il use afin d'assurer sa propre cohérence. À l'aide de mensonge, de tricherie, soutenus par l'illusion de mêmeté dans laquelle il se reconduit, il sauve la face et maintient l'édifice de notre psyché.

Nos histoires sont une variation unique et multiple de la déclinaison de l'espèce : des citadelles protégeant la geste qui bat entre leurs murs. Les murs n'ont pas d'âme, les pierres n'ont pas de monde, nos biographies, allant, se décalent de ce qui est.

Ne serais-je fait que d'illusions ?

Et si je regardais, à l'envers de mes illusions, si je les secouais comme on secoue une branche de ses épines mortes, que verrais-je ?

… Si je pouvais revenir avant mes illusions ?

Que retenir ?

Tableau 2. Les grandes illusions

Notre représentation du monde est guidée par la peur et par un certain nombre d'illusions :
1. Permanence de soi : nous resterions le même à travers le temps. C'est un artefact de calcul qui nous permet d'appréhender notre environnement depuis le point *stable* de nous-mêmes. Mais cette stabilité est un artifice, une illusion, que nous ne corrigeons jamais. Nous **nous transformons !**
1. Déni du temps qui passe : l'artifice précédent nommé **permanence de soi**, le fait de nous croire le même qu'hier, **engendre l'illusion que le temps ne passe pas** (puisque nous resterions « le même » qu'hier).
2. Le déni du temps engendre une fausse idée de la causalité et de la **culpabilité**, qui fait fi des transformations réelles dans le temps. Pour nous sentir coupables, nous nous fondons sur des représentations (faussées par ce qui précède) et pas sur des faits — que nous ne pouvons jamais appréhender vraiment puisque nous sommes toujours faussés par les illusions de la permanence de soi et du déni du temps.
3. La permanence de soi et le déni du temps nous amènent à nous accrocher à des **vouloirs périmés** : nous ne faisons pas évoluer nos objectifs puisque nous croyons que nous restons pareils qu'hier.
4. Ce que nous nous disons de nous-mêmes par le **langage**, l'histoire de notre vie que nous nous racontons, est **faussé par les illusions de permanence de soi et de déni du temps**. Ces propos sont **une mythologie de soi-même**, et pas le récit véridique de ce qui se passe. Et il en est ainsi de toute représentation verbale nous concernant !
5. L'action est mensonge. Toute action se fonde sur ce que nous avons déjà fait et ce que nous nous sommes déjà représenté par le passé : elle répète ce que nous avons appris sur la base des illusions précédentes et reconduit la fixité de notre vouloir. Nous voudrions faire mentir la réalité qui dit que le temps passe et que nous nous transformons.
6. L'instrument par lequel nous échafaudons les illusions qui précèdent est la **transcendance, faculté intellectuelle qui nous permet de séparer le sujet qui fait l'action de l'objet sur laquelle elle s'exerce.**

7. L'ego est l'ensemble des croyances, représentations, savoir-faire, volontés, découlant des illusions précédentes. Il refixe tous les jours l'image de soi qui nous reconduit jusqu'au lendemain.

3. Liminarité

Liminarité et développement

… Si tu pouvais revenir avant les illusions ?

Les premiers stades de la croissance cérébrale, *in utero*, mettent en place des neurones immatures. Petit à petit, une activité s'élève, orchestrant l'acquisition des fonctions cognitives de la perception, de la motricité, traçant la route des circuits et réseaux qui les assureront la vie durant.

À sa naissance, le petit d'homme bénéficie d'une connectique neuronale peu différenciée, concentrée dans les aires somato-sensorielles, auditives et dans le cortex visuel. Des zones proches, dévolues à des modalités sensorielles différentes, s'interconnectent d'abord, donnant lieu pendant les 4 premiers mois à une perception essentiellement *synesthésique*, couplant ensemble des modalités sensorielles encore peu distinctes. Imagine : tu percevrais ensemble la voix de ta mère et la couleur de son chemisier. Cela donnerait quelque chose comme « une voix bleue », « du bleu mélodieux ». Les interconnexions entre aires plus éloignées prennent place progressivement avec un temps de retard. Après, bien sûr, tu distinguerais le bleu, tu le séparerais de la voix.

Autour de la naissance, les perceptions mêlent sons, odeurs, couleurs, et ne différencient pas non plus ce qui vient de l'intérieur (faim, soif, etc.) de ce qui provient du dehors (la caresse, la piqûre, le froid…). La source de la sensation se confond avec la sensation. Une équivalence perceptive se fait entre le bercement, qui vient du dehors, et le bien-être. Le nouveau-né flotte dans le sentiment océanique dans lequel règne l'indistinction entre le soi et le monde. Cette modalité d'être au monde, nous l'appelons *liminaire*[1], car elle est au seuil de l'élaboration de la cohésion physique et psychique de l'humain en devenir.

Peu à peu, l'intérieur se distingue du dehors. Du continuum entre veille et sommeil qui égrène les heures du bébé s'élève périodiquement un geste spontané émergeant d'une pulsion primitive, faim, soif,

---

[1] M. Noël-Winderling (2017). *Théorie de la solitude.* Paris : L'Harmattan.

sensation de froid, vers ce qui pourrait combler ce besoin. Ce geste, ébauche de succion, tentative d'attraper, inaugure la liaison entre appareil psychique et physiologie. Il lie ce qui vient du corps à ce qui s'ébauche comme volonté, attache la motricité à la pulsion. Il intègre les excitations vitales au sein d'une psyché qui commence à conjuguer les émotions primordiales (faim, soif, douleur), puis primaires (tristesse, surprise, joie, dégoût, peur, colère) aux premiers schèmes sensori-moteurs (sucer ; saisir ; ramper ; marcher à 4 pattes, puis sur deux jambes).

Alors que les perceptions du bébé mêlent sa propre existence corporelle à un environnement encore peu différencié, ce geste porte une agentivité de la parfaite immanence. Ce qui modifie le soi modifie le monde. Tout geste de soi change l'environnement (si tout se passe bien : le cri du nourrisson fait venir la mère, la mimique de succion amène le sein plus près…), et tout apport du monde s'inscrit aux racines du soi, le nourrit et le fait grandir. Le monde se rencontre à l'émergence de besoins primordiaux : aucun bruit ne parasite le courant vital qui grossit. Le geste du nourrisson enclenche des changements du milieu répondant à son état. Il est rassasié, réchauffé, rassuré par le reste. Il intègre le fait que son activité peut changer le monde. Cette tranquillité, cette assurance en sa propre puissance pose les bases de la signification, de la compréhension, dans ses ressorts logiques et langagiers. Si ceci, alors cela. Si tu cries, alors Maman vient.

Des rythmes, des régularités se dégagent des va-et-vient de la mère, inaugurant sa perception du temps. Il distingue la limite entre ce qui est lui et ce qui se constitue comme monde : le monde, c'est la mère, le temps, c'est la mère. La première sensation de soi comme différent du reste coïncide avec celle de la mère, comme différente de soi. Si, auparavant, une protosensation de soi provenait d'une fusion entre les sources internes et externes de sensations, à présent, elle se découple entre l'ébauche d'un monde interne et celle de la représentation de l'environnement. Progressivement, sensations et stimulations se différencient. Le nourrisson sort de l'immanence et du stade liminaire de sa croissance motrice et psychique, pour accéder aux aptitudes de la transcendance. Langage, logique, actions, schèmes moteurs, ne sont que cycles récurrents le séparant définitivement du reste de l'univers.

Seule la transcendance donne l'humain à la complexification. Sans elle, il serait réduit à l'instant, dépendant du reste, dans l'atemporalité de la survie biologique. La transcendance lui offre le temps, les apprentissages, le raisonnement, son développement autant que la déchéance annoncée par sa perception affinée des changements, en soi et en le monde. La fracture s'élargit entre le soi et le reste lorsque le soi augmente son pouvoir sur un monde dilaté à la mesure de ses moyens, quitte à ce que son sentiment d'omnipotence ne confère à l'univers la représentation de sa seule et dernière convexité. Le train des illusions se met en marche et prend de la vitesse quand la transcendance l'alimente.

Pérennité du soi liminaire

L'arborescence des cognitions, des affects, des émotions, de la transcendance, croîtra pour autant qu'elle soit nourrie au cœur vivant de l'être, qui demeure comme matrice originelle de ce qui suit. Le *soi liminaire* reste, jusqu'à la mort, l'axe de la structure, le noyau à partir duquel tout le reste pourra se développer. Le premier qui vit, le dernier qui meurt. Sans langage, sans mémoire, sans cognition, sans temps, simple pulsion de vivre, élan vers ce qui s'offre : présence intégrale au reste. Le soi liminaire, tapi au fond de l'être toute sa vie de créature, demeure dans le rapport d'immanence au monde qui est celui de la puissance. Lorsqu'il était seul, seul à bord dans les premiers jours de la vie, le geste inaugurait la transfiguration du monde pour répondre à son besoin. Il assurait au bébé un rapport de réussite maximum avec l'environnement, de succès et d'harmonie parfaite entre l'interne et l'externe. Le soi liminaire, toujours, reste dans ce rapport optimal au réel, celui d'un Eden dans lequel tout se correspond et se répond, s'offre et se respecte. Sa vérité muette n'est pas de correspondre à ce qui est dit ; elle est présence à ce qui est. Le soi liminaire va générer la pulsion de vie, tout au long de la vie.

Le mensonge, avons-nous vu, est la matrice de la transcendance. Si celle-ci est rendue possible par la séparation entre l'émetteur du discours et le réel auquel il réfère, le cas particulier du mensonge se situe à son extrême. Dans le mensonge, la divergence entre le réel et ce qui en est dit se mesure à 180 degrés. Le mensonge, c'est un truisme, est la contradiction de ce qui est réel. Tout autre degré de divergence fournit la palette de ce que l'on appelle *l'interprétation. (C'est ton interprétation,* commentaire signifiant que « ce que tu dis n'est pas un mensonge, mais c'est tout comme : une erreur. En aucun cas, cela ne saurait correspondre à ce qui est »). Seul le soi liminaire tombe pile au milieu du réel. Ou plutôt : il n'y tombe pas, ce qui supposerait qu'il en fût différent. Il y apparaît, dans une co-présence qui ne laisse à aucun terme la primauté de l'origine. Le soi liminaire est la mise en acte continue du réel au sein du sujet, co-présence des deux parts sans laquelle aucune ne serait, vraiment, ainsi qu'elle est.

Dès l'enfance, le sujet se dédouble en sa part liminaire et immanente, celle qui animera sa pulsion de vie, et sa part transcendante qui se posera par-dessus. Parfois la couvrant d'un voile de pudeur, parfois l'écrasant sous sa pression. Jeu d'étoffes et de sensations, se vêtir ou étouffer, se travestir ou se dévoiler.

Liminarité, substance de la perception et du mouvement

Dès la troisième semaine de gestation, chez l'homme — de même que chez tous les animaux — le développement embryonnaire différencie trois types de tissus : l'endoderme, le mésoderme et l'ectoderme. L'endoderme donne naissance aux organes internes ; le mésoderme produit le squelette, les muscles, les vaisseaux sanguins, les tissus conjonctifs. La peau et le système nerveux (incluant le cerveau, la moelle épinière et les nerfs) sont issus de l'ectoderme.

L'ectoderme fabrique les tissus en charge de la perception, internes et externes. Il est l'organe interface entre l'intérieur et l'extérieur, à la fois contenant, surface de contact, système de guidage de l'organisme et lieu de l'homéothermie et de l'homéostasie de ce qui est contenu dans le corps. Fonctionnellement, il en va de la même chose : assurer avec l'extérieur un rapport décliné dans l'éventail de ce qui maintient la vie. La couche externe de l'embryon, sa membrane protectrice, peau et cerveau, est celle sur laquelle le monde externe appose son contact. Elle forme l'engramme somato-cognitivo-cinétique qui permet à l'individu de bouger, se déplacer, manipuler la matière et échanger des contacts avec les objets et les êtres animés. Le cerveau assumera aussi, en se développant, les fonctions soutenant l'intimité la plus personnelle de l'individu. Au début, quand la vie s'initie, la peau est fine, le cerveau inachevé : bébé, tu baignes dans l'indifférenciation entre le milieu externe et le milieu interne. Quand le cerveau s'enrichit, s'introduit le décalage entre sa matière propre et celle du monde ; ce décalage, substrat de la conscience, est l'ouverture à la transcendance.

Peau et cerveau sont, d'abord, les organes de la liminarité : à la fois internes et externes, lieu du frisson où l'intime rencontre le monde. Ce lieu d'immanence entre soi et le reste donne à la vie. Aube de l'humain à sa naissance, dernière lueur quand il meurt, la liminarité, entre ces deux extrêmes, fournit sans faillir l'impulsion à vivre : percevoir et bouger.

Perception : le monde et l'éprouvé

La « Rhapsodie de perception[1] » - que Kant considérait comme un obstacle pour le sujet à se connaître, est la source de tout éprouvé : d'une connaissance de soi qui ne se médie par aucun moyen, langage, modélisation, raisonnement… C'est l'expérience pure du vivant à vivre, en creux de toute coloration que pourra lui apposer le monde dans lequel cette expérience se déroule.

La perception est impossible à décrire sans décrire, en son lieu et place, le monde. Impossible à détacher du monde auquel, toutefois, elle fournit une chose essentielle : la participation de l'individu à la dynamique du vivant. La perception est impossible à saisir dans sa différence, à distinguer du reste. Tout mot apposé dessus, toute tentative se dévoyant immédiatement sur le reste, ce qui la provoque. Il est impossible de dire que tu perçois sans évoquer *ce que* tu perçois.

La perception est une condition nécessaire à la survie. L'insensibilité à la douleur, la cécité, l'isolation sensorielle mènent le sujet à se constituer la proie de tout ce qui pourrait lui fondre dessus. Celui qui est privé de la proprioception ou perception de son propre corps ne peut, sans le secours de ses autres sens, organiser ses déplacements et son commerce avec l'environnement. La perception n'existe que dans une dynamique d'immanence nécessitant la présence d'un soi, et la présence d'un monde ; elle articule l'être au monde dès le stade liminaire, avant même que l'enfant ne soit né. Les structures qui l'assurent sont de celles qui sont les plus précocement fonctionnelles dans le système nerveux, dès la fin du premier trimestre in utero pour le cortex somato-sensoriel en charge des perceptions du corps.

Toute vie réfère au vivant tel qu'exprimé par le biais de l'individu, de la créature, de la plante, bien sûr ; mais toute vie réfère également à la possibilité de toute vie et de ses multiples extensions dans le monde. Ce que je perçois est perceptible ; mais je pourrais percevoir autre chose, mes organes de la perception en témoignent. Si je sens le froid, je pourrais sentir la chaleur. Si je ressens la faim, je puis aussi sentir la réplétion, le rassasiement, la nausée — au-delà même de ce que je puis imaginer. Je ne sais à quoi correspond la perception que j'aurais du zéro absolu.

---

[1] *Critique de la raison pure*. Traduction d'A. Tremesaygues et B. Pacaud, 1905. Paris : Félix Alcan Éditeur, p. 187. Texte intégral disponible sur http://gallica.bnf.fr/ark:/12148/bpt6k5443790t (consulté le 20.02.2017).

Ce qui est radicalement inexprimable dans l'éprouvé, source de la liminarité, c'est qu'il se déploie, bien au-delà des limites de l'individu, et se généralise à l'ensemble de tout ce qui peut s'éprouver : l'ensemble de la matière et l'univers tout entier. Ce qu'une vie tient entre ses mains, ce n'est pas seulement son propre devenir ; c'est le fait d'être de toute chose au monde depuis le début jusqu'à la fin. La puissance, universelle, dont toute chose est un témoignage, une voix unique clamant dans le concert de toutes les voix possibles. Tout ce qui est *a pu* se manifester.

Constituer le sujet comme celui qui dit « je » le limite à l'acte de langage et l'expulse hors du domaine de cette expérience qui, justement, ne se dit pas : l'éprouvé, qui accouple le sujet à l'ensemble de ce qui est par l'étroite connexion d'un stimulus avec un organe perceptif. Ce que tu éprouves montre que tu es, et qu'étant, tu es témoin que l'univers entier est aussi.

Témoin, que dit ta parole ? Voix unique, arrêtant le doute, incarnant un possible et délimitant la voie à tout autre : simple frontière du possible, envers de la puissance. Un point qui cache à la vue l'immensité. Voilà ce que tu chantes, voilà ce que tu es.

Mouvement : rythmes et intentions, convexité et concavité

La peau, le cerveau perçoivent ce qui vient du dedans, du dehors, et y réagissent au lieu même de notre vie. Comment nous mènent-ils à rencontrer activement le monde, le saisir là où, justement, précisément, nous sommes ?

La vie est mouvement, avons-nous dit. Mais il faut préciser : pas mouvement unique, pas enchaînement de mouvements isolés.

La vie est *rythme.*

Seule la périodicité permet la synchronisation. Il n'y aurait pas de développement biologique sans division cellulaire sous forme cyclique. Marche, fonction cardiaque, reproduction, nutrition, activité cérébrale, la régulation cyclique permet d'assurer la continuité des organismes et la diversité des espèces. La synchronisation des rythmes d'un organisme le rend plus robuste ; ce principe s'élargit au-delà des limites d'un corps pour s'appliquer aussi à tout type de groupe, amas, communauté. Ainsi des cycles ovariens des femmes vivant ensemble, reconduisant un principe archaïque de la reproduction des espèces. Le fait que toutes les femelles en soient au même moment de leur cycle harmonise les comportements de recherche de partenaire, offrant un avantage évolutif : la compétition concentrée pour les mâles permet une sélection plus sûre des caractères génétiques propices au maintien de l'espèce. À quelque niveau que l'on considère les groupes, le rythme collectif émerge des rythmes individuels *via* un processus de synchronisation. Déplacement des populations nomades, balancement du public lors d'un concert de reggae, liesse ou deuil des foules, des processus règlent les mouvements de masse en harmonisant ceux des individus.

Les neurones, comme les cellules cardiaques, sont des cellules excitables. Elles produisent des signaux électriques selon diverses périodes. Les noyaux supra-chiasmatiques contrôlent le rythme respiratoire et l'horloge circadienne : rythmes décalés, mais synchronisés. La sécrétion hormonale est pulsatile, organisée par bouffées et non de manière continue. Cascades de rythmes. Ainsi, l'afflux, chez la femme, cinq minutes par heure, de LHRH ou hormone lutéinisante, entraîne à son tour la sécrétion d'autres hormones qui vont déclencher l'ovulation. Si le signal initial n'a pas la bonne fréquence, il n'y a pas d'ovulation — ainsi peut-on soigner certains cas d'infertilité en mettant en place une pompe à LHRH qui réinstaure artificiellement le rythme que l'organisme n'arrive pas à produire de lui-même.

S'il n'y a pas de pulsation, il n'y a pas de vie. Le cerveau produit des rythmes de hautes fréquences, de plusieurs dizaines d'oscillations par seconde. La communication entre différentes régions cérébrales consiste en la synchronisation de ces rythmes. La synchronisation assure la communication, et diminue aussi le coût énergétique des échanges. La conscience, la pensée, les émotions, c'est encore du rythme.

Le mouvement se déroule sur la chaîne chronologique et porte le sujet à la proue du devenir. S'il n'y avait pas de rythme, nous ne percevrions pas le temps qui passe. Jour, nuit, mois, années, siècles. Le temps étire la perspective du sujet et le transforme à chaque instant. Les cellules se renouvellent, les pensées aussi, les points de vue changent, l'environnement se transforme en même temps que le sujet. Toute vie est transformation, cycle, oscillation, que l'on voie ou non le point d'inflexion de ce qui oscille : tu n'es pas le même que celui que tu étais une minute avant, ton environnement non plus. Vie, mouvement, rythme, transformation sont indissociables.

Le mouvement originel du vivant est la vibration, mouvement oscillatoire qui se déploie en tremblement et en motricité dans l'organisme constitué. Tout vivant est sensible aux signaux périodiques : les rythmes de la vie croisent ceux de la musique, que l'espèce humaine n'est pas la seule à apprécier. Il existe une continuité physique entre la vibration, le son, la myoclonie, le frisson solennel, le tremblement, le geste : ce sont les déploiements de la même entité, le mouvement, dans sa caractéristique de rythmicité, selon ses substrats matériels, vivants ou non.

L'origine commune au son et au mouvement est l'onde vibratoire, dénominateur commun entre l'acoustique et la neurologie du mouvement. Tout son est une vibration — perceptible ou non. Le silence comme absence de son ne s'entend qu'au zéro absolu, au cœur de l'espace, là où nous l'imaginons dénué de toute onde vibratoire. Ce que nous appelons silence dans le langage courant ne correspond qu'au seuil en deçà et au-delà duquel nos organes ne perçoivent pas la vibration sonore. Quant à la peau, elle est ce matériau spécifique, surface de réception et de perception, de résonance et de propagation, du mouvement qui agite tant à l'interne qu'à l'externe : ce qui vit dedans, ce qui frappe du dehors, le ballet qui se dessine à l'interface. Membrane tendue entre toi et le monde, ta peau vibre tant que tu vis. Toujours, tant que la vie est, elle bouge.

Dès avant ta naissance, tu es vibration. Un murmure te prépare. Ton geste va s'élever, tu vas rencontrer une autre peau, une chaleur qui t'accueille. Doucement, brutalement, d'une manière ou d'une autre tu vas quitter la rive immobile et te lancer dans le courant vital. Tes mouvements au berceau inaugurent des conquêtes. Ils ont la limpidité éveillée d'une rivière. Tu t'alignes liquide sur le cours du monde quand tu dors sous le regard de ceux qui te protègent. Ceux qui, te regardant, tremblant devant le miracle d'une vie, se rappellent à la leur et continuent, te berçant, à faire bruire l'immensité autour de toi.

Rien ne s'arrête, tout est mouvement jusqu'à la mort.

Le réglage de la motricité, chez l'humain, s'opère en boucle et implique l'ensemble du cerveau : circuits cortico-sous-corticaux, sensoriels, moteurs, système cérébelleux et extrapyramidal, tronc cérébral, amygdale : ces systèmes s'autorégulent, se synchronisent et s'autocontrôlent en permanence selon une dynamique rythmique. Tous les mouvements résultant de cette fine coordination ne sont pas rythmiques : bien sûr, il est des gestes uniques, des sauts définitifs. Le résultat observé de l'ensemble des mouvements d'un être humain n'aboutit pas, évidemment, à un retour au point de départ ! Tout n'est pas répétition. Une vie est déterminée par des événements uniques, ponctuels : rencontres, lieux, péripéties. L'observation externe indique des trajectoires linéaires, parcourues de cycles internes, de névroses de répétition, de levers et de couchers inexorables. Vivre signifie cahoter, répéter les mêmes choses, les mêmes gestes, jusqu'au point critique où ils rencontrent quelque chose de différent qui dévie notre trajectoire : ainsi, cheminer jusqu'au bout. Nos mouvements s'organisent comme une combinaison entre éléments cycliques — ceux qui permettent la motricité — et d'autres qui ne le sont pas (l'intention de la motricité : sa direction). Même dans nos gestes les plus impromptus, les plus uniques, les plus décidés, des rythmes sont à l'œuvre.

Et pour ce qui est de l'intention : elle n'échappe pas non plus à la cyclicité… Combien de fois refaisons-nous les mêmes erreurs, reproduisons-nous les mêmes comportements ? Nous ne le voyons pas sur le moment, mais l'évidence est que toutes nos intentions de rompre le destin cyclique d'une vie se diluent dans la courbe inexorable qu'elle fait de la naissance à la mort.

Nos mouvements intentionnels se déroulent selon deux types de canevas : les mouvements que nous appellerons *convexes* mènent le sujet vers, « à l'abordage » de son milieu. Il s'agit de la motricité exploratoire, celle de la prédation, celle impliquée dans la nutrition. Les gestes s'enclenchent dans un but déterminé, combinant processus volontaires et réflexes, dans une synchronisation qui implique les rythmes des schèmes moteurs préprogrammés dès les premiers stades du développement du nourrisson. La marche, avec sa dynamique oscillatoire, ne serait pas concevable sans la rythmicité. Toute coordination gestuelle implique un tempo : sans coordination, nous ne parviendrions jamais à capturer la proie ou piquer le morceau de viande au bout de la fourchette. Nous mourrions de faim, de froid, ne pourrions prendre soin de nous ni de personne.

La motricité que nous nommons *concave*, réactive, s'enclenche quand « quelque chose nous arrive ». Elle est le signe que nous avons reçu, de l'extérieur, une manifestation enclenchant notre réactivité pour maintenir notre équilibre et assurer notre survie. Prendre la main qui se tend, recevoir l'enfant dans ses bras, être nourri, se laisser aller au sommeil.

La motricité de la concavité se déploie sur le tempo de la liminarité puisque vivre est réagir à ce qui vient. Celle de la convexité aussi : notre approche du reste est nécessaire à notre survie. Nous étreignons ceux que nous aimons, nous blottissons sous l'édredon, mangeons, au rythme de tout ce qui a « un temps » sur le chemin d'une vie pour la mener jusqu'au bout. Un temps pour semer, un temps pour récolter, un temps pour la paix, un temps pour la guerre, un temps pour l'action, un temps pour le repos, pour chaque geste un temps, pour chaque approche du reste, un moment. Chaque instant défend notre vie, la liminarité veille sans repos à nous maintenir envers, contre et avec tout ce qui est.

Que retenir ?

Tableau 3. Le soi liminaire

Le stade liminaire du développement psychosomatique prend son **origine dans la vie fœtale, jusqu'au quatrième mois après la naissance environ.**
Le nourrisson ne distingue pas entre le dedans et le dehors. Sa perception est **synesthésique** (mêlant plusieurs modalités sensorielles indistinctement). Les tout **premiers schèmes moteurs s'élaborent**, autour des premiers **gestes spontanés liant la pulsion et la motricité.** Petit à petit s'élabore la distinction entre dedans et dehors.
Le nourrisson sort du stade liminaire quand cette distinction s'est constituée assez pour que la représentation de la figure maternante s'ébauche.
Le **soi liminaire** demeure tout au long de sa vie comme **noyau qui va générer la pulsion de vie. Il est la substance de la perception et du mouvement.**

4. Le traumatisme : modèle du contact avec le réel

Le grec « trauma » désigne à la fois l'effraction et la blessure, confondant en un terme l'événement et sa conséquence. La sagesse étymologique nous place d'emblée sur le terrain de la réciprocité entre le dedans et le dehors, lesquels ne sont pas concevables sans l'autre. Plus : lesquels forment un tout indissociable que nous ne percevons qu'à ses limites.

Le terrain de notre subjectivité n'est pas qu'intérieur. Notre intérieur, sans cesse reformulé par ce qui arrive du dehors, porte en soi ce dehors indissocié de sa structure intime. Le dehors s'introduit toujours sous la forme multiple de la blessure, et le contact avec le réel se fait sur le modèle du traumatisme. Le monde nous apparaît par sa résistance. Il est pression sur notre intérieur.

Chez tout être vivant. Quelque chose de l'extérieur impacte sur quelque chose du dedans et modifie sa forme en conséquence. Nous avons tous en mémoire les déplacements des paramécies parmi les corpuscules qui peuplent les eaux stagnantes : la fonction de leur membrane est de protéger du risque d'écoulement les noyaux et les vacuoles qui leur tiennent lieu de proto-organes. Jusqu'à un certain point, noyaux et vacuoles participent de ces contorsions, se plient et s'étirent suivant les pressions externes. Si la paramécie est coupée en deux, la partie contenant le gros noyau va pouvoir se réorganiser comme cellule entière, l'autre mourra.

Une pression trop intense sur la membrane protectrice constitue un traumatisme : blessure, effraction. Trop intense : c'est-à-dire, qui menace la pulsion vitale.

Toute force, quelle qu'elle soit, s'appose sur la membrane, ou directement sur l'interne, sur ce modèle limite de la blessure. Deux facteurs varient : l'intensité de la pression (qui peut s'exercer de l'extérieur, mais aussi de l'intérieur : un noyau gonflé peut faire éclater la membrane du dedans), et l'état du matériau interne et du mécanisme de réponse (plasticité). Toute rencontre de l'extérieur est un risque pour l'équilibre de ce qui se passe à l'intérieur. Tout déséquilibre interne retentit sur sa propre capacité à absorber les chocs de l'extérieur. Cette donnée de la matière et de son organisation régit nos psychismes : la physique élémentaire à l'origine de nos états d'âme.

L'essence du « dedans » de l'être humain, on l'a vu, est le noyau liminaire. Chez le bébé qui ne dispose pas encore de tout un bric-à-brac de pratiques et de représentations pour le protéger, tout ce qui arrive de l'extérieur s'inscrit au plus près de ce noyau. À la mère, au père, l'école et l'ensemble de la société de l'aider à protéger ce soi liminaire d'agressions trop fortes provenant du monde extérieur, mais aussi, d'un manque de stimulation, d'arrosage du dehors qui le dessécherait. À mesure qu'il avance dans la vie, le noyau du petit homme grandit, et le terreau psychique et organique qui l'entoure s'enrichit, faisant membrane, tampon entre lui, secret de l'intimité, et le reste du monde extérieur qui continuellement, fait pleuvoir ses impacts.

Toujours, son rapport au dehors, nécessaire et vital, s'établira sur le modèle de la pression-réaction qui est celui même de la vie, l'aube de tout mouvement dans le cosmos, l'aube du geste et son aboutissement : chaîne muette de frôlements, prises et déprises, creux et avancées, convexité et concavité, respiration commune à tout ce qui vit et tout ce qui accueille ce qui vit.

Ce que nous appelons communément traumatisme est ce qui altère, de l'extérieur, la pulsion de vie. N'oublions pas que tout contact, toute manifestation de l'externe, la met en jeu. Elle y réagit : si elle se préserve, il n'y a pas traumatisme au sens clinique où nous l'entendons. Si elle s'y endommage, alors, nous appelons ce qui s'est passé « traumatisme ».

Ce qui t'arrive, autrement dit, te blesse toujours.

Que retenir ?

Tableau 4. Le traumatisme, figure du contact avec le réel

Le **traumatisme** est le **modèle sur lequel s'établit tout contact avec le réel.**
Le réel **s'appose ou se dérobe.**
À tout contact avec le réel, nous **réagissons** pour rétablir **l'équilibre entre le dedans et le dehors.**
Tout contact avec le réel met en jeu la **pulsion de vie, le soi liminaire**, qui réagit à ce qui se passe : pression ou dérobement du réel.
Deux facteurs varient : **l'intensité de la pression** exercée sur l'interne, et **l'état de résistivité de l'interne (état du matériau interne et force de la pulsion de vie).**
Ce que nous appelons communément traumatisme est ce qui se passe quand un facteur externe met en danger la pulsion de vie. La définition d'un événement comme traumatique dépendra donc de son intensité, mais aussi de l'état de l'organisme et de la pulsion de vie qui l'anime pour y répondre.

Figure 1. Le traumatisme, modèle du contact avec le réel.

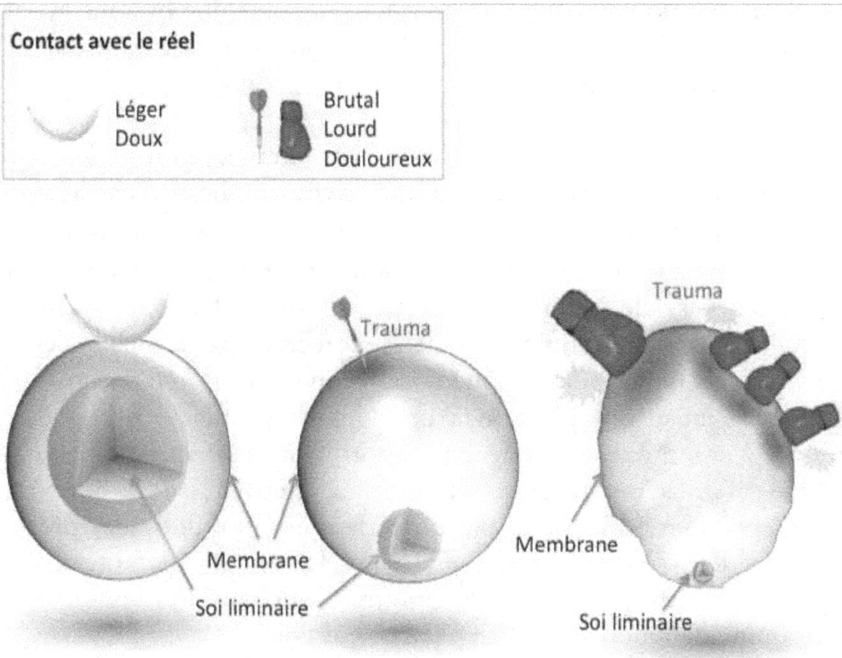

5. Le gardien de notre vie : un générateur d'impulsions psycho-somato-cinétiques liminaire (le « croco »)

Quand tu es blessé, quoi qu'il t'arrive, tu réagis.

Tout contact avec le réel entraîne la formulation d'une réponse motrice dont l'empreinte de départ est celle de la concavité : on bouge parce que l'environnement s'est manifesté. On agit parce qu'on dispose d'un milieu dans lequel une action peut se produire. Un mouvement a toujours quelque chose d'exploratoire, de convexe à l'égard du reste. Convexité et concavité se conjuguent, de fait, inextricablement ; les mouvements exploratoires les plus primitifs, ceux de la succion préparatoire à la recherche du sein, s'initient dans la concavité de la faim. Avoir faim, c'est comme recevoir la pression d'une information externe, mais qui viendrait de l'intérieur, le corps propre se constituant comme milieu qui pousse à chercher de la nourriture… La limite entre le milieu interne et externe n'est pas toujours facile à percevoir. Ainsi de l'adulte, poussé par sa pulsion à la recherche de la sensation sexuelle, vertigineuse, dépendant de drogues ou d'affection. Ne dit-il pas qu'il est victime de ses pulsions ? Et ne les perçoit-il pas comme une pression qui viendrait apposer sa prise sur lui de l'extérieur, sans qu'il puisse lutter ? Notre milieu interne nous pousse à la concavité, à subir nos besoins avant d'y répondre. Nous sommes le réceptacle de nous-mêmes autant que le lieu où le monde vient se poser.

Tout impact, du milieu externe ou interne, allume le système sensoriel, qui ressent ce qui arrive. Le cerveau orchestre, par le système attentionnel, le tri des informations à traiter ; cortex et sous-cortex procèdent sans relâche. Une information sensorielle, selon son intensité, produit en cascade la libération de neurotransmetteurs et d'hormones. Selon l'intensité du stimulus et l'analyse effectuée par les instances de tri et de catégorisation des données parvenues au système sensoriel, le cerveau organise une réaction à ce qui s'est produit qui va ajuster la créature à son milieu. Cette réaction motrice ne s'effectue pas ex nihilo : comme une machine ne se met pas en marche toute seule, l'élaboration d'une réponse motrice passe par un certain nombre de stades préalables pour que le système fonctionne. En quelque sorte, il faut allumer la machine somato-psychique, la mettre sous tension pour que le programme de réponse motrice puisse s'engager.

Cette mise sous tension, et la réponse motrice qui s'engage, s'enclenchent à partir d'un réseau cérébral impliquant les structures les plus archaïques de l'encéphale, qui donne à tout moment l'impulsion à l'accomplissement des programmes visant à réguler le rapport entre interne et externe pour maintenir la créature en vie. Nous concevons la liminarité comme le système qui permet à la vie de continuer : qui génère la pulsion de vie, la persistance à vivre. Ce réseau cérébral fournit l'impulsion, munie d'une force et d'une direction, formulant le dessein de la liminarité : le circuit permettant la matérialisation d'une certaine quantité de mouvement dans une direction et selon un modèle, un *pattern* déterminé. Ce que l'on appelle force vitale, que nous formalisons comme un générateur d'*impulsions psycho-somato-cinétiques* puisqu'elle convoque aussi bien, à sa source, la psyché que le corps, pour organiser le mouvement continu par lequel la vie pourra persister. Continuellement à l'œuvre, la persistance à vivre nous fait émettre à chaque instant de notre vie un ensemble de signaux, d'impulsions qui dirigent le flux de toutes nos fonctions vitales, de la veille et du sommeil, de tout geste et de toute pensée.

Au début de notre travail, quand nous avons commencé à élaborer la substance de ce que nous exposons ici, nous avons appelé « croco » par analogie avec le reptile, le mécanisme de sauvegarde de nos vies organisé au niveau de ce cerveau si bien nommé « reptilien ». Nous avons apprivoisé le crocodile ; mais il nous avait apprivoisés aussi. Quand nous lui avons trouvé un nom plus civil, nous n'avons pas renoncé à l'appeler de temps en temps par son diminutif. Nous encourageons le lecteur à adopter, comme nous, le nom de l'animal qui sommeille en nous jusqu'au moment où, pour nous protéger ou nous nourrir, il jaillit de son fond pour aller où le monde l'appelle : vif comme l'éclair, adroit à broyer sa proie et *formidable*, tenant le monde en respect par sa force et sa puissance.

Mise sous tension de la machine psychocorporelle : la vibration

Quand le réel se manifeste, le système psychocorporel modifie son fonctionnement antérieur pour y réagir selon une configuration particulière répondant aux caractéristiques de ce qui se présente. Il faut, à chaque instant, rediriger la marche du vivant, comme on conduit une voiture : il ne suffit pas de mettre le contact, encore faut-il tourner le volant et choisir les vitesses.

L'environnement qui nous accueille se manifeste sans relâche, et sans relâche nous plions corps et esprit pour nous adapter et le conquérir plus avant. Le plus souvent, nous avons de la chance : notre milieu est comme l'onde et nous nous y mouvons sans difficulté, dans le ronronnement d'une vie qui va. Les gestes s'enchaînent à bas régime, tout va bien.

La motricité de la concavité — celle produite en réaction à un contact du réel — se manifeste avec une particulière intensité quand le monde se rappelle à nous par la discordance de sa présentation. Quand le contact risque de blesser sérieusement, quand le réel s'approche avec les atours du traumatisme — celui qui brutalise. Que retentisse un claquement, un bruit, qu'un corps inattendu frôle notre corps, qu'un bolide passe en trombe à nos côtés : nous sursautons irrépressiblement.

Le sursaut est une réaction physiologique brève, comme une myoclonie généralisée à l'ensemble du corps. Il survient comme réaction à une stimulation intense, qu'elle soit visuelle, auditive, tactile, émotionnelle : il est la réaction physiologique de surprise par excellence. Le mécanisme qui le cause est la transmission directe d'une information sensorielle au tronc cérébral. Le tronc cérébral abrite le système diffus qui va innerver tout l'encéphale avec les neurotransmetteurs : dopamine, noradrénaline, sérotonine, glycine, parmi d'autres dont les fonctions sont moins connues. Le stimulus, dans le cas du sursaut, induit la décharge de noradrénaline qui va activer tout le cerveau et provoquer en cascades la libération de cortisol et d'autres hormones du stress.

La fonction du sursaut est d'interrompre toute action, toute allocation de l'attention en cours pour rassembler et préparer les sens et la motricité en vue de réagir au stimulus inopiné.

L'inhibition du sursaut survient, normalement, quand on apprend à reconnaître le bruit ou le stimulus initial : on ne sursaute pas indéfiniment si le stimulus se répète. Le sursaut peut être handicapant et dangereux s'il n'est pas inhibé, car au moment de sa survenue, il prive momentanément le sujet du contrôle de sa motricité et de ses émotions. Une mutation rare d'un gène du récepteur de la glycine cause une maladie génétique, familiale, le *startle disease*, appelée maladie du sursaut ou hyperekplexie. Le symptôme en est l'absence d'inhibition du sursaut. Les sujets atteints sursautent, quel que soit le stimulus, pourvu qu'il ait quelque intensité, même s'ils s'y attendent et même s'il se répète. Cette symptomatologie disparaît en général spontanément avant l'âge de 3 ans ; mais la plupart de ceux qui la conservent à l'âge adulte souffrent aussi de troubles psychiatriques. Ceux-ci, s'étageant de l'anxiété généralisée à la psychose, trouvent peut-être leur origine dans l'absence de formation habituelle d'inhibition du sursaut, qui seule permet tout apprentissage du milieu. Ces personnes, esclaves de leur réactivité neurovégétative à tout stimulus intense, ne contrôlent pas leurs réactions émotionnelles. Elles peinent à apprendre la régularité et vivent en état de vigilance permanente. Ces personnes se trouvent aux prises avec un environnement toujours trop riche, toujours trop intense et imprévisible, jamais rassemblé dans une perception cohérente fondée sur l'apprentissage et l'habituation.

Le sursaut amorce un cycle moteur et émotionnel qui remet à zéro le système cérébral pour enclencher, par suite, la motricité autrement que dans la phase qui précède. Une redirection de l'action adéquate peut se faire dans un deuxième temps, lorsqu'il est correctement inhibé après avoir fourni son signal d'avertissement à l'ensemble de l'organisme.

Il y a eu ce claquement, à l'intérieur. Quand se sont effondrés les pans de ton monde tranquille. Au vacarme externe a fait écho ce claquement que tu as senti, cet arrêt. Juste là, à peine après, tu es prêt. À quoi ? Tu serais bien en peine de le dire. Pas de mots. À peine une interjection. Ce n'est pas un propos : juste un signal de plus t'indiquant à toi-même que tu es en alerte.

C'est après, après tout cela seulement que tu te rends compte que tu t'es mis à trembler, que tu es mû entièrement par cette onde sans nom.

Le tremblement, quant à lui, est un mouvement cyclique de faible amplitude produit comme le résultat d'un défaut d'ajustement entre la tension d'un muscle extenseur et le fléchissement du muscle fléchisseur qui lui est lié. Le jeu entre les actions des deux muscles se résout normalement instantanément pour donner lieu à une motricité précise orientée vers un but — ou à l'immobilisation. Le tremblement résulte d'un défaut de cette dynamique d'ajustement en boucle de la motricité, ne permettant pas la stabilisation adéquate. La boucle de régulation, de fréquence très élevée, ne s'épuise pas. Si le locus de cette fonction de régulation est dans les noyaux gris centraux, l'hypothalamus, les systèmes cérébelleux, extrapyramidal et pyramidal, structures du cerveau archaïque, dit reptilien, sont également impliqués. Le signal pyramidal est relayé au niveau de la moelle épinière, puis par un long axone, se propage jusqu'aux muscles.

Le tremblement survient dans le cadre de pathologies occasionnant des dysfonctionnements dans ces couches cérébrales archaïques (maladie de Parkinson, maladie alcoolique). Il peut, chez n'importe qui, s'installer dans le cadre d'une émotion, la peur par exemple, ou se produire à la suite du sursaut. Cette condition de survenue du tremblement, en l'absence de tout contexte pathologique ou de lésion cérébrale, le rattache au registre de la motricité de la concavité : dans ce cas, il est un effet parallèle de la sécrétion massive de neurotransmetteurs, lorsque le monde s'est manifesté brutalement et qu'il est « arrivé quelque chose » de critique pour l'homéostasie de l'individu et le maintien des conditions de sa survie. C'est alors qu'il faut « faire quelque chose ».

Le sursaut et le tremblement sont le début d'une motricité essentiellement concave, engagée en réponse à un stimulus intense, peut-être menaçant. Ils fournissent un « reset » du système d'allocation attentionnel, une remise à zéro des fonctions cognitives et corporelles engagées précédemment dans d'autres actions. La forte décharge de neurotransmetteurs et d'hormones du stress qu'ils enclenchent engage une cascade de régulations et contre-régulations préparant le corps à agir adéquatement, c'est-à-dire à accomplir des mouvements pertinents selon la circonstance.

Une telle action adéquate laisse peu de place à la délibération et à de grandes latences de réflexion : ce sont des schèmes implicites, non volontaires, instinctifs et génétiquement programmés qui se mettent en place instantanément. Des systèmes archaïques, non conscients vont les diriger, plutôt que les circuits explicites organisés dans les couches corticales supérieures en charge du langage, des associations fines, de l'apprentissage, de la délibération, de la planification et du raisonnement : ceux-ci sont plus lents, et voraces en énergie. Quand la menace se précise, il faut agir vite, réfléchir ensuite.

Parmi ces systèmes archaïques, l'amygdale est la structure qui va diriger l'impulsion psycho-somato-cinétique dans un programme spécifique : qui va colorer l'impulsion à vivre d'une certaine tonalité, la faire se manifester sur un mode particulier.

L'amygdale, essentielle au décodage des émotions et au traitement des stimuli menaçant la survie, rassemble plusieurs noyaux situés dans le lobe limbique, dans la région antéro-inférieure du lobe temporal. Ils sont étroitement connectés à toutes les régions sensorielles, l'hippocampe, le cortex préfrontal, l'hypothalamus. L'amygdale sert de plateforme de tri et de commande pour toute action destinée à assurer la survie, qu'elle soit dirigée vers l'extérieur (commande motrice) ou destinée à maintenir l'homéostasie interne de l'organisme en régulant des composantes métaboliques déséquilibrées par un agent externe.

Les informations liées à un danger externe peuvent parvenir à l'amygdale par deux voies. La voie longue l'informe par les cortex sensoriels, qui se livrent à une analyse « intellectuelle » de la situation de danger. Tel contexte ambigu rappelle celui dans lequel quelque chose de néfaste s'est passé : on se met en alerte… La voie courte, quant à elle, passe du thalamus sensoriel à l'amygdale. C'est le cas quand l'alerte se déclenche dès la vision d'une forme mouvante sous la couverture : le cœur se serre, la bouche s'assèche... L'amygdale, quelle que soit la voie utilisée, donne l'impulsion pour la commande motrice destinée à la survie. Elle choisit le programme spécifique dans lequel l'action va s'enclencher, et en assure la mise en marche. L'amygdale va, ce faisant, informer aussi l'hypothalamus ; tous deux contribuent conjointement à assurer les conditions internes pour que le corps soit à même d'exécuter au mieux ce schème moteur.

L'hypothalamus assure l'équilibre de notre milieu interne et gère la réponse au stress *via* l'hypophyse. Il active le système dit « sympathique », qui va faire libérer aux glandes surrénales deux hormones, l'adrénaline et le cortisol ou « hormones du stress ». Celles-ci vont agir sur les muscles, le cœur, les glandes sudoripares, le cerveau en retour, dans une cascade à l'origine des mains moites, de la bouche sèche, de l'accélération de la fréquence cardiaque et de la tension des muscles — dès que l'on détecte la forme mouvante sous la couverture ou tout autre contexte menaçant. Les projections amygdaliennes vers l'hypothalamus aboutissent aussi au noyau du raphé, centre sérotoninergique connecté au tronc cérébral dont la fonction, on l'a vu au paragraphe concernant le sursaut, est d'inonder l'encéphale des neurotransmetteurs préparant le corps à l'action, et d'innerver la moelle épinière *via* les motoneurones alpha.

Dans une quantité de circonstances signant un déséquilibre du milieu interne occasionné par des agents externes, les motoneurones en question peuvent entraîner une contraction très brève et répétée, jusqu'à plus de 10 fois par seconde, des muscles attenants au squelette : c'est le frisson. Le frisson, pulsation rythmique du corps entier, est encore un dispositif réflexe du même ordre que le tremblement et le sursaut, mais destiné quant à lui à maintenir une homéothermie mise en danger par les agents externes : brusques variations de température, froid ou chaleur trop intenses, présence d'allergènes, mais aussi tout élément susceptible d'engendrer une émotion intense. On le voit à l'œuvre dans la fièvre, l'effort, la frayeur. Cette activation musculaire sous-cutanée permet de réchauffer l'épiderme sans utiliser le sang chaud, qui peut se concentrer sur les organes vitaux dans une perspective de survie, qu'il faille combattre un froid intense qui pourrait en perturber le fonctionnement, ou les rendre disponibles pour une action appropriée.

En présence d'un facteur de stress important, ce système distribué dans l'ensemble de l'encéphale met en jeu des afflux de neurotransmetteurs et d'hormones, pour mettre le corps dans les meilleures conditions pour préparer et exécuter la meilleure réponse au facteur de stress, sous la houlette de l'amygdale. Les connexions du circuit amygdalien avec l'hippocampe, noyau impliqué dans le stockage, la catégorisation (contextualisation) et le rappel des souvenirs explicites, expliquent les mécanismes de conditionnement de la peur et des émotions, c'est-à-dire leur déclenchement par un souvenir ou un contexte. Ils expliquent pourquoi, en fonction de ce que l'on a vécu précédemment, un élément du réel sera, ou non, perçu comme menaçant et donnera lieu à l'enclenchement d'un cycle d'impulsions psycho-somato-cinétique particulier face à un facteur stressant. Si j'ai été mordu par un chien, mon cerveau se mettra en alerte à la vue de n'importe lequel de ces quadrupèdes, et quand j'en verrai un, instinctivement j'aurai un mouvement de fuite.

Le sursaut, le tremblement et le frisson sont des mécanismes par lesquels le système nerveux central met le corps en mode de préparation à l'action, dans un contexte que les organes sensoriels ont renseigné comme critique, en vue d'une action qui va recruter un niveau élevé d'activation physiologique et cérébrale. Ce sont des mouvements rythmiques : si celui du sursaut doit être inhibé pour faire place à la suite de la réaction, frisson et tremblement demeurent dans la cyclicité. Tous précèdent et amorcent les gestes visant à la survie et participent de la motricité de la liminarité. L'impulsion à une motricité qui sauve se régule de manière cyclique et vibratoire. L'organisme ne se prépare pas à l'action sans tremblement, sans que l'onde se propage, sans que quelque chose de fondamental se synchronise selon des étapes qui chacune sont des parties de cycles que tous les organes effectuent de concert, et qui se poursuivent et se réajustent le temps qu'il faut pour que le mouvement engagé modifie le contexte problématique. Quand le contexte n'est pas critique, ce tremblement existe aussi : imperceptible, il n'est que le ronronnement de la machine corporelle vivante, flux du sang dans les veines, tempo cardiaque, ondes cérébrales…

La liminarité prépare à une motricité juste, efficace, visant au maintien du potentiel vital : quand la menace se précise, elle ne dispose pas du luxe du choix, de la délibération ou de la tergiversation. Le circuit auquel elle donne impulsion est celui de la réussite ; l'amygdale et le cerveau dit reptilien, structures implicites et instinctives échappant aux hésitations de la conscience, l'organisent. Sa mise en défaut entraîne la mort, son bon fonctionnement, la continuation de la vie, une seconde de plus, jusqu'à la prochaine décharge. Jusqu'au prochain geste : qu'il pousse le corps à fendre dans le reste ou fasse le creux dans lequel le monde se dépose.

Si tout mouvement est rythme, lorsque la vie est en jeu le rythme s'accélère, la coordination s'affine : le rythme de l'organisme dans son entier se doit alors, pour se préserver, d'aller au plus juste avec celui qui ébranle le monde qui se présente à lui dans la brutalité de la menace. Avec, ou plutôt contre : mais contre, n'est-ce pas l'envers d'avec, sa symétrie, en définitive, la même chose.

Nature des schèmes moteurs réponse : fuite, combat et fige

Les amygdales, éveillées et appuyées par les structures associées, sont pourvues d'un choix de préprogrammes que nous sélectionnons selon la configuration spatiale de notre environnement et notre position face à la source de la stimulation — voire de la menace. Les réactions motrices engagées pour la survie, différentes selon les espèces, sont engagées à partir de signaux également spécifiques à toute espèce. Devant le chat, le mulot détale, mais pas l'homme.

Ces programmes moteurs sont déterminés tout d'abord selon leur nature. Ils se conçoivent comme des schèmes simples visant à réguler le rapport à la pression externe : l'évitement, la préhension et l'inhibition de mouvement lorsque ni l'une ni l'autre des deux options n'est possible. Quand la pression externe n'est pas menaçante pour la survie immédiate, le premier schème d'évitement consiste à éloigner le soi, le deuxième schème de préhension vise à saisir la portion du réel externe qui peut l'être, le troisième consiste à maintenir le self dans son homéostasie interne, donc à ne rien faire.

Quand la pression externe menace la survie, le schème d'évitement s'amplifie en un schème de *fuite*, le deuxième devient celui du *combat*, et le troisième celui de l'immobilisation dans la position du mort, ou *fige*[1].

[1] Ces notions sont développées largement depuis la parution de l'ouvrage de Walter Bradford Cannon (1915), *Bodily changes in pain, hunger, fear, and rage.* New York and London : D. Appleton and Co. Ce physiologiste américain, qui a le premier décrit la réponse combat-fuite chez l'animal et l'homme et documenté les mécanismes physiologiques en jeu, est également à l'origine du concept de l'homéostasie et de la définition de la *sérendipité* comme « la faculté ou la chance de trouver la preuve de ses idées de manière inattendue, ou bien de découvrir avec surprise de nouveaux objets ou relations sans les avoir cherchés » (W. B. Cannon, *The Way of an Investigator. A Scientist's Experiences in Medical Research*, New York and London, Hafner, 1965 (Édition originale publiée en 1945 : New York, W. W. Norton), p. 68

Quand la survie est menacée, l'ordre dans lequel ces schèmes sont déployés donne préséance à la fuite, puis la fige si la fuite à découvert n'est pas une option, et ensuite le combat. Le combat est la solution de troisième choix, car il multiplie potentiellement la mise en danger du sujet. Cette subsidiarité des solutions est universelle ; elle a cours dans toutes les espèces et se décline à travers tout type de mise en danger interpersonnel, ou face à un événement naturel (incendie, tremblement de terre…). Le vide, l'eau, les serpents, les gros animaux, l'enfermement, l'isolement, le feu, les insectes sont identifiés comme des dangers majeurs dans les structures cérébrales archaïques chez l'humain : toute phobie clinique procède de comportements d'évitement de situations potentiellement menaçantes et dangereuses pour l'espèce.

Ces trois schèmes se voient très clairement dans la réponse de la proie potentielle à son agresseur : le schème de fuite conduit à courir le plus vite possible, s'arrêter une fois parcourue la distance nécessaire pour se mettre à l'abri du prédateur ; si nécessaire, il se prolonge dans le troisième schème qui vise à mettre la proie à l'abri, et aboutit à des conduites de dissimulation. Le schème du combat fait foncer sur l'adversaire pour l'agresser jusqu'à ce que mort s'ensuive ou tout du moins qu'il soit mis hors d'état de nuire dans l'immédiat. Quant au schème de fige, il porte à se fondre dans le décor, et dans son extrême, mimer l'état de mort qui marque la transformation de la proie appétissante en un objet inanimé et inintéressant. Les prédateurs, sauf cas extrêmes, n'ont aucune appétence envers des créatures sans vie. En effet, un autre schème tout aussi atavique conduit à se détourner des cadavres, susceptibles de transmettre des affections et mettre en danger la vie de celui qui les mange… Rares sont les espèces à la fois prédatrices et nécrophages. Chez certaines espèces pratiquant le camouflage, comme le caméléon, ce programme de dissimulation est inscrit au cœur même de leurs caractéristiques physiologiques. Une conduite analogue s'observe chez les oiseaux, capables de se laisser chuter à terre avec l'apparence d'avoir été foudroyés en plein vol, sans bouger, sans plus même une respiration perceptible. Elle s'observe chez les survivants de catastrophes ou d'attentats, gisant à terre parmi les cadavres, sans un mouvement tant que le prédateur rôde encore dans les parages. La fige est une variante extrême du schème de fuite, quand elle n'est pas possible à découvert.

(traduction de Sylvie Catelin, dans l'article qu'elle signe pour la revue Alliage, 2012, 70, p. 74-84 : *Sérendipité et réflexivité*, consulté en ligne le 03.03.2017 à la page http://revel.unice.fr/alliage/index.html?id=4061).

Elle préside également à la conduite de passivité et de retrait émotionnel sous les coups de l'agresseur lorsqu'aucune parade n'est envisageable ; ainsi de certaines victimes de viol, d'enfants ou de femmes battues. À l'extrême, ainsi aussi des victimes de la torture et du « musulman » des camps de concentration évoqué par Primo Levi[1] et Bettelheim[2]. Ici encore, il s'agit de mettre le noyau vital à l'abri — quitte à payer l'ultime prix de la mort physique. Ou d'un tel retrait de l'être psychique que jamais plus il ne pourra être sorti de son état de dessèchement. Mais de cela, nous parlerons plus tard.

Configuration des programmes selon les espèces

Quel que soit le programme enclenché, quels que soient les événements donnant lieu à son activation, le schème moteur réponse se déroule selon des règles précises, inscrites dans le programme génétique de l'espèce selon ses caractéristiques physiologiques propres[3].

Nous avons vu la première caractéristique de ces programmes, leur nature : fuite, combat ou fige. Leur deuxième caractéristique est de pouvoir compléter leur matrice de base par l'apport des systèmes cérébraux associés qui permettront de les adapter à l'environnement. Courir dans la savane ne se fait pas tout à fait de même manière que courir sur les pierres d'un fleuve. Les programmes varient selon les espèces et leurs milieux (ou, pour les animaux, leurs « niches écologiques ») : pour exécuter le schème de fuite, le chat court en zigzag à la recherche d'un promontoire, arbre ou meuble, d'où il échappera au prédateur. Le cervidé cherche l'eau dans laquelle le loup qui le poursuit se noiera sûrement. Quant à l'homme, il va courir en ligne droite le plus vite possible, courbé, épaules rentrées, avant de s'immobiliser, puis de chercher à se mettre à couvert hors de vue.

Échapper à un prédateur, pour l'humain, peut se faire en courant, mais aussi en enfourchant un vélo : le système exécutif et ses relais implicites (probablement pour partie en tout cas dans le cervelet[4]), au

---

1 Primo Levi (1989). *Les naufragés et les rescapés. Quarante ans après Auschwitz*. Paris : Gallimard.

2 Bruno Bettelheim (1972). *Le cœur conscient* (Trad.). Paris : Robert Laffont. (Œuvre originale publiée en 1960 : *The informed heart : autonomy in a mass age*. Glencoe, Ill. : The Free Press).

3 De nombreuses études ont été réalisées en éthologie sur diverses espèces. Nous renverrons le lecteur intéressé à l'ouvrage de David McFarland (2009). *Le comportement animal. Psychobiologie, éthologie et évolution*. Paris : De Boeck Université.

4 Selon de nombreux chercheurs, le cervelet serait une des zones de relais majeures compressant des informations de nombres d'autres structures (voir notamment les travaux d'Imamizu et

moment de l'impulsion psycho-somato-cinétique, va donner au cerveau reptilien toutes les informations dont il dispose déjà sur la circonstance et l'environnement afin que la motricité puisse s'engager dans le meilleur sens possible compte tenu d'une analyse environnementale et d'une connaissance implicite des caractéristiques propres de la personne. L'unijambiste confronté à un agresseur va enclencher un programme réflexe différent de celui qui peut, littéralement, prendre ses jambes à son cou pour s'enfuir.

Quantité de mouvement

La troisième caractéristique des programmes de réponse motrice est quantitative. Confrontées aux données du réel, l'amygdale et les structures associées vont générer un continuum d'impulsions dans un programme moteur spécifique, jusqu'à ce qu'il achève d'accomplir la tâche pour laquelle il a été recruté. Prends ! Évite ! Fais le mort ! Selon l'intensité de cette stimulation, une mesure d'intensité de la réponse correspondante est contenue dans le programme. L'ampleur de la réponse motrice variera, de « peu », à « énormément » et jusqu'à « quantité absolue » d'énergie dévolue au mouvement.

Le cerveau reptilien, qui ne connaît que des paradigmes simples, sait allumer le programme et l'éteindre lorsqu'il a été informé que le programme est terminé. Comme une machine à laver rudimentaire. Et comme la machine à laver, il est informé que le programme est terminé lorsqu'un nombre donné de cycles de mouvement s'est accompli, qu'une certaine quantité d'énergie a été dépensée.

Lorsqu'il s'agit de tâches simples liées à l'ajustement à l'environnement, la charge est modeste pour chaque programme. Attraper un sucrier sur la table nécessite peu d'énergie mentale et physiologique. Lorsque le programme s'allume en réponse à une menace pour la survie, il démarre « dans le rouge » et va se lancer à haut régime d'emblée. Les gradations de ce régime, les quantités d'énergie, comme la configuration globale du mouvement, sont déterminées *comme force optimale de réaction* par la force correspondante à la quantité d'énergie fournie par le contexte, le réel qui s'appose sur le corps du sujet. Elles sont également prédéterminées génétiquement d'après les ressources

---

Kawato, 2012. Cerebellar internal models : implications for the dexterous use of tools. *Cerebellum, 11*, 325-335.

physiologiques des espèces et les caractéristiques adaptatives à leur milieu : pour échapper au prédateur, la gazelle peut courir plusieurs centaines de mètres, l'homme moins. Les observations dans la nature ne pourront que confirmer ces constantes (susceptibles de varier en fonction de caractéristiques évolutives des espèces et des milieux). Le cheval peut galoper plus d'un kilomètre : les cavaliers savent qu'il est inutile de chercher à l'arrêter une fois qu'il a pris le mors aux dents.

Lorsque le cerveau est informé que le programme est terminé dans sa phase de réponse aiguë, il enclenche la phase d'achèvement ou de transition pour revenir à l'état normal, comme la machine à laver entame la vidange après l'accomplissement du cycle de lavage.

Cette phase transitionnelle permet sans doute de régénérer les fonctions cérébrales, de remettre à zéro ce qui doit l'être et de préparer le cerveau à accorder pleinement son attention aux stimuli suivants, sans rester bloqué sur des reliquats de réponses motrices qui ne seraient plus adaptées aux nouveaux contextes. Ainsi, après avoir couru la distance utile, la gazelle s'ébroue et laisse échapper ses derniers frissons, achevant ainsi d'épuiser la totalité des cycles de mouvements avant de pouvoir continuer tranquillement ses occupations plus loin. L'homme, après avoir couru, s'immobilise, contrôle l'environnement visuel puis se met à couvert. Son geste instinctif, après l'afflux de réactions viscérales et l'accomplissement du schème moteur, est également celui de s'ébrouer, de se laver. Tel Macbeth, désespérant de ne jamais pouvoir purifier ses mains du rouge du crime : *« Pourquoi frappe-t-on ainsi ? — Que m'arrive-t-il, que le moindre bruit m'épouvante ? — Quelles mains j'ai là ! Elles me font sortir les yeux de la tête. —*

Est-ce que tout l'océan du grand Neptune pourra laver ce sang et nettoyer ma main ! Non, ma main ensanglanterait plutôt l'immensité des mers, et ferait de leur teinte verdâtre une seule teinte rouge. »[1]

La quantité d'énergie à fournir, la force que le sujet devra opposer au réel, se détermine donc comme un vecteur dessiné en fonction des paramètres particuliers du réel, et des paramètres spécifiques du sujet qui persiste à vivre.

---

1 La traduction est celle de François Guizot, 1864, consultée en ligne le 22.02.2017 à la page https://fr.wikisource.org/wiki/%C5%92uvres_compl%C3%A8tes_de_Shakespeare/Guizot,_1862-1864. Le texte original dit : « *Whence is that knocking?/ How is 't with me when every noise appals me?/ What hands are here? Ha ! They pluck out mine eyes./ Will all great Neptune's ocean wash this blood/ Clean from my hand? No, this my hand will rather/ The multitudinous seas incarnadine,/ Making the green one red.* » (Consulté à la page : http://nfs.sparknotes.com/macbeth/page_60.html, consulté le 22.02.2017.)

L'impulsion psycho-somato-cinétique : condition de la danse, et non la danse

Être exposé au monde nous soumet à la nécessité de composer avec l'externe et sa pression. Que ce soit pour prendre le sucre sur la table, écraser la blatte ou viser l'ennemi dans la lunette de son fusil, le schème de départ sera celui, convexe, de combat. Éviter la flaque, courir se mettre à couvert à l'approche de l'ennemi trouveront leur source dans le schème concave de la fuite.

Être au monde, c'est s'exposer à sa rencontre. La vie même est perspective ouverte sur le traumatisme, rencontre sans cesse modulée de convexités et de concavités, dans un souffle continu qui ne s'épuise que lorsqu'elle cesse ici pour continuer ailleurs. La vie est réponse de chaque instant aux pressions qui menacent, toujours, de rompre les limites, désagréger les frontières. Pressions externes lorsque le monde impose sa marque, pression interne lorsque l'organisme, ou le psychisme, se dérègle et devient à son tour l'autre de soi que l'on recèle en soi, et qui menace plus sûrement que le dehors, car il vient en traître retourner la bête de l'intérieur la laissant plus que nue, sanglante derrière sa peau écorchée. Volute vivace : toujours la trace concave s'abouche à la trace convexe du reste, à moins que tout cela ne se retourne.

On n'est, par conséquent, jamais seul et toujours seul : notre solitude, fond de la concavité, implique, toujours, le reste du monde. Elle est la pulsion de vivre qui nous anime, au milieu du reste, à aller *pour soi* et nous transformer au gré de ce qui advient. Notre substance vitale est un fragile noyau, que nous protégeons derrière une membrane chaque jour épaissie, formée de ce que nous faisons.

Venant du fond de notre système nerveux, en sa part la plus archaïque, le générateur d'impulsions psycho-somato-cinétiques est le « croco » qui veille sur notre vie. Coûte que coûte, sa mission est de la sauver. Il n'en dérogera jamais. Il s'impose toujours, impératif de présence, d'éveil au monde. Il ne s'embarrasse pas de doutes, de oui, mais, de cependant, de croyances et de regrets. Fièrement, droit devant, l'individu qui le laisse le mener va avec le cours du monde, portant l'harmonie du vivant sonner plus loin.

Le fatras de nos cognitions, citadelle de mots que nous érigeons dès notre entrée en vie, contraint ce train d'impulsions et peut l'entraver. Notre obstination à maintenir devant nous l'étendard de ces choses mortes peut l'immobiliser. Mais il s'évertue et persiste. Il sait effriter de l'intérieur les parois de nos discours, déchirer les falbalas de nos convictions. Quand il s'épuise, nous mourons aussi : nos forteresses de papier s'effondrent sans un souffle, ne laissant de nous que les ruines de nos certitudes, nos savoir-faire et nos espérances.

Notre générateur d'impulsions psycho-somato-cinétiques est la puissance du noyau liminaire, sa force intrinsèque, sa persistance à se maintenir et se perpétuer. Il se confond avec lui, car le noyau liminaire n'est que la substance du mouvement.

Le geste inauguré dans l'impulsion a la grâce de la réussite. Élaboré instinctivement, non passé au crible de la transcendance raisonnante et hésitante, il a la sûreté de l'acrobate, la précision d'une mécanique. Le geste liminaire n'est pas une danse. La danse suppose un public, un désir de plaire, les remous de la transcendance lorsqu'elle est mise aux fins de dominer le reste, fût-ce dans la mièvrerie de la forme que prend la domination lorsqu'elle se nomme communication, partage, échange. L'impulsion psycho-somato-cinétique n'est pas une danse. Elle vient de la solitude de la naissance et de la mort, de l'extrémité du vivant. Elle est ultime et première. Elle conserve, de l'âge du début de la vie, la présence inaltérée au monde qui la fait aller en parfaite harmonie avec le reste. Elle est, cachée sous nos conduites les plus variées, le creux d'une obstination silencieuse à vivre. Du geste, elle est la part qui n'est jamais vue, qui jamais ne se montre. Tremplin de tout ce qui émerge et continue. In-sue, in-vue, solitaire, sûre, obligatoire, l'impulsion psycho-somato-cinétique est l'immanence du geste à ce qui vit : l'ébauche de la danse, la condition de la danse, et non la danse.

Que retenir ?

Tableau 5. Le soi liminaire organise la réponse au stimulus

À l'état normal, la **pulsion de vie** est émise à l'infini, par le jeu de la **connexion entre cortex, amygdale et cerveau archaïque.** Elle est la **matrice du mouvement**, qui se manifeste *a minima* comme **vibration**, permettant que la vie se maintienne.
Nous avons caractérisé cette pulsion de vie, **chez l'humain**, comme un **train d'impulsions psycho-somato-cinétiques**, insistant d'emblée sur son caractère biface, **psychologique et somatique**, et sur son **engagement dans le mouvement.**
Nous avons appelé **soi liminaire** la **source de tout éprouvé et de toute action, rassemblant le sentiment de soi** à travers toutes les expériences d'une personne.

Nous avons formulé que le soi liminaire assumait la **fonction** de **générateur d'impulsions psycho-somato-cinétiques,** par le jeu des **connexions neurologiques entre le cerveau archaïque, les zones de relais et de traitement implicite de l'information, et l'amygdale.**
Au contact d'un **stimulus** de l'extérieur, cette pulsion de vie ou **train d'impulsions psycho-somato-cinétiques** doit s'enclencher dans un **programme moteur réponse** spécifique **(fuite-combat-fige),** qui peut lui-même emprunter le concours dans son accomplissement d'un ou plusieurs autre(s) programme(s) en cascade**, jusqu'à rétablissement de l'équilibre entre l'interne et l'externe.** L'accomplissement de ce programme nécessite le concours plus appuyé des **cortex et des zones traitant de l'information sur le mode explicite,** afin de préciser les mouvements et de les adapter aux finesses du milieu.

6. Le traumatisme psychologique

Un bug dans le programme moteur réponse

À la pression externe, la pulsion de vie est toujours mise en jeu. Elle y réagit. Si elle se préserve, nous n'appelons pas traumatisme la pression externe qui s'est exercée. Nous réservons ce terme aux cas où la pulsion de vie a été endommagée à un stade critique : ainsi, l'exemple analogique du « traumatisme » craniocérébral » défini exclusivement par la présence de *lésions* du tissu cérébral.

Qu'en est-il alors de ce que l'on appelle « traumatisme psychologique » ?

À l'instar du traumatisme physique que l'on définit comme une blessure, une lésion sur un tissu vivant, le trauma psychologique est le processus, lésionnel, d'effraction dans le noyau du self, noyau liminaire, source du vivant à laquelle puise et se régénère à chaque instant l'individu.

Par rapport au contact quotidien avec le réel, que l'on peut visualiser comme une caresse, une pression, voire une petite tape, l'événement qui cause un traumatisme psychologique est celui qui appose sur le soi liminaire une marque plus délétère, une blessure, le malmenant dans sa substance vive jusqu'à menacer sa survie (psychique) et celle de l'individu tout entier, jusque dans sa dimension somatique.

La clinique psychologique nous enseigne, à la suite de Freud, que le traumatisme consisterait en « l'effraction du pare-excitation » (*Au-delà du principe de plaisir*, 1920). Les défenses existantes seraient submergées, rompues, la brèche s'ouvrant jusque dans le noyau du self. La psychologie classique le considère comme un événement externe (défaut de réponse structurante de l'environnement, perte d'un parent, maltraitance...) ou interne (lorsque la pulsion rencontre le réel d'une manière excessive qui la porte au-delà de la limite du soi et fait effraction, de l'intérieur, dans la membrane pare-excitative : ainsi du fantasme de séduction, lorsqu'il rencontre, dans la réalité, un objet externe « de trop près »).

On se représente une telle agression, surtout celle qui provient de l'externe, en termes d'intensité : « il fallait bien que le coup fût terrible pour qu'il ne s'en relevât pas » ! Toutefois, ce n'est pas toujours le cas. Des événements considérés comme traumatiques pour l'un (la perte d'un parent, par exemple, une rupture, une agression physique) ne le seront pas pour un autre, qui aura pu les vivre, y éprouver son lot de souffrances, mais s'en sera remis sans séquelles psychiques, c'est-à-dire sans ce besoin sans cesse itéré de se remettre sur le tapis de circonstances comparables, conduisant à « revivre » les émotions et sensations liées à l'événement. Car tel est le corollaire du traumatisme : le besoin irrépressible de revenir sur le lieu du crime — pour tenter inconsciemment de réparer, de faire mieux, d'expliquer, mettre des mots sur la part d'indicible qui a été révélée.

La dimension d'intensité de l'événement, on le voit bien, n'est pas un facteur suffisant, et peut-être bien même pas nécessaire, pour discriminer d'entre ce qui adviendra comme traumatique et ce qui ne le sera pas. Nous avons défini, au chapitre du traumatisme comme mécanisme global, que celui-ci était défini par deux facteurs variables : l'intensité de la pression du réel externe, d'une part, mais aussi la qualité du matériel interne, sa résistivité. Le fait qu'il y ait ou non blessure est une question d'économie entre l'interne et l'externe, et non pas seulement de ce qui a frappé depuis le réel externe.

Le traumatisme psychique, de même, est plus une problématique d'économie psychique qu'une problématique événementielle. La membrane est solide — ou elle ne l'est pas. La pulsion de vie a pu s'exprimer et rester intacte — ou pas. La nature de l'événement est au second plan par rapport aux modifications dans l'équilibrage psychique qu'il entraîne.

L'essence du traumatisme psychique humain, pensons-nous, *n'est pas ce qui s'est passé, mais au contraire, ce qui ne s'est pas produit.* Nous suivons Levine[1] en affirmant qu'elle ne doit pas être cherchée spécifiquement en l'événement externe, mais dans l'ensemble de réactions internes qui se sont produites au contact du réel au moment de l'événement.

Reprenons : tout impact du réel (événement, contexte en tant qu'imprégnation du self par l'extérieur, comme un bain imprègne la peau) donne lieu à un train d'impulsions psycho-somato-cinétiques assorti d'un schème moteur réponse (évitement, préhension, inhibition) sur la base duquel va s'édifier une conduite, simple ou complexe. La génération de ces impulsions, émanant de la simple pulsion de vie, est inséparable de tout rapport au monde. Elle se retrouve analogiquement chez toutes les espèces vivantes, dont la contrainte biophile est d'assurer leur survie en tant qu'espèce.

Chez l'homme, la génération des impulsions psycho-somato-cinétiques est produite du fond des structures cérébrales archaïques, amygdaliennes, et modulée par les déclinaisons spécifiques à l'humain des schèmes moteurs réponse. Elle peut être complétée par les instances assumant les fonctions cognitives supérieures qui font défaut à l'animal. Elle est l'expression même du vivant au sein de l'humain, et émane de son noyau liminaire. Son devenir est de s'accomplir et de s'édifier, que ce soit comme mouvement réflexe, ou comme comportements complexes les plus élaborés.

Elle pousse l'humain à la rencontre de son environnement : nourrie des besoins vitaux primordiaux, elle rassemble leurs faisceaux dans la « pulsion d'agir ». Elle est le pont entre l'individu et le reste du monde, l'élément nécessaire pour que l'individu soit concerné par ce qui se passe à l'extérieur, que ses états internes, physiques, cognitifs et émotionnels, en soient modifiés et qu'en réponse il puisse s'adapter au monde, se frayer un chemin parmi ses objets, les modifier à sa guise. Celui qui est dépourvu d'un tel générateur pulsionnel, le grand dément en position fœtale au fond de son lit, la personne en état végétatif ou catatonique, est l'objet des caprices de l'extérieur : sans assistance, son espérance de vie n'excède pas les quelques heures pendant lesquelles il pourra se passer de boire… De même le cas clinique connu sous le nom d'« athymhormie » ou perte de l'élan vital. L'individu atteint de ce syndrome sait qu'il a

[1] Levine, P. A. (2008). *Healing trauma : a pioneering program for restoring the wisdom of your body.* Sounds True, Paperback. Et le site Internet présentant la méthode thérapeutique mise au point par Levine, *Somatic experiencing* : http://traumahealing.org/.

chaud, mais n'a pas l'idée de se mettre à l'ombre, même sur une plage au zénith. Il reste assis dans son fauteuil, affamé, sans étendre la main vers les victuailles posées sur le plateau. À peine sans doute cillera-t-il sous la menace d'une arme…

La pulsion d'agir, l'impulsion liminaire doit s'accomplir pour constituer le sujet comme viable au sein de ce qui l'accueille. Elle doit s'accomplir en les schèmes moteurs réponse établis génétiquement, implémentés dans les cerveaux : après tout, c'est à cela que sert notre cerveau et à rien d'autre, à réguler notre rapport à l'environnement ! Les digressions philosophiques, les acquisitions technologiques qu'il nous permet d'accumuler ne sont que des variantes et des conséquences de cette fonction de base : réguler les échanges entre l'interne et l'externe, orchestrer le rapport du sujet au monde et à ses événements.

Quand tout se passe bien, l'événement ne donne lieu à aucun traumatisme durable, quelle qu'ait été son intensité. La pulsion d'agir a poussé le sujet à s'emparer de la couverture posée sur la table, car il sentait un frisson ? Très bien, le schème de préhension s'est accompli sans dommage. Qu'en est-il de ces cas d'allumage critique du système amygdalien signalant une menace, un danger pour la survie ? Contrairement à l'intuition, toute situation menaçante, toute mise en danger de la vie du sujet ne donne pas lieu à un traumatisme. Une réaction amygdalienne à la menace ou l'agression aboutie dans son schème moteur réponse résulte en le plein accomplissement des impulsions psycho-somato-cinétiques, mais pas en un traumatisme. Vomir instantanément un repas une fois qu'on y a constaté la présence de vers n'est pas un événement traumatique, car la réaction appropriée a pu s'accomplir pleinement. Par contre, avoir dû réprimer son haut-le-cœur et conserver dans son organisme de la viande avariée peut avoir des conséquences traumatiques sur le plan psychique, et radicalement mortelles : le schème moteur d'expulsion n'a pu aboutir à son terme.

Prenons encore exemple dans la nature : les herbivores peuplant la savane, qui ne cessent quotidiennement d'échapper aux attaques des prédateurs, ne conçoivent visiblement pas de traumas psychiques ! Sitôt à l'abri, ils se remettent paisiblement à brouter. Le programme de fuite enclenché par l'approche du prédateur a pu arriver à son terme. L'animal a détalé, couru la distance utile, celle nécessaire pour supplanter la force contraire déployée par le prédateur, coïncidant avec la latitude énergétique prévue génétiquement dans son programme interne et déterminée statistiquement comme celle optimale pour permettre d'échapper à la menace sans s'épuiser totalement.

Autre événement potentiel de la vie humaine non traumatique : une « expérience négative » (commander un mauvais plat au restaurant, assister à un concert dissonant ou un cours ennuyeux) n'est pas un trauma, car le système de survie, le générateur d'impulsions psycho-somato-cinétiques, n'est, tout bonnement, pas impliqué. Ce fut ennuyeux, désagréable, mais la vie n'était pas en jeu.

Est défini comme traumatique ce qui met la vie en danger : sur le plan psychique, ce qui altère l'accomplissement de la pulsion de vie.

Le traumatisme psychologique humain, considéré à la fois comme l'événement source et la blessure qu'il a infligée dans l'appareil psychocognitif, est ce qui se passe si le train d'impulsions psycho-somato-cinétiques reste activé dans un programme façonné sur l'événement source *qui n'a pas pu arriver à son terme lors de ce dernier.*

Il peut être considéré comme un *bug* dans le système gérant le rapport au monde.

L'événement traumatisant, identifié comme marquant, est celui dans lequel, directement ou indirectement, implicitement ou explicitement, la personne a éprouvé une menace majeure sur sa vie et son intégrité physique ou psychique. Lorsque l'organisme a été mis en contact avec l'événement, sa pulsion vitale s'est, tout à fait normalement, engagée dans l'un des programmes de réponse motrice (évitement-préhension-inhibition, schème de la concavité ou de la convexité). Comme l'événement avait une certaine intensité, probablement, c'est plutôt un schème de combat, de fuite ou de fige qui était activé, et la charge pulsionnelle devait être élevée. Pour une raison quelconque, le programme dans lequel sa charge énergétique était canalisée s'est bloqué : la charge motrice n'a pas pu s'épuiser dans le programme. Sa libération a été inhibée. Le train d'impulsions psycho-somato-cinétiques, réprimé, immobilisé.

L'immobilité, signe de mort, menace de stase l'ensemble de l'organisme vivant. Le traumatisme est ce qui fait mort en notre vie, empêchant un mouvement salutaire d'avoir lieu. L'impulsion liminaire n'a d'autre objectif que de nous sauver, d'assurer en notre organisme la possibilité du mouvement. Prendre et déprendre, fuir, partir, arriver. Le trauma gèle le mouvement, la réponse motrice de base qui eût été geste vital. Il se produit lorsque la réaction de survie n'a pas pu s'accomplir.

Pour une raison ou pour une autre — un événement de la vie nous a contraints à l'immobilité. La pulsion de vie s'est engagée dans un programme, mais nous n'avons pas pu l'effectuer ; peut-être, même pas pu commencer à l'effectuer. Peut-être n'avons-nous pu faire aucun geste.

Nous n'avons pu nous défendre contre l'agresseur. La mère est partie, nous n'avons pu la retenir. Peut-être la survie a-t-elle été assurée quand même ; l'agresseur a été mis en fuite par un tiers, il a eu peur d'un bruit, d'une catastrophe possible qui eût fait de lui une proie à son tour... La mère est revenue seule de ses tribulations étrangères.

L'éducation, qui consiste à renforcer nos capacités d'inhibitions, nous aura bientôt appris à mettre sur pause nos impulsions liminaires pour adopter des conduites civilisées et ne pas nous livrer entièrement au schème moteur inné ! Nous apprenons progressivement à accepter le départ de la mère sans nous y agripper sauvagement, à composer avec nos ennemis sans les occire... Ce dont il s'agit ici, c'est de *ne pas* fuir, *ne pas* se cacher, *ne pas* attaquer. De *ne pas* déclencher le comportement instinctif. Nous substituons à la réaction instinctive de fuite, de fige ou de combat une conduite plus modérée. Dans de tels cas, la pulsion s'engage dans son programme et justement, ne s'accomplit pas du tout : nous réprimons tout geste.

De telles capacités d'inhibitions sont aussi salvatrices, nous encourageant à des conduites propres à maintenir la cohésion du groupe et à ne pas constituer notre environnement comme une jungle conjuguant prédation, dévoration et massacre immédiat. Nos capacités d'inhibition nous encouragent parfois à élaborer des conduites d'approche du danger ou de situations nouvelles (plutôt que de fuite instantanée). Elles nous permettent de faire « comme nous pouvons » dans toutes sortes de situations et d'aller plus loin dans notre exploration du monde, engrangeant dans notre mémoire une complexification sans cesse croissante des expériences qui nous apprennent à le comprendre et nous y mouvoir de plus en plus sûrement.

Peut-être cette inhibition de la conduite instinctive fut-elle salvatrice. La mère ne nous a pas punis pour un comportement sauvage. N'attaquant pas le prédateur, nous avons été secourus par un chasseur. Un tiers est intervenu. Les circonstances ont changé. Peut-être la vie en a-t-elle été sauve sur le moment ; mais l'impulsion liminaire est restée en suspens. Le croco, son générateur, demeuré en l'état de charge dans lequel il était lorsque son programme se bloqua. Son devenir de reptile sera de se dissimuler au fond de notre système amygdalien. Pour autant que la charge fût importante, pour autant que l'événement fût fondateur, c'est là qu'il va rester, au fond de ce qui va bientôt se consolider comme un souvenir : protéines, enzymes, la chimie de notre cerveau fixe les scènes de notre expérience dans les circuits de la mémoire, et parfois des plus profonds, ceux qui échappent au contrôle de notre conscience. Ce qui va rester fixé, en l'occurrence, de ce croco, de ce train d'impulsions psycho-somato-cinétiques resté éveillé sans indication de « fin de programme », est le programme de base… implémenté de son *bug* qui l'a fait s'arrêter.

Le processus à l'origine de cette fixation est celui de la dissociation : tous les composants (corps, psychisme, quantité d'énergie engagée dans un programme moteur) vont être séparés, et « rangés dans des cases », dans les circuits mnésiques et implicites en différents emplacements selon ce qui est stocké. Ceci, afin de permettre que l'individu ne soit pas *complètement* immobilisé. Il continue à parler, se mouvoir, de manière civilisée et adéquate, c'est seul le programme moteur dans lequel il aurait dû s'engager sur l'impulsion de sa pulsion de vie qui ne s'enclenche pas. Ce mécanisme dissociatif est probablement un mécanisme instinctif, archaïque, qui s'installe lorsque la conduite instinctive ne peut se mettre en place. Nous pouvons comparer ce mécanisme dissociatif à une *lyophilisation du réel*, pulvérisant séparément les composants du réel externe à l'instant T (stockés sous forme de souvenir), et les composants du réel interne à l'instant T (du corps et de la psyché), privés du liant (le mouvement) qui rendait homogène jusque-là l'ensemble que faisaient la créature et son environnement.

La chaîne (ou processus) traumatique

Notre advenir nous fera rencontrer d'autres circonstances, bientôt, que notre système exécutif redirigera vers la mémoire pour les comparer à l'inventaire des scènes qui y ont été consignées. Ainsi s'enrichit notre compréhension du monde : catégoriser des ensembles de souvenirs, des scènes chargées de significations, les ranger et les classer pour amorcer nos comportements face à ce qui arrive de nouveau comme face à ce qui arrive « de nouveau ». Nous réactivons, en présence de nouvelles données, des comportements appris dans le passé.

Ultérieurement donc, un arsenal de circonstances va réactiver le train d'impulsions psycho-somato-cinétiques de départ bloqué dans sa position d'inachèvement moteur. L'exposition à ces nouvelles circonstances va réinitialiser, automatiquement, le schème moteur de réponse… avec son *bug* inhibiteur accompagné de la dissociation psycho-somato-cinétique associée, de la lyophilisation du réel quand le mouvement ne lie plus le corps, la psyché et le stimulus. Cette réaction de survie inhibée à l'origine va se rallumer à la faveur automatique d'une série d'autres événements associés de près ou de loin à la scène de départ par les composantes moins reptiliennes, plus réflexives, de notre cerveau.

La prochaine fois — car il y a toujours une prochaine fois —, l'état de grande tension dans lequel a fini, la première fois, l'organisme inhibé dans sa réponse motrice, se réenclenche immédiatement. Un raccourci s'est créé entre l'exposition à une circonstance classée « menace pour la survie » dans nos méandres associatifs, et la réaction psychocorporelle. L'allumage des impulsions psycho-somato-cinétiques se fera de manière immédiate, automatique, et aucune raison ne pourra l'inhiber. Et, se réveillant, cette impulsion inhibée dans l'expérience de départ va rallumer aussi son inhibition enclenchée la première fois, comme un virus informatique se réplique, avec la dissociation.

Le programme se remet en route avec le *pattern* utilisé la dernière fois. Il valide implicitement le comportement précédent, nous induisant à penser que « ce que nous faisons est juste », alors que nous répétons obstinément la même erreur et que tous les indices externes devraient nous inviter à réviser notre jugement…

Si on a, lors de la première scène, inhibé une réaction de fuite, on l'inhibera de la même manière une fois exposé à une situation comparable. À chaque situation comparable, on fabriquera une réplique de la réaction psycho-somato-cinétique de départ inhibée, qui va s'emboîter sur la première, et ainsi de suite se façonnera une chaîne de réactions psycho-somato-cinétiques inhibées, de crocos empilés les uns sur les autres dans leur pause impuissante. Tu n'as pas pu fuir devant le premier prédateur ? Tu es resté à sa merci exécutant ses ordres sans mot dire ? Il y a toutes les chances pour que tu fasses pareil face aux suivants. L'éducation nous inhibe pour nous permettre d'élaborer des comportements complexes préservant l'homéostasie sociale. Elle est le ferment de blocages délétères de réactions de survie amygdalienne, à de multiples reprises, qui ne feront que se renforcer les unes les autres… Un individu trop policé finira par vivre une demi-vie étouffée sous le poids du devoir-faire qui se réduira plutôt à un éternel devoir non-faire.

Certaines de ces réactions de survie, sans cesse réactivées, toujours rebloquées, se réactiveront sur l'impulsion de signaux toujours plus faibles, de manière comparable au processus de l'allergie bien connu : la tolérance de l'organisme à l'allergène diminue au fur et à mesure de son exposition. Alors qu'une scène intense, avec menace sur la survie réelle et immédiate, avait donné lieu à la mise en place de la réaction de survie inhibée la première fois, seule l'ombre de l'ombre de la menace pourra réactiver le dernier maillon de la chaîne qui s'est constituée à partir de la scène originale… Ce dernier réactivant le premier avec toute la chaîne, et amplifiant à la fois le blocage et l'ensemble des sensations viscérales découlant de cette véritable cascade traumatique traversant diachroniquement toute l'histoire de l'individu. En fin de chaîne, un événement subtil, peu chargé en caractéristiques apparentes de menaces, peut donner lieu à des réactions de catastrophe. Un battement d'aile de papillon provoquera nos tornades internes les plus destructrices. Ainsi se fabriquent la chaîne psychopathologique de la phobie, et celle des grandes pathologies anxieuses, signant la prise de pouvoir de la réaction traumatique sur un domaine de plus en plus élargi de l'expérience au fil du temps. Une constellation holographique se constitue peu à peu autour d'un réflexe inhibé, autour duquel gravitent des éléments de souvenirs, de sens et d'affects. Le croco inhibé n'attend que la prochaine occasion pour se réveiller : la pulsion de vie cherche, avant tout, à s'accomplir. Elle va pousser le sujet à rechercher des occasions pour se déchaîner (avec son *bug* : c'est dire si cette recherche se poursuivra à l'infini). Chaque élément du système, somatique, mnésique, viscéral, émotionnel, exerce une attraction sur des éléments nouveaux de l'expérience du sujet, qui va petit à petit se constituer un paysage mental de représentations vallonné de contenus traumatiques au fond desquels gronderont les volcans d'impulsions jamais éteintes.

Se libérer des réactions induites par le processus traumatique est ardu : les crocos, ces générateurs d'impulsions canalisées dans un programme de survie, sont dénués de toute créativité. Chacun engage automatiquement toujours le même programme et favorise la répétition des situations : l'individu va rechercher des situations comparables, se constituant le jouet du croco qui a pris les commandes. Tout ce que veut le vaillant reptile, gardien de nos vies, c'est s'accomplir, s'achever, sauver : il n'a pas « compris » que, vérolé par le virus qui le fait s'arrêter, il est condamné à se réexposer sans fin et réitérer sans fin sa geste avortée. La répétition traumatique est condamnée à l'échec puisqu'elle contient en elle le germe de la répétition future. Elle enferme le sujet dans l'étroite limite d'un destin d'impuissance. Peut-être la compulsion de répétition de l'événement traumatique est-elle due en partie à un besoin d'explication, de réparation, besoin que nous qualifierons de « cognitif ». En tout cas, elle est la conséquence neuropsychologique, dans le domaine des représentations, de la prise de contrôle des instances reptiliennes sur l'ensemble des conduites, et de la prééminence d'un schème moteur réponse enregistré avec le dysfonctionnement qui l'enraya la première fois.

Les processus de réponse aux stimuli de l'environnement menaçant la survie, on l'a vu au chapitre précédent, engagent des réactions viscérales et motrices irrépressibles. Sueurs, nausées, tremblements, moiteur et sécheresse, ventre noué, diarrhées, le florilège des réactions végétatives et viscérales commandées par le cerveau archaïque est étendu. Plus que signer simplement un ensemble de conditions physiologiques préparant le corps à l'action, les réactions viscérales sont individuellement liées à des programmes moteurs de réponse : elles en font partie. Le réflexe de vomissement est un de ceux qui exécutent le programme moteur d'expulsion de ce qui pourrait causer du tort à l'organisme s'il l'ingérait. De même, la diarrhée, l'incontinence, la nausée sont des réflexes de survie (on court mieux et plus vite allégé de ses déchets internes). Lorsque s'enclenchent les commandes psycho-somato-cinétiques, les sensations viscérales profondes prennent le dessus et perturbent significativement tout autre processus susceptible de se mettre en concurrence.

La commande motrice globale, pour des conduites impliquant d'autres registres en plus de la réaction viscérale, est donnée de manière tout aussi irrépressible et automatique : le mouvement qui sauve, on l'a dit, s'organise dans les structures implicites et n'est pas dirigé par les instances supérieures, exécutives, celles qui pèsent, soupèsent, décident en faisant le travail parallèle de la levée du doute. L'activité motrice réalisée sur la commande amygdalienne est « instinctive ». Elle est sûre, forte, mobilise le corps en entier et se réalise en harmonie avec les données de l'environnement. Elle a la grâce de la chorégraphie et l'efficacité martiale. Celui qui tire sous l'impulsion psycho-somato-cinétique vise juste. Après coup, ceux qui ont couru pour fuir l'effondrement d'un immeuble reconnaissent bien ce sentiment de « ne pas savoir » comment ils ont pu aller si vite. Le croco libère le mouvement dans l'efficacité et la joie d'agir : il régit une motricité optimalement coordonnée. En revanche, son inhibition revient exclusivement à la charge de la musculature posturale. Lorsque le processus de libération d'impulsions psycho-somato-cinétiques est inhibé, les réactions viscérales sont réprimées par les grands muscles axiaux, profonds, dont le tonus est renforcé. Au cours du temps se creusent les déformations posturales qui font le lit de nos grands et petits maux de dos, de nuque, céphalées de tension, et déterminent les positions corporelles que nous adoptons sans nous en rendre compte : épaules relevées, nuque crispée, dos voûté, mâchoire contractée, langue collée au palais. Certains muscles, continuellement tendus, peuvent devenir fibreux. Nos disgrâces trahissent nos souffrances, et nos souffrances trahissent la grâce native qui est celle de tout humain à ses débuts, grâce de bouger et de répondre à la sollicitation du monde.

Le traumatisme psychologique consiste donc en un moment réunissant deux composantes : l'absence de purge de la réaction pulsionnelle de survie, d'une part, et le stockage du souvenir, inconscient, de ce moment dans lequel la purge ne s'est pas faite, avec les composantes dissociées, lyophilisées, (corps-psyché-programme moteur) le rendant prêt pour les réactivations successives.

Tout travail sur le traumatisme se devra de toucher ces deux composantes et devra se décomposer en un travail sur la pulsion, d'une part, et un travail sur le souvenir, le fichier des représentations cognitives, d'autre part. L'événement traumatique, toujours présent, reste figé hors de la portée verbale ; comme une balle qui continue, fichée près du cœur, à menacer le potentiel vital. Son caractère a-verbal et indivisible le propulse, noyau lourd fiché dans l'être, au fond du silo cognitif, auquel il donne, non pas son nom, mais l'ombre inquiétante de ce qui, ne pouvant paraître à la lumière du verbe et de l'explication, se condamne à l'oubli, toujours agissant en sous-main lorsque la conscience se contente du souvenir explicite.

Pour sauver notre vie, tout ce qui fait notre être, *soma* et *psyché*, doit être mobilisé simultanément et dans une parfaite coordination. *Mobilisé*, c'est-à-dire, non pas seulement présent en même temps, chaque part observant l'autre, mais *remis en mouvement* dans le réel. À cette seule condition, la créature fragile pourra triompher seconde après seconde d'un monde potentiellement plus fort, plus grand, plus puissant. L'instance en charge d'assurer notre survie peut, parfois, devenir aussi formidable que le monde ; retourner les armes ou diluer le courant de la haine.

Mais il faut, pour cela, que tout soit là. Comme aux premiers jours de notre vie, lorsque s'indifférencient l'être et les bras qui le portent, la faim et la nourriture, le soi et l'environnement qui l'accueille. Que le corps et l'esprit, l'âme et la chair se fondent dans l'élan d'une danse. Ce que fait le trauma, c'est ficher son impact au cœur de l'être : en désagréger l'unité, dissocier ce qui devait être lié. Acte et intention : puisque rien ne s'est fait de ce qui devait se faire. Avant et après l'événement. Monde et soi, puisque quand le monde blesse le soi assez profondément pour atteindre sa source vitale, un tissu cicatriciel se forme autour du noyau liminaire et l'isole du reste. Corps et psyché : le corps se disloque sous la pression contraire de ce qui retient le mouvement, et de la réaction viscérale à laquelle se résume le noyau liminaire malmené. La psyché va son chemin pour elle seule dans des représentations figées qui tentent de s'organiser autour du noyau dont elles se sont définitivement désolidarisées. Le traumatisme aboutit, quand le contact se représente avec le réel, à une dissociation du corps et de la représentation psychique : désormais toute danse est impossible et tout mouvement pour les réconcilier, figé.

Ce qui détruit, c'est la stupeur. L'usage figuré du terme réfère à l'immobilité provenant d'une grande frayeur : le latin *stupor* vient de *stupere,* être engourdi, immobile. Le terme dérive de la racine indo-européenne *sthA*, attestée en sanskrit, « être immobile, se tenir », et en latin (*stare*). La stupeur, terme médical retrouvé sous la plume d'Ambroise Paré au XVIe siècle, décrit la diminution de l'activité physique et intellectuelle à la fois ; elle accompagne certaines fortes fièvres. L'usage médical actuel en fait le degré d'altération de la vigilance précédant juste le coma : corps et esprit sont dans l'incapacité de se mobiliser de manière autonome. Le trauma, littéralement, prive des facultés de mouvoir le corps et l'esprit. Dans la continuité de sa re-présentation inlassable, il rend, étymologiquement encore, à la *stupidité*, tendance à se rapprocher de l'état stuporeux (c'est-à-dire de l'immobilité), et par extension, absence d'exercice de l'intelligence. Le trauma, réduisant au suspens de la faculté de se mouvoir, prive de l'intelligence de soi et de l'intelligence du monde — au sens où l'intelligence (du latin *inter*, parmi, et *legere*, cueillir, recueillir) est la faculté d'aller en accord, de concert avec les choses, de leur être *associé*, plus encore, dans un état de compénétration avec elles : « en communication, en entente » ainsi qu'en atteste le Littré - et non pas dissocié.

Le vivant forme toujours un ensemble avec le réel, son environnement. Le traumatisme est ce qui désolidarise cet ensemble : ce qui en pulvérise les composantes en les privant de ce qui les lie : le mouvement. La stupeur est l'état d'hébétude correspondant à notre lyophilisation psychique et mentale devant ce qui se produit du monde qui nous entoure.

Traumatisme événementiel, traumatisme contextuel

Le traumatisme événementiel est simple d'accès : un événement isolé a inscrit sa marque sur la psyché.

Le trauma ne revêt pas toujours l'aspect étincelant de l'évidence, fût-elle cachée ou refoulée par nos mécanismes névrotiques. Des situations répétitives, diffuses, des contextes menaçants, même s'ils n'aboutissent pas à l'acmé d'un fait, peuvent engendrer un état de stress et d'hypervigilance. Le trauma se cache dans le terne du non-événement, le gris des habitudes.

La menace est une agression. Un équivalent d'action. Menace verbale, physique, gestuelle, diffuse, menace d'un tiers ou de l'environnement, elle revêt autant de formes qu'il existe de façons d'être au monde. Elle entraîne la même activation de la pulsion de survie, dans l'anticipation du dommage, qu'un événement déterminé.

Dans une biographie, tout environnement activateur de pulsion de survie peut être repéré comme traumatique. Traces d'angoisse d'abandon, de perte ou de mort, sentiments de mystère et d'insécurité, signent un contexte de cette sorte. Certaines ambiances, certaines configurations, sans se matérialiser en un événement précis, une blessure que l'on peut montrer, s'inscrivent comme arrière-fond du réel. La banalité de la répétition des contextes étouffe et emprisonne autant que l'effraction sanglante en une fois, use l'enveloppe égotique à force de la frotter de ses grains grossiers. Tous les jours il faut retourner à l'école, cet endroit où la menace est diffuse : les enfants toujours prêts à se moquer, l'instituteur à gronder lorsque Marc ne comprend pas… Le système défensiel, mis à mal répétitivement, cède sous le poids et écrase le niveau inférieur, le niveau liminaire qui donne l'impulsion au vivant — à la fois entravé et mis à nu dans sa vulnérabilité blessée.

En psychothérapie, on vient avec son ego de patient, ses traumatismes officiels. Tout aspirant analysant connaît de lui-même un certain nombre de choses « qu'il faudrait travailler », « qu'il faudrait régler ». Il vient au thérapeute, aussi, avec une solide image de ce qu'il estime être, de ce qu'il voudrait être. « Plus libre ». « Plus confiant ». « Trop timide ». Le fond des clichés constitutifs de notre ego réside, plus que dans des traumatismes événementiels, dans des traumas contextuels qui donnent le la de notre accord mineur : le pendant problématique de notre être à succès. Nous avons été forgés par les contextes qui nous ont fait peur et qui continuent à nous menacer du fond de nos représentations les plus inconscientes. Tu as eu peur de l'école, maintenant tu trembles devant ton chef — même si celui-ci ne t'a jamais personnellement agressé.

La psychothérapie classique permet de dégager ces traumas, de les circonscrire (« Je devais avoir 6 ans, 8 ans, je ne sais plus, ma mère partait, je ne sais pas où elle allait, des heures, et moi je restais collée à la fenêtre en pleurant pour tenter de la voir revenir, abréger la torture, j'avais si peur qu'elle meure. Du cinquième étage, je ne distinguais que le ciel, j'aurais tordu l'univers pour voir le trottoir. Elle revenait comme si de rien n'était, le monde s'était effondré en son absence, chaque fois ». Tels traumas, même circonscrits, même désignés comme tels, se dérobent à la prise thérapeutique de la parole et continuent à faire la masse cachée de l'univers, c'est-à-dire de notre névrose. « J'ai beau le savoir, ça ne m'empêche pas, aujourd'hui, d'avoir peur que les hommes m'abandonnent ». Nos névroses sont tout entières dissoutes dans le trauma contextuel. La thématique menaçante représente les frontières du réel. Le bout de notre monde. Les pseudo-limites de notre univers personnel. Au-delà, on ne peut rien concevoir si ce n'est l'amorce de notre démantèlement, d'une plus que mort qui prend toutes les formes possibles de nos intimes angoisses : écartèlement, dissolution, tourbillon, atomisation, incinération…

Ces limites ne peuvent être approchées par les stratégies de résolution de problèmes puisqu'il n'y a pas de problème — et pas de solution. Rien, jamais, ne s'est passé de terrible à l'école. Maman est toujours revenue. Personne ne t'a jamais réellement abandonné. Cette souffrance d'années durant se dérobe dans la formulation minimale : « j'aimais pas l'école » ; « j'avais peur que Maman meure ». Pas d'accroche, rien. Pas le moindre événement sérieux, rien qui sorte de l'ordinaire. De même pour les phobies : aucune raison objective d'avoir à ce point peur des chiens… Comment revendiquer l'implicite comme source sérieuse de menace sur la survie, sans paraître à nos propres yeux le dernier des couards ? L'attitude rassurante « mais enfin, il ne s'est rien passé, il n'y a rien à craindre » que l'on adopte envers soi-même scelle la névrose dans le déni et l'impuissance à saisir, de soi, la part d'ombre. Et on en rajoute : « je suis tellement bête, tellement nul que je n'arrive pas à réprimer cette peur que je sais infondée ».

Les traumatismes contextuels sont la trame de fond de nos goûts et de nos dégoûts, de nos angoisses et nos questions existentielles. Nous finissons par les chérir comme des joyaux qui nous représentent et nous nous les représentons à l'infini : ils deviennent des objets sur lesquels nous prenons appui. « Je suis une personne anxieuse », dis-je, et j'y crois, et j'accepte, pour éviter les contextes dont je sais qu'ils me feraient trembler, de vivre en retrait de ce que je pourrais désirer au-delà des limites de ma position de confort. Je ne voyage pas, j'ai n'ai pas eu d'enfants, je vis encore chez mes parents. Au restaurant, je commande les plats que je connais. Le trauma contextuel se dissout dans la banalité. Notre ego s'y est usé jusqu'à la trame, oui, mais le tissu cicatriciel formé à son endroit s'est rigidifié jusqu'à devenir le mur de soutènement auquel nous appuyons désormais nos représentations. Il murmure nos jamais et nos toujours. Il formate le monde protéiforme des autres tel que nous nous le représentons, revêt l'aspect de la généralité et nous y adossons notre individuelle moralité autant que nos positions éthiques. L'éthique naturelle, celle qui nous pousse à ne pas faire à autrui ce que l'on ne voudrait pas qu'il nous fît, repose sur le stock des peurs ataviques assumées par l'espèce, issues des contextes partagés. Elle est une réponse de principe, dictant des comportements contraphobiques destinés à réduire les risques liés à ces peurs. Elle se fonde moins sur des cas particuliers que sur la menace générique dont ils représentent une manifestation. Tu ne tueras point : surtout de peur d'être tué en retour. Tu ne voleras pas — tu as tellement peur que l'on te prenne *tout*. Avant de les avoir connus, ces événements, on les a toujours imaginés, même les plus étranges, même les plus cataclysmiques. On a toujours rêvé la fin du monde, peu importe les formes. On pressent les contextes limites au-delà desquels la vie n'est plus.

Tu te souviens de ce cauchemar récurrent d'enfance ? Celui où des poids lourds et des autobus rentraient avec fracas par ta fenêtre et t'écrasaient dans ton sommeil ?

La menace prend forme de l'environnement dans laquelle elle se fond puisqu'aucun événement n'y dessine son arrête. Des lieux. Des odeurs. Une ambiance sonore. Une atmosphère. Des pans du réel dans lesquels s'immisce une sensation viscérale, sourde, diffuse, au diapason de l'absence de bruit que fait le non advenu. Le pic de l'événement se dresse à 90 degrés, perpendiculairement au décor ambiant constitué par la menace. Il en est la densification, la matérialisation synchronique.

L'événement « mort de la mère » s'inscrit brutalement sur le décor de la question existentielle « les adultes vont-ils mourir ? » qui en constitue l'axe longitudinal. Soit la mère meurt avant que l'enfant ait pu formaliser encore cette question dans son appareil cognitif ; avant qu'il ait pris conscience de la mort d'autre manière. L'événement, dans ce cas, donnera le départ du contexte, de la toile de fond qui se dessinera derrière toutes les tribulations de sa vie à venir : les adultes meurent. Soit la mère meurt après l'établissement de la menace dans l'appareil psychique de l'enfant : l'événement s'inscrira à angle droit de la menace qui rôdait jusque-là et balisera le parcours de cet enfant jusqu'à sa propre mort.

Le traumatisme contextuel, on le voit, est la représentation comme essence du mécanisme anxieux : à la fois terrain de l'angoisse, objet et mécanisme. Une consubstantiation de la peur et du vivant, toujours en puissance dans tout événement, le précédant et le suivant comme une orbite sur laquelle il s'inscrit. Une représentation à valeur de structure, la couleur et la forme de notre angoisse la plus intime et la plus générique.

Le traumatisme contextuel s'inscrit au niveau amygdalien comme état d'alerte diffus, état de mise sous tension du système. On l'a vu, le programme moteur réponse de la réaction amygdalienne à un *événement* est de trois sortes possibles : fuite — combat – fige. Le programme moteur réponse enclenché par la mise sous tension amygdalienne par un *contexte* est, au contraire, nul, puisqu'aucun événement spécifique ne s'est produit, auquel une des trois réponses serait appropriée. Les traumatismes développementaux, ceux résultant de carences affectives et éducatives précoces, comportent généralement une grande part de traumatismes contextuels : les psychés se bâtissent dans un climat de menace constante à laquelle aucune adaptation comportementale ne sera adéquate.

Traumatisme thématique

Le monde se présente à nous par sa résistance et notre impuissance. Le monde se présente à nous par l'oppression, l'écrasement.

À de multiples reprises : nous nous écrasons et prenons la forme de nos aplatissements successifs, de nos usures et d'avoir été broyés.

Les réactions amygdaliennes, tissées progressivement par de multiples événements et contextes, finissent par formater le corps et la réactivité psychique aux sollicitations externes sur le mode de ce qui a été engrammé précédemment au contact de ces événements et contextes. Ainsi, la réactivité et la posture d'un individu se modèlent, à son insu, selon les gauchissements qu'il a déjà subis à l'occasion de crispations antérieures. Nous « prenons l'habitude » de nos traumas.

Le traumatisme thématique est un ensemble de traumatismes organisés autour d'un thème. Des traumatismes qui possèdent suffisamment de liens entre eux pour que la reviviscence de l'un appelle celle d'autres, organisés sur ce thème : une sorte de « champ sémantique du traumatisme ». Les thématiques traumatiques s'inscrivent structurellement, et non pas factuellement. Ce ne sont pas des événements ou des contextes particuliers, mais la structuration en grappes que prend un ensemble d'événements et de contextes, qui conservent ainsi, par leur structuration liée, une interaction constante.

C'est une lame de fond qui réunit plusieurs de ce que nous appelons nos traits de caractère. Façonnées à mesure de nos expériences, élaborées comme une fine cuisine de nos traumatismes événementiels et contextuels, les tendances qui sous-tendent nos actions et nos positions sont pour la plupart la confirmation et la rigidification de celles issues de nos traumas les plus précoces : ceux qui ont menacé notre sécurité ontologique, ou ceux qui ont restreint la pulsion de survie.

Ce qui lie entre eux les traumas événementiels et contextuels pour en faire une thématique peut être hétérogène. La similarité de l'intensité de la pression du réel peut engager des thématiques quantitatives, du type « événements violents mettant directement ma vie en danger », « la peur », « la maladie ». La similarité des types de traumatisme (abandon, effraction, traumatisme empathique) déroule les thématiques associées : « l'abandon », « le vide », « l'attaque directe », « l'agression », « agir toujours pour le bien des autres », etc. La similarité des programmes moteurs réponse engagés peut engager par exemple une thématique de « fuite », d'« attaque », de « degré d'engagement dans mes actions ». Dans certains cas que nous aborderons plus tard et que nous appelons *encapsulation*, la pulsion vitale est tellement restreinte qu'elle peut être quasiment empêchée de s'exprimer. De tels cas peuvent engendrer des thématiques comme : « agir de manière spontanée », « ma présence dans mes actions » ou « la vérité dans ma vie ».

À l'évidence, des thématiques peuvent s'entrecroiser, réunir leurs filons : elles sont toutes liées dans le canevas d'une vie, qui réalisera l'ensemble *panoptique* de nos thématiques personnelles. Autant les traumas événementiels et contextuels portent la marque de ce que chaque individu a vécu en propre, autant les thématiques se rejoignent dans les couleurs génériques des douleurs de l'expérience humaine : la honte, le rejet, l'abandon, la présence dans la vie, la peur, l'agression sont le lot de chacun.

Quelques exemples cliniques : Antoine, fils de parents immatures et alcooliques, a développé en réponse un caractère tatillon, prudent à l'extrême, méfiant et ascétique qui peu à peu retire tout plaisir et tout contact social ou affectif de son existence. Il multiplie les thématiques : « évitement des comportements à risque », « le plaisir, c'est dangereux », « l'abandon », « le rejet » (en tant que thématique secondaire : il s'est trouvé, dès l'enfance, régulièrement rejeté par des camarades avec qui il ne pouvait partager son histoire, qui se moquaient car ses vêtements étaient toujours les mêmes, et toujours sales), « la honte ». Arthur, lui aussi, était régulièrement frappé par son père sous l'emprise de l'alcool. Le schème réprimé lors des multiples événements traumatiques qu'il a vécus est celui de la prédation, du combat : pour sauver sa vie, tuer le père, l'agresser pour le mettre hors d'état de nuire, eût été une solution acceptable quant à la perspective de survie – mais inacceptable socialement. Le croco de prédation resté caché au fond de son cerveau archaïque gronde toujours. Arthur conduit ses actions et ses relations de manière à pouvoir lui laisser un peu de mou ; il promène son croco, pourrait-on dire, auprès des femmes qu'il séduit avec acharnement pour mieux les laisser tomber. Le petit tour de piste ne satisfait évidemment pas le reptile qui rêve de champs de bataille.

Autre thématique : Fabienne risque sa vie en montagne. « Risquer sa vie » au bureau serait considéré comme de la folie ; qu'à cela ne tienne, elle a trouvé le lieu où rejouer en toute impunité sociale son trauma d'origine. À ses amis, elle sert le discours socialement admis : dépassement de soi, shoot d'adrénaline, intensité d'une vie vécue dans le risque… mais ce ne sont que des prétextes, des éléments secondaires vécus dans l'après-coup. Ce qui la mène à la montagne est le besoin de rejouer la mise en jeu d'une vie éprouvée dans la maltraitance infantile, de décompresser le système psychique envahi par la perspective de la mort.

Deux des oncles de Lydie souffraient d'un retard mental. Sa mère, fatiguée et colérique, lui affirmait souvent qu'elle était bête et que c'était de famille. Elle développe les thématiques de « je suis retardée mentale », de « la honte », du « rejet », de « l'abandon ». Elle épouse un homme pareillement colérique et rabaissant, dans la lignée thématique appelée « être humiliée ».

Le corps est un hologramme : il est façonné par les expériences qui se rapportent toujours à sa forme telle qu'elle se dessine de l'intérieur. La majorité de nos actions sont les prétextes sociaux que nous trouvons pour ressentir ce que nous ressentons. Nous organisons et menons nos actions au plus près de nos traumas, nous recherchons les environnements qui nous y rappellent.

Nous atteignons, après avoir abordé les événements et les contextes de nos vies, la modalité la plus impalpable, la plus globale de ce que nous nous croyons en propre. Notre colonne vertébrale de caractère, notre marque et notre empreinte spécifique. À vrai dire, il s'agit véritablement des traits dont se souviendront, de nous, ceux qui nous survivront. Il s'agit aussi de ceux dont, potentiellement, notre descendance héritera. Les traumatismes se reconduisent par la voie de l'éducation ! « Elle est soumise, comme son père », entend-on, « Je suis colérique, je n'y peux rien, c'est comme ma mère ». Ces grands thèmes, dont les chuchotements rythment toutes nos actions, ne se disent pas ; ne se remettent pas en question. On « fait avec » et souvent, ils font contre ce que nous voudrions profondément. Mais rien ne sert de s'y opposer frontalement. Ils sont si bien ramifiés aux racines de nos expériences, aux racines de ce que nous avons reçu du monde externe, et de ce que nous avons tenté du fond de notre vouloir-vivre affaibli, qu'aucune entreprise de la volonté, qui est la part de soi la plus teintée de nos traumas, ne pourra en venir à bout. Les traumatismes thématiques fondent ce que d'aucuns appellent une destinée, un destin individuel. La structuration de notre être et non les contenus de ses souvenirs. Destin, comme la marque sombre de nos infléchissements, contre le son clair d'actions réfléchies, responsables et délibérées.

Que retenir ?

Tableau 6. Mécanisme du traumatisme et de la chaîne (ou processus) traumatique

Mécanisme du traumatisme : un **stimulus** éveille **la pulsion vitale à un seuil critique : le réel menace le soi liminaire.**
Le générateur d'impulsions psycho-somato-cinétiques engage la pulsion dans un programme moteur réponse.
Le programme moteur réponse est **bloqué avant d'arriver à son terme**, à réussite, ou même **avant d'avoir pu donner lieu à l'effectuation motrice** proprement dite.
Le blocage du mouvement dicté par la pulsion de vie entraîne une **fixation du fonctionnement émotionnel** et une **confusion cognitive,** dans un processus **de dissociation entre le corps et le psychisme.** Nous avons postulé que cette dissociation était un mécanisme permettant de stocker les composantes en présence et de continuer d'être présent à la réalité. L'arrêt de la motricité n'est, ainsi, pas total et la personne continue à se mobiliser, agir,

parler. **Ce mécanisme de dissociation est un mécanisme de secours, inclus au niveau implicite et structurel des mécanismes de *coping* avec le milieu** : si l'instinct n'est pas autorisé à fonctionner, il faut bien faire autre chose.
En cascade, l'inertie motrice, la confusion cognitive et émotionnelle aboutissent à une **entrave majeure du mécanisme moteur du corps et du psychisme**. Sur le moment du traumatisme (événement ou menace), nous nous sentons « bloqués », nous ne respirons plus qu'en apnée.
Nous avons comparé ce **mécanisme dissociatif** à une **lyophilisation du réel** : **les composantes du réel (ce qui s'est passé à l'instant T), du corps, du psychisme, sont dissociées, pulvérisées et privées du composant qui les liait : le mouvement.**
Le processus dissociatif a permis que **les composantes somatiques, émotionnelles et cinétiques** engendrées au moment du stimulus **restent stockées de manière dissociée.** Elles sont prêtes à être **réenclenchées** dans la **répétition traumatique, avec leur *bug* intrinsèque,** c'est-à-dire l'arrêt de la motricité et la dissociation qui résulte, à l'infini, causant une **chaîne traumatique : *c'est le processus traumatique.***
Les composantes (somatiques, émotionnelles, cognitives, mnésiques) du trauma **stockées séparément, dissociées et lyophilisées** vont exercer ultérieurement une **attraction** sur les autres éléments de l'expérience et de la perception du sujet par des **processus associatifs et mnésiques**, dans une dynamique d'**accrétion** qui va favoriser aussi les **re-présentations à des stimuli associés** audits éléments. Ce d'autant plus que **la pulsion vitale cherche obstinément à s'accomplir, et va pousser l'individu à rechercher des situations comparables : le croco est à l'affût.**
Le processus traumatique évolue sur le modèle de la **réaction allergique :** à mesure du temps, **l'exposition à des stimuli de plus en plus faible intensité réveille le schème traumatique de départ.**
Le **traumatisme événementiel** est un **événement enclenchant le mécanisme traumatique et la chaîne traumatique consécutive.**
Le **traumatisme contextuel** est **un contexte** (lieu, ambiance, etc.) **interprété comme une menace pour la survie, enclenchant un mécanisme traumatique et la chaîne traumatique consécutive**.
Le traumatisme thématique est un ensemble structurel liant ensemble des traumas événementiels et contextuels qui s'activent en grappes les uns les autres. Les traumatismes thématiques forment nos traits de caractère, et les traits que nous héritons et léguons de génération en génération.

Tableau 7. Brève typologie des traumatismes

Type de traumatisme	Exemples d'événements	Exemples de contextes	Exemples de thèmes
Effraction	Une agression dans la rue	Frappé à l'école	« On m'attaque »
	Conflit avec un collègue	Au travail	« Devoir se battre »
Abandon	Mort de la mère	Isolement à l'école	« La solitude »
	Humiliation publique à l'adolescence	En groupe	« La honte »
Trauma empathique	Père suicidaire	À l'école	« Faire rire tout le monde »
Association de traumas de types divers ou traumas intenses (encapsulation)	Torture	La prison, qui représente la totalité de l'environnement (impossibilité de s'en échapper)	« Rester en vie »
Idem	Situation familiale répétée : le père frappe l'enfant, la mère dit « n'énerve pas ton père »	En famille, puis par extension, partout	« Trouver le moyen de rester vivant dans mes actions »
Idem	« Fais comme tout le monde », dit la mère.	Partout où l'on doit s'adapter	« Ma présence/la vérité dans ma vie »

7. Les traumas types et fondateurs

Les traumas font la trame d'une vie individuelle. Ils font celle de lignées entières ; il n'est pas rare qu'il faille pressentir dans les générations précédentes des événements qui se répercutent sur le devenir d'un descendant.

Mais ce n'est pas une règle : des événements spectaculaires peuvent, rappelons-le, s'avérer non traumatiques pour autant que la décharge motrice ait pu aboutir et que le croco ait pu se rendormir après avoir été épuisé. Avoir échappé à un agresseur en accomplissant son schème moteur de survie sans entrave ne donne pas lieu à un souvenir traumatique, nous l'avons dit, mais constitue simplement une expérience négative. La colère, la tristesse, la peur, le dégoût ont pu s'exprimer intensément à l'époque, mais ne continueront pas à hanter les nuits longtemps après l'événement source.

L'événement traumatique peut être anodin en apparence. Ainsi de la bouderie fréquente d'un parent : sa préoccupation sera interprétée par l'enfant comme le double signe d'une attention manifestement tournée vers le monde extérieur, et d'un moindre élan vital en général, tous signaux indicateurs d'une probabilité renforcée que le parent ne lui accorde ni son attention, ni ses forces vives. Cette menace d'abandon implicite finit par former un contexte qui ne pourra être contrecarré par aucune réaction instinctive, aucun schème moteur de survie : le terrain traumatique est préparé.

Il faut, dans le soin au traumatisme, toujours rechercher l'événement ou le contexte fondateur d'une lignée dont descendent les traumatismes suivants, et si possible s'attaquer à celui-ci. Si l'on part du principe que les crocos s'empilent en vertu de la répétition de la situation traumatique, le dernier sera le plus accessible, mais le moins significatif dans la chaîne. Selon la gravité du tableau et les ressources de la personne, on gagnera à traiter à différents niveaux de constitution de la chaîne. Parfois, les premiers maillons sont, dans un premier temps, hors du champ de conscience de la personne, et un travail sur des traumas plus récents, postérieurs dans la chaîne, sera nécessaire pour les sortir du magma de l'inconscient. Par exemple : l'événement le plus accessible, pour cette commerçante, est une scène récente dans laquelle elle s'est sentie humiliée par une cliente à qui elle avait refusé de reprendre un article. Le travail sur cette scène a permis d'assouplir aussi les postures de la patiente vis-à-vis d'autres situations d'humiliations, et de dégager un événement primordial ayant ancré en elle un sentiment d'incompétence : enfant, son père se moquait d'elle en public, face à ses employés lorsqu'elle ne rapportait pas de bonnes notes.

À l'inverse, pour Magali, avoir traité la scène dans laquelle, à 8 ans, son père l'avait frappée parce qu'elle n'avait pas éteint la lumière lui permit d'abandonner toute position de crainte et de soumission face à un mari rabaissant.

Le traumatisme est le mode dans lequel s'installe le contact avec la matière. Toute matière de n'importe quel réel. Le contact avec le réel peut s'établir par le plein, lorsqu'il s'appose ; ou par le vide, lorsqu'il se retire. Deux cas de figure différents, qui fonderont chacun une lignée traumatique possible lorsque la pression se fera trop pesante, ou l'arrachement trop violent : l'un comme l'autre menacera l'homéostasie du noyau liminaire.

Désertion

Tu m'as dit que tu partais : le monde s'est effondré sur le pan de ta veste.

Absence de prise avec l'environnement, appel d'air, effet de vide, les mécanismes de la concavité ont privé le noyau liminaire du contact nécessaire avec ce qui lui tient lieu d'étai : le monde externe.

Des menaces non immédiatement physiques comme l'abandon, celles liées à une situation conflictuelle, relevant de la séparation, de l'exclusion, sont câblées comme menaces de mort par les animaux sociaux que nous sommes, qui avons besoin des autres pour survivre. Toute menace portant sur le lien est considérée comme le préambule d'une menace mortelle. L'intensité de la douleur dans un conflit amoureux ou intergénérationnel nous parle du risque qu'il y a à être seul. Être seul : privé de l'autre comme étai et comme environnement. Une solitude douloureuse, que nous pourrions appeler circonstancielle, c'est-à-dire liée aux conditions du monde tel qu'il se manifeste, par opposition à la solitude ontologique ou liminaire, qui lie tous les êtres sociaux du même lien de nécessité d'un monde pour les accueillir, quelles que soient les circonstances dans lesquelles il se manifeste.

La menace symbolique est apte à susciter une réaction amygdalienne intense. Dès l'enfance, et particulièrement dans l'enfance où ce besoin de l'autre pour survivre est le plus crucial, la menace de l'exclusion ou de l'abandon de la part d'un adulte n'engage rien moins que le pronostic vital.

La honte est une émotion composite, faite d'imagination, de souvenir et de peur. Elle est un de nos remparts contre la solitude : elle a pour but de ne pas encourager des comportements suscitant la désapprobation des autres et leur rejet. Elle incline à des conduites approuvées par la collectivité. Elle fait partie des régulateurs comportementaux assurant le maintien de la cohésion sociale, objectif macro-structurel de survie assumé par chaque membre du groupe. Toute situation conflictuelle interindividuelle étant une menace majeure (d'exclusion, de rejet), à ce titre, elle allume une réaction amygdalienne et l'engagement du générateur d'impulsions psycho-somato-cinétiques dans un schème moteur réponse. Nous pourrions prendre nos jambes à notre cou pour échapper dans l'immédiat à la querelle ; faire taire l'interlocuteur d'un coup de poing bien placé. Nos capacités d'inhibition cognitive, par la voie de la modération exécutive, nous font mettre sur pause cette réaction de survie, pour adopter à la place une conduite civilisée propre à nous fondre dans l'homéostasie groupale. La honte, la retenue nous ont empêchés d'agir sur le moment ; elles ont renouvelé notre carte d'admission dans la collectivité. Si la menace était sérieuse, cependant, il va rester quelque chose de cette scène. La prochaine fois qu'une situation comparable se présentera, un état de grande tension s'allumera immédiatement alors que lors de la première exposition à la menace, cette tension s'est déployée progressivement : le processus d'allumage automatique du croco est mis en place. Les sentiments récurrents de honte, d'humiliation, le « manque de confiance en soi », le sentiment d'incompétence, de manque de légitimité ou d'usurpation, ressortent de contextes traumatiques dans lesquels la menace réelle est celle d'être rejeté par le groupe, représenté comme l'instance décidant du droit de vivre des individus en fonction de leur utilité pour la collectivité. Les contextes, les événements à l'origine de telles chaînes traumatiques doivent souvent être recherchés du côté de ce qui a été vécu dans la sphère familiale précoce, premier groupe dans lequel l'individu doit s'insérer et se faire une place.

Effraction

Les gifles, les coups, ce n'était rien, ce qui résonne toujours ce sont les insultes, ce nom qu'il me donnait même quand il m'appelait pour le repas, « Alors, Petit Connard, à table »…

Les mécanismes d'effraction, attaque du self par un autre self, sont le fait des mécanismes de la convexité. De ce qui porte tout être matériel à la rencontre du reste qui est assaut autant qu'accueil. Saisir, pourfendre, casser, assembler, dicter à la matière une forme est le fondement et l'objectif de la pulsion d'agir, du plaisir qu'il y a à faire. Autant l'évitement et la fuite sont des manœuvres destinées à éviter le déplaisir, autant l'attaque est le prototype du mouvement menant le plus directement au plaisir. Convoiter et prendre. Vouloir et saisir. Désir et approche. Rapt de ce qui n'est pas (encore) moi. Ces processus de la convexité, proue devant, rencontrent le creux du monde pour s'y accrocher, fouir, arracher, tordre, éparpiller, malaxer. Le reste est matière.

La paramécie protège son noyau en louvoyant parmi les autres corpuscules et nous tentons de protéger notre noyau des assauts de l'autre partie du monde, le non-soi dont l'approche convexe est la plus sûre menace.

L'attaque directe, physique ou psychique, est le prototype du traumatisme d'effraction. L'attaque psychique effractive se réalise en l'espèce du conflit ouvert, du désaccord patent, du harcèlement.

Une autre modalité de l'attaque psychique est celle dans laquelle le vouloir de l'autre se substitue au sien propre pour élaborer une action. C'est le cas lorsqu'on se voit contraint à agir dans un sens qu'on n'aurait pas souhaité pour soi-même, contre sa propre pulsion de vie. Ainsi des contraintes sexuelles et d'autres types. Pour Claude, c'était celle de devoir masser les pieds chaque soir, d'un père maltraitant. Pour Anne-Laure, d'avoir pris une part active, à l'adolescence, à l'euthanasie souhaitée par sa mère malade. Convexité du désir de l'autre, faisant effraction au lieu de notre propre désir de vivre. L'entrave est la figure extrême du traumatisme effractif : le dehors empêche l'individu de développer sa pulsion de survie.

Si les traumatismes d'effraction et de désertion peuvent se présenter de manière isolée, il n'est pas rare que les deux modalités se confondent dans un seul événement : ainsi de la maltraitance parentale, qui combine l'effraction de la blessure directe, physique ou morale, et l'abandon flagrant des figures de soutien confondues avec celles qui menacent la vie propre.

Le traumatisme empathique

L'événement initial, par lequel l'enfant, vers l'âge de trois à cinq ans, fait l'expérience de la souffrance de l'un de ses parents, est un des traumatismes fondateurs majeurs sur lequel se fonde toute psyché humaine. À cet âge-là, les circuits des neurones miroir qui président à l'empathie se développent. L'enfant apprend la souffrance de ceux de sa famille qui sont le prolongement de son corps.

Tout enfant fait cette expérience ; fût-il orphelin, il la fera vis-à-vis non pas des parents, mais d'une figure adulte qui lui tiendra lieu de soutien, même éphémère, même fragile. Aucun parent, fût-il très heureux, n'est un roc assez solide pour ne pas laisser transparaître sa fragilité ontologique d'être vivant destiné à la mort. Il en va de l'humanité de transporter avec elle en tout temps la perspective et la connaissance d'une fin de toutes choses, d'un risque de perte courant sur tout bien, de la désagrégation des sentiments et de la fatigue des corps. Chacun sait combien la parentalité est l'occasion de susciter d'interrogations, de craintes liées à la mort. Les questions de sa propre succession surgissent en masse, avec leur cortège d'angoisses : qu'adviendra-t-il de mon enfant si je meurs ? Si l'autre parent meurt ? Comment ferai-je face à la maladie de mon enfant ? À sa mort ? Vivra-t-il vieux ? Même si ces angoisses restent souterraines, elles font le lit du devenir père et mère. En dehors de ce rappel de la fragilité de toute vie pleurée déjà dans les larmes de joie qui accueillent le nouveau-né, les aléas du quotidien se chargeront de mettre l'enfant à peine grandi au courant des peines de ses parents. Perte d'un proche, problèmes professionnels, dépressions, afflictions, maladies et maux divers, chaque enfant est muni de neurones miroir pour percevoir l'état d'esprit de l'affligé.

Cette expérience peut se faire à l'occasion d'un événement initial : le parent apparaît brusquement désespéré à la suite d'un événement de vie, deuil, licenciement, maladie, etc. Elle peut se faire aussi dans le cadre d'un contexte global, d'une ambiance teintant les modalités de relations que l'adulte établit avec l'enfant, c'est-à-dire le système sémantique par lequel il apprend à décoder les données de l'environnement et interagir avec. « Maman est triste, elle est tout le temps dans sa chambre » donne le la des déplacements prudents de toute la famille dans l'appartement : un climat de tristesse, de mort rôde. Le stress professionnel d'un parent, son épuisement perceptible peuvent être ressentis par l'enfant comme des menaces pesant sur sa santé et sa continuité.

L'expérience de la souffrance de ses parents est traumatique pour une simple raison : elle allume à sa suite la menace directe d'être laissé seul, abandonné. Si ma mère souffre, cela signifie qu'elle pourrait mourir et donc me laisser seul. Cette menace représente, pour le petit enfant, la perspective de la désertion la plus totale, celle qui laisse le noyau liminaire dans l'absence de tout ce qui pourrait le nourrir, dans l'absence du monde. Menace sur la survie, conjuguée à l'impuissance (contre la mort de ceux qu'il chérit, l'enfant ne peut rien) : tous les ingrédients sont réunis pour faire du traumatisme empathique un trauma majeur.

Celui-ci présidera à l'élaboration d'une série de représentations et de conduites qui vont diriger inéluctablement le cours de la vie de cet enfant, jusqu'à ce qu'il soit lui-même un adulte, un vieillard, un cadavre. Il est un trauma fondateur de toute vie comme destin, de toute biographie comme suite d'accomplissements que l'on croit autonomes et libres. La compassion première nous ouvre à l'altérité et nous garde dans les limites, toujours reconduites, des comportements humains qui si peu innovent, si souvent contraignent. Elle est, nous le verrons, la voie royale du sacrifice par lequel nous fournissons à l'autre l'oblat de notre vie propre.

Les cerveaux des enfants de victimes de la Shoah ont, des études l'ont montré, des modifications d'allure post-traumatiques. L'empathie qu'ils ont naturellement exprimée dans leur enfance vis-à-vis de leurs parents les a engagés sur la voie de l'impuissance. Il n'y avait rien à faire face à telle blessure. Le traumatisme empathique est la voie royale par laquelle les blessures se transmettent, de génération en génération ; voie par laquelle un destin d'humanité se chuchote comme légende fondatrice de ce que chacun sera.

Que retenir ?

Tableau 8. Les traumas types et fondateurs

Trauma de désertion : les **mécanismes de la concavité** privent le noyau liminaire du contact nécessaire avec ce qui lui tient lieu d'étai : le monde externe. **Événements et contextes d'abandon, d'exclusion.**
Trauma d'effraction : les **mécanismes de la convexité émanant du dehors** font effraction dans le noyau liminaire. **Attaque physique, psychologique, désaccord, harcèlement, contrainte.** Sa figure extrême est **l'entrave,** lorsque le noyau liminaire est empêché de développer sa pulsion de survie.
Traumatisme empathique : expérience de la souffrance des parents, induisant le **risque majeur pour la survie de l'enfant :** celui d'**être abandonné et laissé seul sans soutien.**

8. Encapsulation

Une fois, il y a eu trop. Plus que tu n'en pouvais supporter. Tu as senti le déclic, à l'intérieur, comme si quelque chose se cassait. Un tressaillement, un raidissement. Tu as dû manquer une respiration ou cent, le temps avait explosé. Ça a passé. Tu es retourné dans le flot. Tu étais plus lourd, c'était plus difficile, ça devait être la tristesse. Tu as oublié, tu as avancé.

Après, cela s'est reproduit quelques fois. C'était pour ne pas mourir : tu as appelé cela « verrouiller ». C'est verrouillé, disais-tu en toi-même, et aussitôt ce qui était verrouillé s'évanouissait de ta conscience et tu restais vivant. Il n'y avait rien d'autre à faire.

Résumons : le contact avec le réel, dès la naissance, se fait sur la matrice du traumatisme. Quand tout se passe bien, le générateur d'impulsions psycho-somato-cinétiques canalise le geste dans des programmes moteurs réponse qui vont donner lieu à des comportements et des conduites, simples ou complexes. Structurellement, autour du noyau liminaire à l'origine comme fondu dans son environnement dans l'indistinction de l'état océanique, se constitue une membrane qui va l'aider à se différencier du reste, à s'individuer. Cette membrane peut être visualisée comme la partie du noyau la plus en contact avec l'externe, qui « durcit » du fait de ce contact : comme une sorte de « peau du lait », la surface du miel ou de la soupe qui forme une pellicule, une croûte au contact de l'air. Cette membrane est le fruit des expériences du noyau liminaire, du self, avec le dehors ; la sédimentation de ce qui retombe de ses gestes, ses actes, en termes de représentations, de connaissances, de schèmes moteurs, de souvenirs. Cette membrane se constitue comme interface d'échange entre le dedans et le dehors : une peau douce autour du noyau. Mais dans ses premières années, l'enfant est susceptible de vivre nombre d'événements potentiellement traumatiques : mort de ses parents ou d'un membre de la fratrie, maltraitance, séparations… Même si de tels événements l'épargnent, il connaîtra l'inévitable épreuve de l'angoisse primordiale, celle de la perte des parents, de leur possible absence — traumatisme de désertion par excellence. Cette angoisse s'enracine au temps où il s'est rendu compte de l'existence séparée de sa mère. Si elle est autre, si elle ne lui est pas consubstantielle, elle l'expose au risque de l'abandon et de la solitude. Vers l'âge de quatre à cinq ans, à l'aide de ses neurones miroirs, cette angoisse a résonné avec l'expérience inévitable de la souffrance de ses parents, que nous avons appelée traumatisme empathique.

L'impact de ce dernier se fiche au plus près, voire à l'intérieur du noyau liminaire. La menace est totale pour le petit enfant. La mort, sans les parents, est l'unique et certaine perspective. À l'endroit du contact avec le réel problématique va se former un tissu « cicatriciel » : une rigidification de la membrane qui assurait l'échange du noyau avec l'extérieur. Comme le traumatisme est de la plus grande intensité, ce tissu va se constituer en capsule protectrice autour du noyau.

On le comprend : la capsule dans laquelle s'enferme alors le noyau liminaire est tendue du velours de la peur. La peur se substitue à l'harmonie qui régnait au tout début, lorsque l'autre n'était pas encore l'autre avec son altérité, menaçant de partir. Peur d'être abandonné, exclu, laissé seul sans défense à la merci du reste. La peur n'est pas autre chose que le raidissement de la trémulation vitale qui fait le vivant : elle se condense en le matériau dans lequel le noyau liminaire, substrat de cette trémulation originelle dans l'espèce humaine, se reclut pour se protéger.

Le processus à l'œuvre pour enclore le soi liminaire est encore le processus dissociatif. Il intervient lorsqu'il y a surcharge d'inhibition du générateur d'impulsions psycho-somato-cinétiques, lorsque le traumatisme est trop intense. Le dedans se dissocie du dehors. Telle dissociation peut conduire à l'insensibilité totale : le noyau se retire au fond de ce qui, de sa substance, se constitue comme une enveloppe sensori-motrice extrêmement rigide, une carapace. Cette dissociation est une réaction instinctive de survie, opérée avec les moyens du bord, à un âge où le système cognitif et affectif est encore en plein devenir (entre dix-huit mois et 6 ans environ). Ces « moyens du bord » sont probablement une variante définitive et extrême du schème de fige, dans lequel le noyau s'immobilise et mime le cadavre afin d'échapper au danger. Le raidissement de la couche protectrice va achever de désolidariser les trois matières, celle du noyau, celle de la capsule, celle du dehors.

L'encapsulation parachève donc, en l'inscrivant structurellement, ce que l'immobilité en quoi consiste le trauma avait initié : une dissociation entre des composants du self homogènes à l'origine, lorsqu'il entretenait avec le dehors un rapport si familier qu'ils étaient l'un de l'autre le parfait prolongement.

Ce qui préside à l'encapsulation est le vouloir-vivre : il fiche au cœur du sujet, en même temps qu'une solitude absolue faite de l'étanchéité de la carapace en train de s'ériger, l'empreinte d'un instinct obstiné d'exister qui constituera la survie comme mission, jusqu'au bout. La complexité du système nerveux humain aboutit à cela : ce qui protège est ce qui enferme, ce qui fait vivre est ce qui étouffe et fait mourir. Cette aporie n'est qu'apparente, puisqu'elle permet que la mort succède à la vie, condition à ce que le cycle s'accomplisse et se perpétue, condition d'éternité du processus vital et de sa régénération.

Il est la règle que l'expérience primordiale déterminant l'enfermement capsulaire du noyau liminaire soit celle de la fragilité parentale, qui menace directement la survie de l'enfant. La mort, la disparition d'un ou des deux parents constituent l'extrême de ce cas de figure. Évidemment, il est des situations dans lesquelles le traumatisme primordial est d'autre nature. Il est toujours celui d'une menace majeure sur la survie de l'enfant : alors qu'elle était âgée de cinq ans, la mère de Claire assassina sous ses yeux sa sœur cadette à coups de hache. La petite resta pétrifiée, sans force pour se réfugier dans sa chambre. Chaque coup la clouait sur place, chaque coup sculptait une carapace dont jamais elle ne put sortir. Jeune adulte, elle déclarait une sévère maladie de Paget, prolifération anarchique des os du crâne qui la rendit à la surdité.

Plus tard, selon les expériences qui exposeront le sujet à la rencontre du monde, d'autres traumatismes plus ou moins intenses donneront lieu à des encapsulations secondaires. La forme de la capsule, au début, se configure sur la matrice du noyau, chez le petit enfant disposant encore de peu de représentations. Ensuite, le processus d'encapsulation évoluera selon différentes configurations — qui correspondront aux différentes configurations classiquement reconnues de la personnalité. La poursuite de l'organisation de capsules concentriques autour du noyau caractérisera les personnalités dites obsessionnelles, avec des variantes pour d'autres structures « névrotiques ». Dans ce cas, le noyau constituera toujours le centre d'une construction capsulaire dont chaque couche se rangera au-dessus des précédentes. Ce cas pourra se compliquer quand un ensemble noyau-capsule pourra s'encapsuler également, de manière secondaire. Le noyau vital peut également se cliver en parties distinctes encapsulées dans une architecture plus aléatoire. Des parties de noyaux fragmentaires, associées à des capsules, peuvent s'encapsuler également. Ces configurations plus protéiformes, en grappes plus ou moins concentriques, caractériseront les personnalités état limite ou faux self. Les structures psychotiques pourront se visualiser comme un retournement du processus capsulaire dans lequel le noyau se fait infiltrer par le matériau capsulaire et vole en éclats avec des bribes de capsules accrochées à chaque débris…

Ce processus d'encapsulations se poursuit quoi qu'il en soit tout au long de la vie, à chaque contact avec le réel, *c'est-à-dire chaque jour de la vie*. Chaque jour peuvent survenir de nouvelles capsules, engendrées de manière exponentielle selon le principe d'allergologie déjà mentionné que la réaction traumatique se génère au gré des expositions de manière de plus en plus sensible au cours du temps, et s'enclenche à partir de stimuli de plus en plus faibles…

Si tout se passe bien, le matériau capsulaire conserve malgré tout sa perméabilité et la structure globale son homogénéité, son équilibre et sa santé. Le destin de la souffrance est que la structure capsulaire, trop rigide, trop éclatée, contraint le souffle vital jusqu'à ce que n'en persiste qu'un râle d'agonie étouffé sous les décombres ou dispersé au fond de multiples culs-de-sac. Ainsi vont les personnes si cabossées par l'existence que leurs conduites, minimales, déshabitées de toute présence, les font cahoter au rythme de ce qui s'impose, dans une tristesse de fond qui est le deuil au quotidien de toute force vive.

Au fur et à mesure du temps, différentes entités peuvent, de telle manière, s'isoler : des ensembles formés du noyau liminaire et de sa pulsion de vie, avec la capsule, plus ou moins perméable. Nous appelons *matriochkas* ces entités, à l'image des poupées russes qui peuvent s'emboîter, puisqu'elles pourront effectivement s'emboîter les unes dans les autres, ou s'associer par agrégats : leur ensemble restera solidaire. Nous distinguons entre les matriochkas *encapsulées*, correspondant à des traumatismes majeurs ayant donné lieu à des encapsulations peu perméables, et les matriochkas dont la membrane conserve sa souplesse.

Au cours du temps, les encapsulations successives redessineront la figure du noyau, de ses fragmentations éventuelles et des couches qui l'entoureront. Ces matriochkas constituent des entités holographiques, imbriquées, alignées autour du même centre (la pulsion de vie, le soi liminaire), qui projettent dans notre espace psychique les rayons dessinant nos représentations et nos savoir-faire. Nous appelons *psychosphère* l'espace psychique constitué par ces représentations et savoirs processuels, schèmes mentaux et psychomoteurs, colorés et dessinés selon la configuration spécifique de nos matriochkas. C'est cette figure proliférante et holographique, faite des matriochkas successives et de leurs projections, que le prisme de la conscience allumera en transparence dans l'espace mental que nous appelons notre psychosphère, et qui apparaîtra différente selon la direction dont provient l'illumination.

Ainsi se constitue peu à peu l'« image de soi » colorée de nuances, incluant discordances, paradoxes et ambivalences, à laquelle nous nous habituons. Ainsi notre conscience n'est-elle que l'illumination partielle de la surface indistincte d'un hologramme fiché au cœur de notre être, et des projections de ce dernier sur l'ensemble de notre espace psychique, des représentations et savoir-faire que nous y accumulons. Nous devenons, selon la résonnance de nos joies et de nos souffrances : architecture vivante de la transparence ou monstrueuse prolifération habitée d'un souffle mourant.

Que retenir ?

Tableau 9. L'encapsulation

Lors d'un traumatisme majeur, le processus traumatique habituel, très intense, se double d'une **dissociation entre le dedans et le dehors**, quand la surface du noyau sur laquelle l'événement ou le contexte ont fait effraction se rigidifie (tissu cicatriciel). **La pulsion de survie « s'encapsule ».** Ce mécanisme dissociatif est probablement une **variante extrême du schème de fige,** dans laquelle le noyau liminaire « fait le mort » au fond de la capsule.
Des événements ou contextes différents peuvent donner lieu à des encapsulations successives.
Si le matériau capsulaire conserve une certaine souplesse et perméabilité, la pulsion de vie peut continuer à s'émettre, mais de manière clivée, faible, dévoyée.
Les encapsulations successives redessinent la figure du noyau : avec ses éventuelles fragmentations et les couches membranaires plus ou moins rigides qui l'entourent.
Nous appelons **matriochkas** les différentes entités qui peuvent, de telle manière, s'isoler : **ensembles formés du noyau liminaire (plus ou moins divisé) et de sa pulsion de vie, avec la capsule, plus ou moins perméable.** Nous distinguons entre les **matriochkas encapsulées**, correspondant à des traumatismes majeurs ayant donné lieu à des encapsulations peu perméables, et les **matriochkas dont la membrane conserve sa souplesse.**
Nous appelons **psychosphère l'espace psychique habité par les représentations et connaissances processuelles que projettent les différentes matriochkas.** Le faisceau de notre **conscience** pourra illuminer tour à tour des **contenus** isolés de cette psychosphère, qui sont les projections des matriochkas.

Figure 2 : la psychosphère et les matriochkas

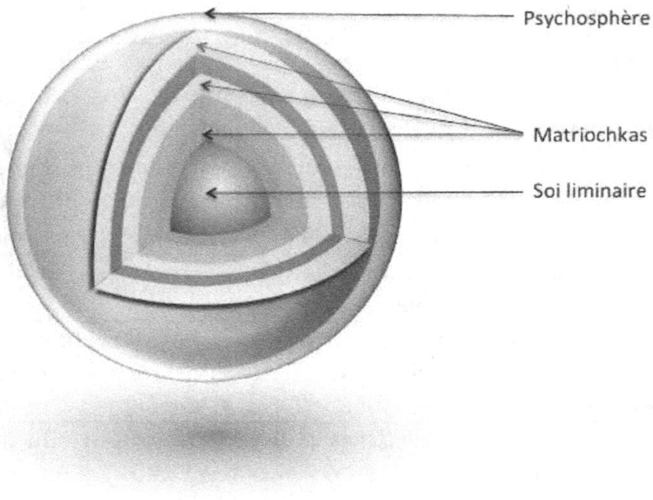

9. De l'architecture capsulaire : ego et système de défense

La capsule est faite du tissu cicatriciel destiné à protéger le noyau liminaire exposé à la bourrasque. Elle est la rigidification de la membrane formée au lieu de rencontre entre le soi liminaire et le monde. Elle sauve, elle détruit. Le self étouffe dedans lorsqu'elle se ferme irrémédiablement comme un bunker. Elle est la paroi sur laquelle, à l'externe (l'externe du noyau, non pas le monde extérieur), vont désormais s'accrocher nos représentations. La capsule, à l'état initial, ébauche dans sa forme le système de défense spécifique qui s'élaborera selon le type de trauma rencontré.

Selon le type d'impact environnemental, selon le style de l'environnement, la capsule du départ et les autres qui s'ensuivent vont se renforcer et se nourrir de l'ensemble des expériences et des actions. Désormais, l'attention et l'énergie de l'individu vont se consacrer tout entières à implémenter et solidifier cette couche protectrice, à la différencier en instances motrices, affectives, cognitives. Les couches somato-sensorielles, la proprioception en font le soubassement. Au-dessus s'édifient les appareils cognitif, émotionnel et affectif : un appareil défensif se met en place, qui ne va pas cesser de s'augmenter et se perfectionner.

Au contexte « Maman est triste tout le temps » va répondre un système de défense de type convexe, amenant le noyau liminaire à aller au-devant du monde, pour protéger la mère, pour la réjouir, confinant potentiellement l'enfant dans un mode de gestion hyperactive de sa motricité et de son rapport au monde. Dans ce cas, le tissu cicatriciel se fournira d'épines et de picots propres à constituer des armes destinées à appréhender sous l'égide de l'agressivité, de la prédation, ce qui viendra de l'extérieur.

À l'événement « mort de la mère », le système de défense va au contraire favoriser le repli, la fige devant le danger absolu que représentent l'abandon et la rupture du soutien ; engrener la fuite devant toute perspective de lien dès lors que le premier a enseigné qu'il pouvait se rompre. La capsule se constituera comme gluante, protéiforme, huileuse, de manière à former une barrière d'étanchéité face à ce qui pourrait la toucher. Gérard est un homme efficace. Un ingénieur. Égal d'humeur, il est toujours prêt à secourir autrui et sait trouver une solution à tout. Sa femme ne le supporte plus : avec lui, il n'y a jamais de conflit. Il a ce petit sourire en coin, cette parole apaisante, « Ce n'est pas grave ». Depuis qu'il a perdu son travail, « ça va aller »... Elle a beau crier, pleurer, il l'écoute poliment avec son sourire et ses yeux clairs, comme nettoyés. Après la mort de sa mère, un matin, il est rentré de l'école pour déjeuner et a trouvé son bagage prêt. Son père lui a annoncé qu'il l'emmenait à l'internat, qu'il n'arriverait pas à s'en occuper tout seul. Il avait 6 ans. Il le dit lui-même : « Je n'ai pas d'émotions. Ça va. Je sais si j'ai mal, si j'ai froid, mais les émotions, non. Ça ne sert à rien, il y a toujours une solution rationnelle : je vois bien les gens se perdre dans leurs émotions, ils ne savent plus où ils vont ». Sa femme veut partir. Qui quitte-t-on quand on quitte *une absence* ?

La capsule s'enrichit à mesure des expériences, des contacts avec l'extérieur, des poussées de l'interne. Nous l'avons évoqué : elle peut, à la faveur d'autres traumatismes subséquents, se démultiplier. Plusieurs encapsulations peuvent se succéder, plus ou moins emboîtées ou dissociées, autour du soi liminaire. Ce processus multiplié d'encapsulations fonde la matrice d'une dialectique de la défense, combinant certains types d'attaques et certains types de défense, en chaînes et en cascade. Lorsque nos manœuvres défensives modifient l'environnement, notre système de défense s'est transformé en dialectique de l'attaque.

Peu à peu, on en vient à former avec le monde un système belligérant, un système réciproque d'attaque et de défense. Le propos de la prise en soin de soi, comme le propos martial, est que cette chaîne s'arrête. Que le combat prenne fin. Trouver de nouvelles victimes, de nouveaux bourreaux est toujours possible, n'importe quelle vie en est l'illustration ! Mes répliques glaciales n'inclineront pas mes interlocuteurs à se montrer ouverts. La lutte peut continuer à l'infini. Notre posture défensielle agressive induit une réalité qui lui correspond. L'angoisse vient de notre vigilance continue envers « l'adversaire » : celui-ci, fruit protéiforme de nos représentations, veille toujours, tant que nous représentons, tant que nous pensons, imaginons, vivons dans ce cercle infini de la peur et de la représaille. *Qui est l'adversaire cette fois ?* Telle est la question fondamentale de l'angoisse – fruit du raidissement de voir l'adversité surgir de partout.

L'entretien de la belligérance avec le monde n'est pas la conséquence de la violence du monde. Elle est la preuve du dysfonctionnement d'un système belligérant qui ne sait pas s'arrêter. Notre système de défense défaillant doit sempiternellement colmater ses brèches et repartir à l'assaut : il ne nous laisse aucun répit.

Le fonctionnement harmonieux de l'ensemble soi liminaire-capsules (matriochkas) dépend de la perméabilité membranaire : permet-elle, ou non, des échanges avec l'extérieur ? Quelle est la nature de ces échanges ? Estocs d'une guerre perpétuelle ou souffle d'une caresse ? La membrane sera-t-elle assez aérée pour conserver au soi liminaire sa modalité d'immanence dans sa résonnance à l'externe ?

Une liminarité intacte donnera la vie du sujet à l'enrichissement du monde, et offrira l'environnement à sa main. Une liminarité celée derrière une muraille hérissée de créneaux sera l'otage de sa propre guerre, son combat pour survivre. L'équilibre entre dedans et dehors est modulé par des contraintes : l'état d'immobilité totale n'existe pas, tant que *ça vit.* Le dehors presse, perce, le dedans pousse. Toute zone de contact douloureuse avec l'externe fait cicatrice, et les cicatrices forment l'allure de notre système de défense. Ainsi pourvoyons-nous de piques et de callosités ce qui au départ était une fragile membrane. Ainsi notre psychosphère se constitue-t-elle petit à petit son paysage spécifique, cratères, montagnes, barricades, créneaux, précipices et prairies.

Le style des défenses est la marque personnelle de chacun. Il définit son identité numérique, ce qui le différencie d'autrui, qui a, c'est sûr, un autre style. Il est le négatif de l'empreinte de l'environnement. C'est lui qui va nourrir le style des connaissances, des actions et des désirs qui formeront notre ego, notre moi : ce que nous pensons être ce que nous avons de plus précieux, de plus intime — mais qui n'est que le fatras avec lequel nous renforçons nos capsules pour protéger le bien précieux à l'intérieur, qui sera bientôt complètement dérobé à notre vue, à notre entendement, notre souvenir et notre conscience.

L'encapsulation sépare définitivement le self du monde. Elle dissocie aussi le corps du psychisme : la réaction viscérale enkystée cristallise la souffrance dans son substrat corporel enfermé et séparé de la psyché. Le vouloir-vivre qui reste celé au fond de la capsule est notre seule essence d'être humain, notre seule identité en vérité. Mais il se recouvre de tous les mensonges que nous élaborons pour croire qu'une vie, ce n'est pas que cela. De l'inflation proliférante de nos armes de guerre, qui nous fait oublier que nous défendons de pauvres trésors. Les gens pénétrés de leur importance résument cette position dans une formule : « ce n'est pas si simple », et compliquent tellement ce qu'ils reconnaissent comme soi-même qu'à la fin, ils ne savent plus en quoi ce moi consiste. Ils passent leur temps « à la recherche de soi », « à la découverte de soi », d'illusions en désillusions.

Le mode qui caractérise l'élaboration de notre système de défense est la transcendance, entendue ici comme le fait de distinguer d'entre l'agent de l'action et l'objet sur laquelle l'action s'exerce. Elle mène à pouvoir distinguer le sujet de la perception qu'il a de son milieu. La transcendance préside à nos acquisitions, à notre raisonnement, à nos cognitions, à notre langage et à nos désirs : c'est l'instrument qui sculpte notre psychosphère. Elle est issue de notre capacité à prendre distance d'avec ce que nous percevons. À ne pas nous calquer sur notre niche écologique comme les animaux ; à analyser, discriminer, catégoriser, séparer. Elle est la force centrifuge qui nous isole du monde. Le lieu de la séparation, de la construction d'un système de communication, de pensée, d'une psyché faite d'absence et de recherche. À son extrême rit la folie, quand la pensée, l'émotion, coupées du noyau vital, vont pour elles-mêmes. Privées d'être nourries du vivant qui bat au centre de l'être, elles échouent aussi à se nourrir de ce qui vit dehors, et ne se constituent que comme véhicule du délire. Lame de solitude, fendant le vide.

Ainsi nos egos s'édifient-ils à la lumière de la transcendance, quitte à nous constituer victimes des illusions qui en découlent. Celles que nous avons décrites au deuxième chapitre ne sont que les corollaires d'une nécessité cognitive de constituer le sujet comme l'invariant capable de poser un regard sur le monde pour tenter de le comprendre : la déspatialisation du temps. Le sujet, pour se considérer le « même » qu'hier, évacue la notion de la transformation de tout objet au cours du temps. Nous défendons de vieux meubles dans de vieilles baraques sans nous apercevoir que ces lits sont devenus trop petits. Nous sommes devenus des géants, mais défendons toujours ces biens avec les pistolets en plastique de notre enfance. Évidemment, c'est la débâcle, et nous essuyons les moqueries de ceux qui voient mieux que nous la faiblesse de nos stratégies. Chaque nouveau coup remet en branle notre système de survie et son *bug* : nous ne pouvons rien faire que reproduire inlassablement les circonstances et les éprouvés de notre souffrance. Parfois, sous un estoc plus rude, nous nous encapsulons un peu plus. Au cours du temps, nous l'avons vu, le contact du réel le plus infime rallume des traumas précédents et le processus capsulaire s'enclenche à partir de frappes de plus en plus molles : pour finir, le simple souffle de l'air nous est souffrance. Notre soi liminaire, notre self encapsulé étouffe derrière la structure holographique de ce que nous faisons et connaissons de nous. Nous entretenons cette architecture cancéreuse et n'avons aucune pitié pour le soi liminaire qui se meurt derrière à petit feu. Nous ne sentons pas la putréfaction de nos rêves obsolètes et tentons toujours de les accomplir. Nous ne grandissons pas : nous pullulons, devenus le siège de processus pathologiques qui ont eu notre peau.

Huguette et Rémi ont toujours désiré posséder une maison. Une vraie maison à la campagne, avec un jardin, eux dont l'enfance s'était déroulée en famille nombreuse dans les murs d'exigus appartements. Ce rêve se réalise enfin : Rémi a une jolie situation. Huguette, qui sait mieux argumenter, prend la direction des opérations pour décider des plans avec l'architecte. Il apparaît à Rémi que ses choix ne sont pas toujours les meilleurs. Le couple se dispute, le budget s'alourdit. Des entrepreneurs profitent de leurs incertitudes pour garnir leur carnet de commandes. « On aurait mieux fait de garder mon idée, maintenant c'est moche et c'est plus cher », dit Huguette devant la cheminée suspendue à foyer fermé. Pendant que la maison se construit, ils vivent dans le sous-sol aménagé d'un lit, une table, une télévision et une vieille cuisinière. La maison est enfin achevée. Ils n'y sont pas très à l'aise, intimidés de tout ce luxe et regrettant l'argent perdu, mais se gardent bien de le reconnaître. Ils n'en parlent pas. Du reste, ils ne se parlent plus. L'écho de leurs querelles assourdit les murs. Ils vieillissent ensemble. Ce serait bête de se séparer maintenant qu'on a fait tout ça, dit Rémi. Quand il pense à son rêve, quand il voit ce qui s'en est fait, son cerveau est confus, alors il prend un verre, comme d'habitude, et puis il dort, la nuit la maison abrite silencieusement sa cirrhose et une épouse insatisfaite.

« Je » serais « moi », le même qu'hier et demain : celui qui pense et qui croit. Le caractère d'invariance du sujet est un artefact que notre psychisme s'octroie en compressant illusoirement la linéarité du temps : c'est le *degré de liberté* qui lui permet d'exercer ses facultés transcendantes. Le degré de liberté est une variable que l'on rajoute artificiellement à un moment du calcul d'une équation pour pouvoir la résoudre ; toutefois, ultérieurement, il faudra le soustraire à une autre étape, car s'il demeurait, il fausserait le résultat ! Dans le cas présent, se considérer comme invariant, « toujours le même », nous permet de penser le reste, ce qui n'est pas « soi ». Pour dominer le monde, il faut bien s'en considérer différent, partir de ce postulat qui n'est pas vérifié, et l'inclure comme une variable fixe qui permette d'aller plus avant dans les pratiques que nous avons avec lui. Un degré de liberté, qui devrait à un moment du processus être retranché pour considérer, d'un regard externe, l'ensemble fait par le sujet et le monde : les voir voguer, sourire de cet ensemble.

Mais cette soustraction, cette restitution du sujet que nous sommes au monde dont nous ne sommes qu'une infime partie, l'ego recule devant sa perspective. Il conserve son degré de liberté, cette prétendue « permanence de soi », et le chérit au sens littéral de ce qu'il pense être sa liberté. Il préfère se contempler ainsi, admirer son joli artifice, dût-il avoir abouti à l'édification d'une ruine plutôt que garder les yeux ouverts sur un monde changeant toujours incertain. Sans doute le champ lui paraît-il plus délimité. Sans doute y éprouve-t-il un sentiment de sécurité. Est-il autre chose que l'illusion qu'aurait le prisonnier de régner sur sa cellule ?

Que retenir ?

Tableau 10. Ego et système de défense

À la surface des capsules vont proliférer **des représentations et savoir-faire processuels**, établis par notre **système cognitif.**
Ces représentations et savoir-faire processuels vont former nos **systèmes de défense** contre ce qui viendra de l'extérieur.
Ils vont constituer aussi les contenus de notre **psychosphère, l'espace mental sur lequel ils se projettent**.
Notre **ego** se formera ainsi de **l'ensemble de ce que notre conscience illuminera de ces constructions capsulaires augmentées de leurs systèmes de défense.**
L'instrument par lequel nous établissons nos représentations est la **transcendance :** faculté de pouvoir distinguer le sujet d'une action de l'objet sur lequel elle s'exerce. La transcendance fonde les multiples **illusions** dans lesquelles se fourvoie notre ego : **permanence de soi, déni du temps qui passe.** Elle est la source de nos **désirs** et des concepts de notre **langage.**

Figure 3 : différents types de systèmes de défense

Système de défense dur (rocheux, piquant)

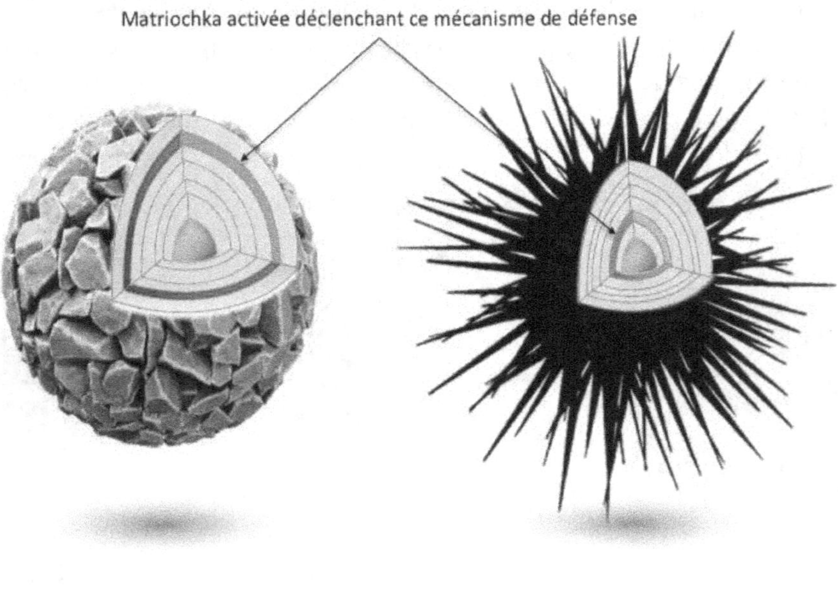

Système de défense mou (liquide, évanescent)

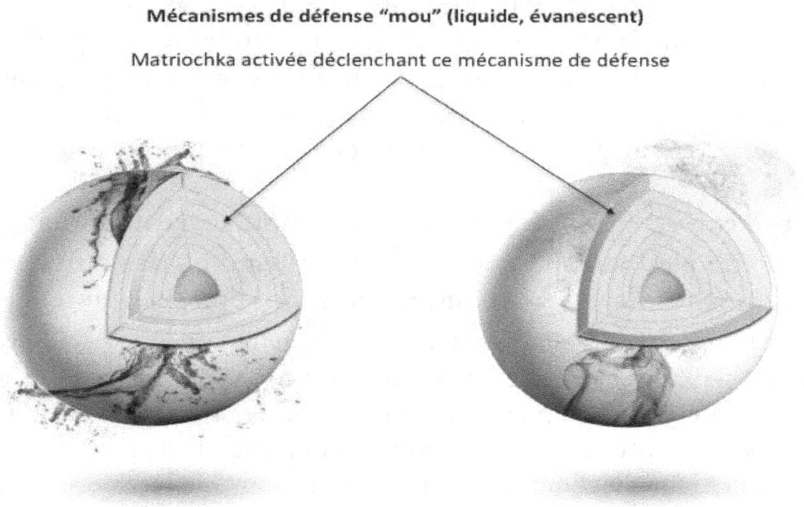

10. Le contrat filial

Dans toutes les espèces, la mort du parent est un événement plus grave que celle des enfants. Il est un fait récent des civilisations occidentales que de considérer le bien des enfants, individuellement, comme plus important que celui des parents. Et encore : s'il importe tant, il s'agit d'un principe feint, d'un propos cousu d'apparence. Il s'agit bien des enfants que les adultes ont choisis, et pas de ceux qui auraient risqué de s'imposer, que l'on a tôt fait d'occire dans l'œuf par diverses mesures de contraceptions et d'interruptions de grossesse. Un jeune homme dans la rue : « Si elle tombe enceinte ? Je m'en fous, elle avorte ! »

Derrière le propos hypocrite, c'est le bien des parents qui prime, celui des adultes. Il s'agit de favoriser qu'ils procréent lorsqu'ils sont en mesure d'assurer au mieux la survie de l'espèce, au lieu de s'épuiser dans de multiples parturitions mettant en danger la survie des femelles et exposant les mâles à la multiplication des tâches d'entretien. Dans toute société, avant qu'elle atteigne l'acmé de son opulence, les rejetons servent de bras utile, de force de travail à bon marché. Dans les sociétés opulentes, le principe se travestit, mais conserve la même direction. Les enfants assurent au parent de vieillir en paix et prennent soin des générations précédentes. Avoir des enfants rend heureux les adultes et donne un sens à leur existence. Ce poncif traduit le fait que ceux qui transmettent la vie sont forts, autonomes et en âge de procréer. Heureux d'avoir des enfants ? Ce bonheur est celui d'être à l'âge de la force avant la force de l'âge, jeune et en bonne santé.

Concrètement, la dernière Ève humaine, la dernière femelle gorille, en situation périlleuse, se sauveront plutôt que de sauver leur progéniture. Les rejetons sont une denrée abondante, quand il n'y en a plus, il suffit d'en refaire. Leur individualité, en regard de l'espèce, importe peu.

Dans cette acception, les pulsions d'altruisme des enfants ont tout intérêt à être plus puissantes que celles des parents ! Que se passerait-il si, en situation critique, les rejetons tentaient de se protéger au risque de mettre en danger les plus forts ? Le prédateur aurait tôt fait de se retourner vers eux et de n'en faire qu'une bouchée… Le jeune a tout intérêt à répondre à l'instinct spécifique qui le pousse à *protéger celui qui peut le protéger*. Son instinct de maillon de la chaîne vitale, bien plus fort que l'instinct individuel qui voudrait assurer à trop court terme sa propre et illusoire protection. Le système protecteur de l'enfant est ancré dans la psychologie humaine : les enfants meurent dans une sérénité, une tranquillité que les adultes sont loin d'atteindre au jour de leur propre départ.

Le parent pourrait mourir, et donc l'abandonner. C'est ce qu'a entrevu l'enfant confronté au traumatisme empathique. D'emblée, il conçoit une rage intense contre ce parent susceptible de le mettre en péril. En même temps, il ressent le besoin viscéral de le protéger, justement, pour ne pas qu'il meure et le mette, lui, en danger plus concrètement encore. L'angoisse de séparation, connue chez les nourrissons autour de l'âge de huit mois et perpétuée bien plus tard, a d'emblée deux visages : il ne s'agit pas seulement de la peur d'être seul, abandonné par la mère aux aléas d'un monde hostile, mais aussi de la peur que la mère soit laissée seule à la merci de la même hostilité. Dès le début, le nourrisson veille sur le sein, le bébé veut protéger la mère.

L'enfant est en proie à un paradoxe d'instincts contradictoires — qui pourra faire le lit ultérieurement de la personnalité dite état limite. Quel que soit son futur, sur le moment, cette charge intérieure, conjuguant instinct de protection, rage, menace et impuissance, a toutes les caractéristiques d'un traumatisme majeur : la multiplicité des émotions en présence, des réactions viscérales, des pensées, aboutit à leur confusion. Les instances amygdaliennes sont conviées, le générateur d'impulsions psycho-somato-cinétiques allumé, mais il ne peut concrétiser aucun schème moteur réponse de survie. L'enfant ne peut rien faire. Le traumatisme empathique expose l'enfant à la mort et à son impuissance. Il ressent la mise en jeu de sa vie propre à travers celle du parent ; mais la mobilisation de la pulsion de survie ne saurait aboutir à un comportement qui puisse résoudre le problème, *qui est chez l'autre.* La souffrance de la mère, du parent, dépasse de toute évidence les compétences du petit. Elle a réveillé le croco : mais toute réaction de sa part est impossible et le problème reste en suspens.

« Je vais résoudre ce problème plus tard », se dit-il. Ce croco va continuer à travailler l'intérieur de l'enfant, qui va s'engager inconsciemment dans un projet salvateur qui a la force d'une pulsion vitale. « Résoudre le problème de mon parent plus tard » est le serment que l'enfant signe dans le secret de son cœur à l'âge de quatre ou cinq ans. Un projet atavique, engrammé dans les gènes de toute espèce de vertébré, protecteur du système global de la vie — tel qu'il s'exprime chez l'humain pour qui « plus tard » est concevable — contrairement à tout autre vertébré. Les petits gnous se font attraper par la lionne pendant que leur mère court avec le troupeau. Les petits humains se fabriquent des vocations de comptable pour protéger Papa de ses tendances dispendieuses.

Aider, soigner, sauver, jusqu'au sacrifice ultime pour rendre la lignée plus forte. Rendre son parent meilleur, plus sain sera l'objectif poursuivi et propagé à travers toutes ses activités : c'est bien pour cela, plutôt que dans l'objectif de finaliser au mieux son futur Plan Épargne Logement, que l'enfant travaille à l'école ! Pour cela qu'il intègre bravement ses leçons de solfège et pas par amour pur du piano dissonant sous ses doigts. Faire plaisir à ses parents, les verser sur la pente du bonheur motivera son engagement total, émotionnel et cognitif. Cette promesse peut s'étendre à la fratrie — sauver sa grande sœur autiste — et à la lignée génétique : qui soulage-t-on en s'occupant de la grand-mère malade, sinon Maman ?

Ultérieurement, le contact s'élargit au reste de la famille, l'école, les camarades. Cette promesse va se recouvrir des acquisitions, des apprentissages effectués plus tard. Elle est comme un pli géologique sur lequel tout le reste se dépose au fil du temps. La carrière de neurologue qu'a embrassé Paul est-elle vraiment étrangère à la paraplégie de ce père qu'il a toujours connu en fauteuil roulant ?

L'engagement total, non verbalisé, du petit enfant, se renforcera à chaque instant à la faveur du silence dont il est entouré. Cette promesse, l'enfant ne la dira pas pour plusieurs raisons. D'abord, elle s'élabore lentement dans la découverte qu'il fait des mystères de la vie : la tristesse d'un parent, sa vulnérabilité, la mort, la destruction, la force de l'élan d'amour… toute chose qui est la fibre du tissu vital, reste celée sous le silence de l'évidence. Ensuite, la promesse se fait sous le sceau de la honte de ne pouvoir l'accomplir. Et la honte, par-dessus toute émotion, se tisse de silence.

Les réactions des parents sont interprétées par la machine transcendante à interpréter dont dispose l'enfant, l'enfonçant plus avant dans le malentendu lorsqu'ils rient de ses farces après avoir pleuré pour une raison obscure : l'enfant comprend qu'il est responsable de leur bonne humeur, *et avant, de leur tristesse.* Malentendus et interprétations partielles, associations de variables aléatoires plutôt qu'indispensables au lien logique, silence, voilà la large voie de l'apophénie (ou fausse reconnaissance de liens logiques entre coïncidences) ouverte à l'esprit infantile. Ses fausses corrélations se renforceront encore par le *biais de récurrence* qui lui fait repérer, dans le réel, ce qui paraît conforme à ses prévisions et ses attentes, autrement dit à ce qu'il connaît. Le réel, toujours informe, toujours in-su, échappe à notre compréhension qui regarde toujours en arrière. L'intelligence, pour formaliser ce qui arrive, le rattache à ce qu'elle connaît, donc à ce qui précède. Jamais nous ne connaissons ce qui vient — et toujours nous reconnaissons ce que nous avons déjà vu, mais toujours, jamais connu.

Désormais tout élan d'amour s'accompagnera de l'étreinte de la peur : « j'ai la charge de mes parents ». Avec l'amour vient une responsabilité tacite qui engage la vie propre, qui se reconduira d'amours en amours. Telle responsabilité est le pendant du sentiment d'omnipotence éprouvé par le bébé dont le moindre geste fait accourir le monde. Si l'enfant comprend vite que son action est capable d'exercer des modifications sur les conduites et l'humeur du parent, il saisit aussi ce que signifie cette puissance : la responsabilité, qui engage la puissance de chacun dans la trame sociale. L'amour et le lien ne s'éprouvent que dans l'immensité.

Le serment filial est le premier acte nous engageant avec le monde. Il fait le « lien du sang », une des premières manifestations de l'amour, construit le socle de l'identité personnelle, familiale, ethnique, scelle le devenir des processus d'attachement et d'affiliation. Dans les faits, il ne sera plus jamais évoqué explicitement ; mais il conditionnera tout acte. L'oubli dans lequel il tombera n'est pas celui qui touche l'événement anodin qui n'aurait été vu qu'une seule fois, inscrit d'un trait trop fin dans nos circuits neuronaux. Le serment filial chutera dans l'oubli dans lequel va tout ce qui est implicite : ce qui est éprouvé chaque jour, consubstantiel à notre vie, si intimement lié au fait de soi-même que l'on ne s'en souvient pas — ou plus — en tant qu'événement, mais qu'il fait la trame de tout souvenir et le fondement de nos actes. Qui se souvient de l'événement fondamental à l'origine de son amour pour sa mère ? Qui sait décrire étape par étape la procédure utilisée chaque jour pour marcher, lacer ses chaussures ? L'implicite est du fabriqué que l'on croit naturel, le leurre d'une destinée, le murmure qui soutient le chant d'une vie. Ce que jamais on ne trahit au risque de se trahir soi-même.

La promesse, la responsabilité supposée entraînent une série d'interprétations du réel sur la base de fausses prémisses et d'une fausse congruence renforcée par les circonstances. La promesse engendre un système de représentation incluant la responsabilité et la culpabilité, enracinant le sujet dans le terreau social. Ce système va conditionner les conduites de l'enfant, puis se reconduire lorsqu'il sera devenu adulte, enregistré qu'il est dans les circuits implicites qui sont le fondement de son appareil à penser.

La promesse implicite délimite un périmètre d'actions autorisées, c'est-à-dire la respectant. Pour soi-même, le premier choix serait tel ; mais on va y renoncer au profit du deuxième ou du troisième, qui, eux, se situent dans le périmètre de la promesse. La longueur de la corde, comme pour la chèvre de monsieur Seguin, délimite notre surface de liberté. Heinz, étudiant brillant en physique, aurait pu partir à Boston faire un doctorat. Mais il a craint de s'éloigner de sa mère veuve, a renoncé à la thèse sous la direction du spécialiste et en a fait une dans sa ville natale. En dehors du circuit de recherches dans son domaine, il peine à faire reconnaître ses compétences, n'a rien publié et se retrouve enseignant au niveau secondaire, régulièrement aux prises avec ses élèves, mal à l'aise dans la fonction pédagogique autant que dans la relation avec ses collègues.

Ne s'autoriser à des choix que dans le périmètre de liberté n'est pas synonyme d'absence de conflit avec ceux que l'on veut protéger. On se bat, en effet, dans ce périmètre étroit, pour des choses qui *auraient été,* ou *seraient* utiles pour eux, mettant leur survie et leur intérêt au premier plan : ces choses que les intéressés ne reconnaissent pas eux-mêmes comme utiles et nécessaires (pris qu'ils sont dans leur propre contrat filial, qui les confine à leurs propres seconds ou troisièmes choix). Les parents de Carole sont rongés par l'anxiété : elle ne cesse de se mettre en danger, physiquement, afin de leur prouver qu'il n'y a rien à craindre de la vie et les encourager à une attitude plus confiante. Ce faisant, elle s'épuise et se confronte à des dangers réels en pratiquant l'escalade en haute montagne et des sports acrobatiques. Évidemment, ses parents entrent régulièrement en conflit avec son attitude qu'ils jugent irrespectueuse de ce qu'ils lui ont donné de plus précieux, la vie. Carole s'épuise dans ce qui apparaît comme un second, troisième choix dans ses options. Son quotidien organisé autour de pratiques chronophages et risquées la force à un célibat entrecoupé de relations peu concluantes avec des hommes vite effrayés par son style ou au contraire, tout aussi casse-cou et peu portés à la routine du couple. Elle a renoncé à la maternité — probablement pour ne pas infliger à ses parents de soucis supplémentaires. Tous ses choix sont dictés par la volonté, le plus souvent assumée inconsciemment, d'engager ses parents à une attitude qui, eux, les aurait peut-être sauvés d'une angoisse généralisée paralysant leur flux vital et réduisant leur périmètre d'action.

Une fois instituée, cette promesse, toujours éprouvée, jamais symbolisée consciemment, ouvre une voie directe de l'affect à l'action. Nos discours camouflent ce chemin, le recouvrent des ronces de notre apparente indépendance. La promesse reste la colonne vertébrale de notre psychologie. L'armature de nos relations d'amour, de notre altruisme, de notre éthique. De notre personnalité et de ce que nous en léguerons à notre descendance. La promesse chuchote constamment à notre oreille, mais elle s'impose aussi comme bruit de fond à ceux que nous faisons naître, que nous éduquons. L'éducation est une histoire de transmission de l'implicite, plutôt qu'un catalogue de connaissances factuelles explicites. C'est bien connu : seuls ceux qui n'ont pas d'enfants disposent de manuels avec des principes clairs et catégorisés. Les autres se débrouillent avec les savoir-faire acquis au fur et à mesure de l'expérience, y compris ceux qu'ils ont appris sur le tas, sans qu'il en ait vraiment été question, lors de leur propre éducation. Aucun parent n'explique à son enfant les principes théoriques de la marche, mais chacun, intuitivement, exécutera les gestes sans paroles propices à ce que le jeune acquière des savoir-faire hérités de millions d'années. La promesse fait partie de ces éléments implicites et fondamentaux de toute vie qui se lèguent sans un mot. Ainsi se constituent des lignées de fiers, de conquérants, de soignants, d'éducateurs, d'artisans, de nettoyeurs, d'esclaves, de menteurs, de roublards, de généreux. Destinées familiales desquelles peu échappent, et lorsque c'est le cas, sûrement au prix du rejet de la lignée.

Le serment filial enferme dans le registre de choix secondaires et constitue comme esclave ignorant de l'historique de ses chaînes. Il met en place une logique dysfonctionnelle dont la résolution occupe une vie. Il nous formate à agir dans le sens et à la manière de ce que nous ferons toujours et induit des plicatures dans nos attitudes face à ce qui arrive, nos postures d'accueil et de réaction à ce qui vient. La promesse, chaque jour, creuse nos visages des plis de notre structure porteuse. Elle est le rictus qui transforme la grâce de vivre en chemin de croix.

Pour opérer les bons choix, ses vrais et propres bons choix, pour effacer les plis dans lesquels nous nous rangeons docilement et douloureusement, il faudra couper la corde qui nous retient dans le périmètre étroit de notre liberté surveillée. Accomplir une autre promesse : celle de se sauver soi-même. Mais c'est ouvrir une autre histoire — sa propre histoire.

Que retenir ?

Tableau 11. Le contrat filial

Vers l'âge de 4-5 ans, l'enfant se rend compte qu'un ou ses parent(s) pourrai(en)t mourir (ce qui représenterait un **risque majeur pour sa survie**) : c'est le **traumatisme empathique**. Sa pulsion de vie ne peut s'exprimer dans un schème moteur adéquat : il est impossible qu'il sauve ses parents.
Il formule le serment ou contrat filial, dans lequel il se promet de le(s) sauver plus tard.
Désormais, tous les actes de sa vie seront déterminés par cette promesse qui réduira son périmètre d'action à des seconds choix par rapport à ce qui serait bon pour lui.

11. Les avatars de l'encapsulé : le syndrome de Shackleton

La fin du XIXe siècle marque l'âge d'or de l'exploration antarctique. C'est ce que pressent le jeune Ernest Shackleton quand il abandonne ses études à 16 ans pour prendre la mer. Devenu explorateur et capitaine confirmé, il forme le projet fou de traverser l'Antarctique de part en part en passant par le pôle Sud. Sa préparation de l'expédition démontre un esprit ingénieux. Il faut recueillir des fonds ? Les trois canots de sauvetage embarqués porteront le nom de ses mécènes. Pour recruter ses hommes, il s'enquiert avec exigence de leurs aptitudes techniques, mais pose aussi des questions saugrenues : aiment-ils chanter ? Jouer aux échecs ? Parmi 5000 candidatures, il retient 26 hommes, avec l'aide de Frank Wild, qu'il nommera son second. L'équipage se compose de marins, mais aussi d'un charpentier, un géologue, deux chirurgiens, un artiste peintre, un météorologue, un physicien, un mécanicien, un biologiste, un pompier, un photographe, un chauffeur, un cuisinier… sans oublier le passager clandestin, William Bakewell Percy Blackborrow, improvisé matelot une fois découvert. Soixante-neuf chiens de robuste croisement sont également sélectionnés, chacun baptisé par Shackleton et son équipage. Chaque membre aura la responsabilité d'un ou plusieurs de ces acolytes indispensables aux tâches les plus lourdes : ils braveront le froid, travailleront en meute, tracteront de lourdes charges. L'Endurance est un petit navire en bois conçu pour des expéditions touristiques et la chasse à l'ours polaire, que Shackleton a obtenu pour un bon prix. Il prend l'eau depuis l'Angleterre, chargé à craquer, le 8 août 1914. L'avancée dans la banquise, dès la mer de Wedell, est laborieuse : des plaques de glace épaisses d'un mètre et longues de plusieurs centaines entravent la progression de l'esquif. Celui-ci se retrouve pris dans les glaces en février 1915. Tous sont réduits à patienter dans cette station d'hiver improvisée. Des igloos sont construits pour les chiens, que l'équipage forme à tirer les traîneaux. Les hommes chassent le manchot, organisent les réserves et déblayent la glace qui s'accumule autour du bateau. Le quotidien s'organise pour de longs mois, rythmé par les courses de traîneaux, les parties d'échecs, la lutte contre le blizzard et l'avancée des glaces qui mordent le navire. En octobre, l'Endurance inclinée à 30 ° se brise. Shackleton évacue l'embarquement, installe un campement de fortune. Il garde un calme apparent : sa mission est désormais de sauver l'équipage. L'épave est délestée des vivres, canots de sauvetage, du matériel, du combustible, avant de couler le 27 novembre. « Nous allons rentrer à la maison », annonce-t-il peu avant que le navire ne soit définitivement broyé. Les hommes dérivent sur une gigantesque plaque de glace. Chasse, pêche, lecture, bricolage, repérages, calculs et observations, chacun s'affaire selon ses compétences, mais l'ennui, le fameux *taedium*, commence à les tenailler. Le 23 décembre, hommes et chiens entament une longue marche à la recherche d'une plaque de banquise plus solide sur laquelle ils construisent un igloo-cuisine. L'un des marins se porte volontaire pour chasser à ski ; mais bientôt la nourriture manque et l'équipage s'affaiblit sérieusement. Shackleton décide de gagner la terre ferme avec les canots de sauvetage. Les chiens survivants seront abattus, fournissant pour un temps une viande bienvenue. Les trois canots, après près d'une semaine de navigation glacée, accostent à l'île de l'Éléphant. Personne, jamais, ne longe ces côtes inhospitalières ; Shackleton décide d'aller chercher de l'aide en Géorgie du Sud, à 1300 kilomètres. Il partira avec un seul canot, cinq équipiers et des vivres pour six mois, laissant les moins valides sur l'île. Ceux qui restent devront ménager les conditions de leur survie et Marston, le peintre, a l'ingénieuse idée de fabriquer des abris en retournant les canots. Le second, Wild, les occupe à de petites tâches pour conserver leur moral. Des concerts de banjo, le perçage d'une cheminée empêchent leur esprit de se perdre dans l'angoisse de l'immensité qui les entoure. Le rafiot de Shackleton accoste dans la baie de Roi-Haakon. Il faudra encore traverser cette nouvelle île tout aussi glacée que la précédente à pied... C'est ce qu'il fera, en compagnie de Crean et Worsley, l'un montagnard, l'autre navigateur, laissant sur place les trois autres. Ils parviendront enfin à la station baleinière d'où ils pourront quérir de l'aide. Un bateau est envoyé rechercher ceux restés à Roi-Haakon, et enfin, le 30 août 1916, l'équipage de l'île de l'Éléphant est secouru au complet après son périple de deux ans.

Tout l'équipage a pu être sauvé : l'intuition de Shackleton, sa faculté décisionnelle et la chance ont contribué à ce résultat miraculeux, mais l'ingrédient le plus précieux a sans doute été la diversité des compétences de chacun des membres de l'équipage et leur solidarité sans faille non seulement face à l'adversité, mais dans la coordination des actions individuelles dans l'objectif commun. La figure de Shackleton a agi comme un formidable facteur de rassemblement. Tous avaient foi en lui, en son autorité, et pouvaient compter sur la transparence de son objectif : ramener tout le monde à bon port et sans perte. Si ces hommes ont survécu, c'est parce qu'ils se sont rassemblés dans leur diversité pour se sauver.

Le soi liminaire, à l'occasion d'un ou plusieurs événements ou contextes, s'est encapsulé. Désormais, il survit dissimulé derrière ses barricades comme l'Endurance pris dans les glaces. Tout enclos qu'il soit, il est la source de la survie psychique et physiologique de l'individu. Tout au long de l'existence, il devra trouver le moyen d'émettre la pulsion de vie — fût-elle minime et mourante — qui portera chacun de ses actes, chacune de ses postures jusqu'à la prochaine seconde, ou jusqu'à la prochaine génération... C'est l'équation fondamentale que doit résoudre le vivant en disposant des variables que lui offre le monde : survivre et persister, avec, contre et malgré.

Pour ce faire, tout comme Shackleton dépêchait le membre de l'équipage compétent chercher de la nourriture à ski, le soi liminaire va désormais devoir envoyer au-dehors, par les failles de son dispositif capsulaire, des émissaires, des « avatars » : à l'instar des membres de l'équipage sortant chacun du campement pour remplir une mission précise selon son savoir-faire.

L'avatar est comme une bouture envoyée au-dehors pour que la vie y reprenne si les conditions de la plante sont trop arides à la racine. Il est le produit de l'hologramme que nous avons appelé matriochka, formé par la capsule, avec les défenses qui se sont greffées sur sa paroi externe, et le soi liminaire enclos dedans : l'émulation du noyau, son fac-similé, mais muni d'une couche de représentations, de compétences spécifiques, d'un arsenal défensif de protection. L'équipage de Shackleton ne s'aventurait pas dans le blizzard sans vivres, combustible, matériel et boussoles.

L'avatar est chargé d'aller collecter tout ce qui pourra être utile pour porter secours à l'encapsulé, c'est-à-dire le nourrir, mais surtout, permettre sa décapsulation, seule condition à ce qu'il jouisse (et l'individu avec) d'une vie libre et non entravée. Le *contrat personnel* est celui que le soi liminaire encapsulé établit avec son émissaire lorsqu'il le charge de le sauver. En retour, lui, le soi liminaire, consentira à l'émissaire le droit de vivre et continuera à l'alimenter, comme la racine continue d'alimenter le rejet poussé loin de la tige. « Tu me sauves, je te sauve en retour ». Le contrat personnel est l'émanation du vouloir-vivre persistant à travers les aléas de la rencontre du monde. La capsule d'origine, on l'a vu, s'est multipliée en l'ensemble d'un dispositif holographique qui s'enrichit chaque jour de nouvelles capsules. Les rejets, les avatars se dédoublent et se multiplient à son instar, chacun partant d'une capsule en particulier. Ainsi, le système de défense établi par l'ensemble des émissaires s'enrichira de leurs compétences particulières : selon les contextes, les environnements, les pratiques, les gens, le sujet montrera, c'est évident, d'autres visages. Son système de défense pourra conserver idéalement une certaine souplesse, adopter une architectonique du vivant plutôt qu'une architecture rigide de forteresse. L'avatar va ramener de quoi nourrir les matriochkas, les ensembles capsule-noyau.

La pulsion de vie est émise à répétition par le biais des avatars : but et moyen, en soi, de son accomplissement, démontrant la parfaite immanence du vivant. Ainsi la vie s'enrichira de buts et de moyens multiples, prenant la figure de tout ce qu'elle rencontre.

Les avatars se verront chargés également de l'autre mission, le serment filial, qui remonte chronologiquement au moment d'une encapsulation majeure - et pour la plupart des personnes, la première. Tout émissaire est en charge de deux missions : le serment filial par lequel le self encapsulé s'est promis de sauver ses parents, répondant à un appel atavique de renforcement de la lignée génétique ; et le contrat personnel, qui préside à l'encapsulation elle-même, moyen de défense archaïque de qui n'a pas d'autre ressource à disposition que de se terrer — et se reconduit dans la décapsulation.

Si tout se passe bien dans le meilleur des mondes, à un certain moment l'émissaire s'aperçoit de l'absence de fondement du serment filial et l'abandonne ; ou alors, le serment filial s'aligne sur le contrat personnel, et accomplir l'un réalise l'autre. Quelle qu'en soit la manière, si tout se passe bien l'émissaire se concentre sur le contrat personnel. Une fois la configuration mise en place, la capsule en position de déverrouillage, alors l'encapsulé peut enfin se libérer et prendre la place de l'émissaire, se fondre définitivement avec lui, pour permettre au sujet d'habiter pleinement chaque seconde de sa vie et le moindre de ses gestes, d'établir avec le monde le rapport le plus complice possible. « Tu m'as sauvé, je t'ai sauvé, nous pouvons désormais vivre en amitié : tu continues à m'offrir tes compétences, et en retour je les anime de ce qui sera ta joie de vivre ». Telle pourrait être, dans le meilleur des mondes, la parole que l'encapsulé murmurerait à l'avatar avant de se fondre dans son enveloppe.

La mission commune des avatars est la mission personnelle de l'individu : se décapsuler pour sauver le noyau liminaire d'où part la propre pulsion de vie. Cette mission, pendant l'enfance, va sédimenter, parallèlement à la mission filiale dont elle est le pendant interne. Mais le processus chargeant les avatars de sa double mission s'initie dans l'enfance à un moment où la mémoire n'est pas organisée chronologiquement et où la mémoire prospective, celle qui permet de se souvenir d'une chose à effectuer ultérieurement, est loin d'être en place. C'est pour cette raison que l'on ne peut laisser un enfant de 6 ans se préparer seul pour aller à l'école : il ne sait pas organiser ses actions et planifier le temps qu'elles prendront dans le but final d'être prêt à partir à 8 h 15 de la maison, but qui doit être maintenu durant l'agencement et la réalisation des procédures antérieures en étapes distinctes. Il s'égare à celle du petit déjeuner et reste bloqué à celle du dessin animé, à moins qu'il ne soit déjà dehors avant même que le jour ne soit levé.

Les avatars s'en vont dans le monde à mesure qu'ils sont émis, munis chacun d'un certain matériel, dans une mission finale commune (sauver l'encapsulé), mais chargés chacun, selon leur équipement, d'une mission intermédiaire. L'équipier-skieur de Shackleton allait chercher de la nourriture : son travail contribuait au sauvetage final de tous, mais il ne pouvait l'accomplir seul. Il fallait qu'il parte en chasse, mais sans oublier de rapporter son butin aux marins restés au campement. S'il avait mangé en route le produit de son effort, personne n'aurait été sauvé : ni l'équipage ni lui puisqu'il n'aurait plus pu compter sur le soutien des autres, morts de faim dans l'intervalle. Comme lui, les avatars de l'encapsulé vont être jetés dans le monde dans lequel ils devront aller se fabriquer des outils et accomplir des quêtes, sans oublier de revenir rapporter ce qu'ils auront gagné à l'encapsulé. C'est beaucoup leur demander…

Quand l'enfant est très jeune, l'outil que son premier avatar extrait de l'environnement sera *l'autre*, l'environnement humain par qui passe sa survie alors qu'il est tout petit. Quand il grandit et atteint l'âge « de raison », vers 6-8 ans, il s'intéressera aux objets. Plus tard encore, l'ensemble de ses connaissances, de ses savoir-faire, compléteront son arsenal. Ainsi se constituent, nourries tout au long de l'existence, les chaînes des relations, des actions et des connaissances qui vont faire de chacun un individu unique et façonner sa personnalité. Dès l'enfance, en fonction des circonstances particulières qui font l'encapsulé et ses avatars, se dessinent les types de liens aux autres, aux objets matériels, les objets préférentiels de connaissance, les aptitudes. Avec le temps, les ressources s'accumulent. Les avatars se structurent, fomentent et fourbissent, on l'a compris, les moyens de défense du dispositif capsulaire dans son entier, et leur tissu devient l'ego. Encore faut-il que ce dernier se souvienne de sa mission de départ, « sauver l'encapsulé », et qu'il ne se perde pas dans les missions intermédiaires, « apprendre l'anglais », « devenir riche », « faire un bon mariage »… Si l'ego oublie son origine liminaire, peu structurée en termes chronologiques et temporels puisque remontant à l'enfance, il sera seul à administrer les processus d'acquisition dans lesquels il s'engage : le *cogito*.

Le *cogito* sera dirigé par les trombones clairs de la conscience, qui gardera illuminés les objectifs et les buts, les moyens des pratiques intermédiaires assumées par chacun des avatars dans l'objectif final de survivre. L'accent se portera sur ces objectifs et ces moyens. Le cerveau analysera, choisira, triera, classera les éléments internes, pulsionnels, affectifs, cognitifs et émotionnels, et les données externes, pour les aligner dans le but de les accomplir et de les façonner. D'amples occasions pour se perdre dans les étapes et les priorités, si l'ego oublie de braquer son faisceau conscient avant tout sur la double mission, le contrat personnel et le contrat filial dont il est chargé.

Une caractéristique intrinsèque à la conscience est de tenir, justement, hors de son champ, tous les invariants qui restent comme un bruit de fond sur lequel se détachent les éléments plus saillants sur lesquels désormais portera l'attention. L'invariant, phénomène découlant de nos perceptions ou des pratiques que nous avons acquises — celles qui sont toujours pareilles — descend, on l'a dit, au fond du silo de nos cognitions, dans les circuits implicites de notre traitement de l'information. Il va y faire la trame de ce qui suit, des cognitions subséquentes : forme et fond de l'appareil à penser, sentir et formuler. Ces éléments de fond vont tendre à se trouver naturalisés : le cerveau oublie que leur présence en *back-ground* dérive d'un traitement perceptif complexe préalable puisqu'il le rencontre si souvent comme objet intégré. Que la neige soit blanche réfère, chez le locuteur européen, à un phénomène naturel indéniable plus qu'à un artefact de ses perceptions. La réalité du flocon de neige lui serait bien différente cependant s'il était daltonien, insensible au froid ou s'il parlait une langue du cercle polaire arctique. Il disposerait de 40 adjectifs pour distinguer les nuances de blanc. Les traumas, les crocos restés en position « pause » qui continuent à habiter le soi au fond de la capsule, font partie de ces invariants — avec le contrat filial qui découle du traumatisme empathique. La mission personnelle, toujours présente en bruit de fond et présidant à tout mouvement comme émanation du vouloir-vivre, achèvera de s'oublier aussi puisqu'elle se constituera de même en invariant.

Ces invariants, s'ils ne sont pas conscients, ne sont pas absentifiés pour autant et pourront continuer à diriger en sous-main l'ensemble du processus de formation de l'ego, des avatars, en cours.

L'ego, produit d'éléments conscients et inconscients mêlés, façonnera la personnalité, les talents, le caractère. Les apprentissages s'acquerront selon le milieu, les études, l'effort et les investissements, et aboutiront à des constellations de savoirs choisis qui se structureront selon la double mission de sauvetage de départ, oubliée consciemment, mais qui continuera d'orienter les structures qui recevront les contenus et s'y confondront.

L'encapsulation détermine le champ de force et le mouvement qui vont reconfigurer au fur et à mesure le dispositif capsulaire holographique qui prendra la forme de l'ego. La forme intérieure de cette construction égotique de savoir-faire, de savoir-être au monde et de savoirs cognitifs, est celle de la capsule lorsqu'elle s'écrase sur le soi liminaire, au lieu intime où elle le rencontre et le protège, où elle est sa peau. La forme intérieure de l'hologramme capsulaire dessine la concavité dans laquelle il se loge : elle marque en quelque sorte son *empreinte* sur le self.

Le contexte de l'encapsulation détermine la forme extérieure que prendra la capsule, les points d'ancrage de l'ego parti en mission pour le soi sous forme d'avatars. Toute sa convexité sera tournée vers l'extérieur, le monde qui sera son terrain d'accrochage et de développement, de reconfiguration perpétuelle. La forme extérieure de la capsule accrochera des parties du monde comme *milieu.*

À mesure du temps, le dispositif capsulaire s'hétérogénéise : il se complète de parties d'éléments du monde, d'éléments du soi et de leur tressage. La capsule prendra la forme du soi acceptable par le monde, valide pour le côtoyer et s'y fondre au mieux. Mais l'ego, oublieux de la source qui le façonne, se dit créationniste. Le sujet se voit comme le résultat, toujours en acte, des processus combinant sa matière, ses représentations et ses actions. Tel sujet, se considérant dans la synchronie du résultat de son ego à tel moment, est moins le fondateur de ses pratiques que leur résultat ; il est victime d'une illusion de l'ego, qui se déclare, lorsqu'il s'exprime, indiscutable et naissant de droit divin, alors qu'il est un artefact évolutionniste au service de plus précieux.

On peut voir le tissu formé par l'ensemble des avatars comme une construction capsulaire totale : le monde comme capsule pour le soi n'est-il pas la forme qui accueillit la vie, la première fois, à son aube lorsque le fœtus baignait dans le tissu maternel ? La première fois, lorsque le geste du nourrisson fut accueilli par la mère qui s'offrait à être mangée, à fournir au bébé la nourriture qui lui permit de survivre ? Oui, mais maintenant que le noyau liminaire s'est séparé, encapsulé, et que la capsule érigée en ego prend la place du monde, l'éden n'est plus. À la place, il y a l'inconnu, le risque létal qui fourmille au-dehors et contre lequel il faut sans cesse combattre.

L'impalpable ferment de l'angoisse est la mort, matérialisée par l'absence de soi, et l'absence de l'autre. La proposition de l'angoisse traitant du versant de soi dit : « je ne suis pas là », qui signifie : « je ne suis pas vivant ». Celle traitant de l'absence de l'autre : « quelqu'un m'abandonne », « quelqu'un est l'ennemi ». Contre toutes ces propositions, tous les avatars se mobilisent, l'ego entier lutte. Une lutte dans le contre-sens, la séparation, qui jamais ne réunit la totalité de l'équipage. Chaque geste risque une perte, chaque mouvement prête le flanc à l'estoc. Les objectifs peinent à se rencontrer. Comment faire quand on ne sait pas pourquoi, contre qui et avec quoi combattre ?

Alexandre s'est encapsulé dans une telle solitude que toute forme de communication le laisse démuni. Enfant plus que timide, adolescent renfermé, il s'est engagé dans des associations pour apprendre à parler en public : il pensait qu'exposer des causes lui permettrait d'acquérir les savoir-faire de la conversation. Au-delà de toute espérance, ses efforts l'ont conduit à une carrière politique appréciable. Il s'est marié et a eu deux fils. À la cinquantaine, il se réveille le matin oppressé, angoissé à la perspective des réunions et des prises de parole de la journée. Son épouse semble plus intéressée que lui au devenir de la commune dont il est maire. Il n'a plus le temps de jardiner, de voyager, de lire, il n'a plus envie de rien. Il ne ressent que les lames de larmes qui le traversent sans raison. Alors il se souvient : la politique n'a jamais été son but ultime, seulement le moyen d'acquérir de l'aisance dans la communication... Du jour au lendemain il abandonne sa carrière et revient à son ancien métier de bûcheron. Solitaire, mais capable d'adresser la parole à ses collègues. C'était tout ce que voulait l'encapsulé : mais son ego l'avait oublié, se perdant dans les objectifs secondaires que son avatar politique avait élaborés. Et Marine, qui n'avait jamais compris le monde incohérent de ses parents : n'est-elle pas devenue juriste ? On la sollicite pour expliciter des contextes fouillés, résoudre des problèmes ardus, jusqu'au *burn out*. C'est au bout de ce long parcours qu'elle saisira, elle aussi, à quel point son engagement professionnel traduisait à une motivation plus personnelle. A-t-elle mieux compris son propre monde pour autant ? C'est la question à laquelle elle s'attelle à présent — le chemin sera encore long, mais désormais elle sait vers quoi elle se dirige.

Que retenir ?

Tableau 12 : les avatars et le syndrome de Shackleton

Du fond du dispositif capsulaire, le soi liminaire envoie des boutures vers l'extérieur : **des avatars.**
Chaque matriochka, chaque portion du noyau encapsulé envoient un avatar, muni de l'ensemble des éléments générés par sa capsule : un bagage de représentations, de savoir-faire.
Nous appelons **avatar l'ensemble des avatars envoyés par toutes les**

capsules, toutes les matriochkas dont la membrane est plus ou moins perméable.
L'avatar est chargé d'aller collecter au-dehors tout ce qu'il pourra ramener pour sauver l'encapsulé, le noyau liminaire enfermé dans sa capsule : il est chargé de la **promesse personnelle** du noyau liminaire : ***sauve-toi toi-même***.
L'avatar est chargé d'aller collecter au-dehors aussi tout ce qu'il pourra ramener pour accomplir la promesse filiale : sauver le(s) parent(s).
Le risque auquel se confronte l'avatar **est qu'il oublie la promesse personnelle, de sauver l'encapsulé.** La promesse personnelle se met en bruit de fond, plus discrètement que la promesse filiale. **L'avatar peut privilégier la promesse filiale**, et c'est la perspective d'une vie de seconds choix, de troisièmes choix. Ou alors, il peut **se perdre dans les quêtes multiples** occasionnées par la ou les promesses et oublier de revenir à l'encapsulé pour le sauver.
L'avatar global du dispositif capsulaire global **conforme l'ego : armé de l'ensemble de ses défenses personnelles, tout occupé à collecter son butin.**

12. La libération

Tu as senti. Un peu comme un accouchement par césarienne. Un énorme poids t'a été ôté. Sur le moment, tu as eu de la peine à respirer, comme si tu avais trop d'air. Tu as mis un peu de temps à t'habituer. Tout tournait sans que tu ne voies rien de spécial, il n'y avait pas de mots. C'était comme un silence, mais habité de tout ce qui tournait. Quand ça s'est calmé, ton souffle s'était libéré. Tu étais léger. Le monde avait tourné sur son axe : les mêmes choses, tout autrement. Tu regardais autour, tu souriais.

L'élaboration des avatars est le fruit d'un processus. La libération aussi. Elle s'initie par un moment : celui d'une première décapsulation majeure. Pour cela, il faut que les choses s'arrangent au-dedans, que la configuration interne soit propice pour que s'ouvre la capsule. La libération prend de l'intérieur. Lorsqu'elle survient, la surprise s'empare de tout l'individu, ravi à ce qui du dehors, et de la forme qu'avait pris le dedans sous sa pression, l'écrasait.

La configuration interne du dispositif capsulaire peut se travailler à tout moment. Dès que nous nous trouvons en proie à un problème — de plus — dans notre rapport au monde. Si nous considérons le problème comme soluble, réellement soluble ; si nous nous donnons les moyens de le résoudre en tant que tel, en mobilisant nos capacités d'innovation, d'invention et notre ingéniosité plutôt que de répéter automatiquement les procédures apprises qui nous ont jusqu'à présent conduits à l'échec : nous passons du plan de l'acte à celui de la puissance. Puissance qui est celle d'avoir une action configuratrice sur le monde, puissance de nous libérer en configurant le monde autrement que comme nous le percevons d'habitude, c'est-à-dire comme la chape de plomb derrière laquelle nous nous mourons à mesure que nous vivons.

Raisonner au-delà du cadre : n'est-ce pas cela que fit Shackleton lorsqu'il recruta son équipage selon le caractère et les loisirs de ses hommes autant que leurs compétences maritimes ? Il s'ouvrait à l'inconnu, se guidait de l'imprévisible — bien lui en prit, car l'inconnu allait aussi s'ouvrir à lui durant les deux ans à venir.

Même le problème originel, celui qui a donné lieu à l'encapsulation première et majeure, peut être considéré comme théoriquement surmontable et soluble. Mettons que celui-ci relève du traumatisme empathique. Qu'il soit libellé comme « l'absence du parent » et donc « la possibilité de l'abandon » et de la mort qui s'ensuivrait : sa résolution s'opère *en remettant la temporalité dans l'univers de la capsule* — qui est, par définition, atemporelle. Voyons comment.

Le problème qui a causé l'encapsulation, la possibilité de l'abandon, est resté, dans sa représentation, sur pause : sur la dernière image « insurmontable » enregistrée. Remontons au début du film : à l'occasion d'un événement, ou dans un certain contexte, l'enfant s'est rendu compte que son parent pouvait mourir. Il a ressenti de la terreur, le soi liminaire générateur d'impulsions psycho-somato-cinétiques s'est mis en marche, mais n'a pu conférer son énergie à l'un ou l'autre des programmes moteurs réponse de manière adéquate : le problème était insurmontable, l'enfant ne pouvait rien faire. *S'ils meurent, s'ils m'abandonnent et me laissent seul, je mourrai.* L'insurmontabilité a entraîné la mise en place de l'encapsulation. Des années après, une vie après, le sujet, maintenant adulte, est toujours bloqué dans sa peur panique de l'abandon et accumule souffrances, espoirs et désillusions.

Il suffit qu'il acquière la compréhension, *maintenant*, que son impuissance à surmonter ce problème était relative à la pauvreté des moyens dont il disposait *alors* : oui, si son parent l'avait abandonné à l'âge de cinq ans et qu'il fût resté seul, sa vie eût été compromise... Toutefois, à l'âge où il se repose le problème, il dispose d'autres moyens qui lui font considérer le fait de l'absence du parent comme moins déterminant, voire plus déterminant du tout pour la conduite *actuelle* de sa vie.

Cette clef, qui au passage est celle de son autonomie, relativise aujourd'hui le problème d'alors, celui qui persiste à se re-présenter inconsciemment constamment (et de manière traumatique, réactivant le croco) tant qu'il ne peut être dilué dans la temporalité, absente de la capsule, et que le sujet est victime de l'illusion de la permanence de soi.

Aujourd'hui, non, tu n'es plus ce petit garçon que tu as été. Tu as réellement grandi.

L'impuissance, celle qui continue à miner l'ego et chuchoter son mépris à l'occasion de tout contact un peu saillant au monde, n'est pas une impuissance absolue, mais relative. Imaginer la temporalité dans la capsule, y ajouter, dans sa représentation d'aujourd'hui, ce grain de sel qui en animera toute la substance, fait passer d'une éternité de pseudo-destin au temps de la résolution possible du problème d'alors : *l'angoisse du temps de l'encapsulation était virtuelle. Le dénouement redouté ne s'est pas produit puisque tu es toujours vivant, toujours là. Ta présence aujourd'hui est la preuve que tu n'as été abandonné ni par ton environnement d'alors, ni par ta propre vie.*

Dès que le sujet s'est rendu compte de cela, il lui devient possible d'entamer un dialogue constructif avec le soi encapsulé, le soi resté vivant, pour assurer, *aujourd'hui*, les meilleures conditions pour sa survie et se tenir au courant de ses besoins vitaux. Les seuls qui aient jamais à être comblés, les seuls qui vaillent de diriger toute l'attention de l'individu à tout moment de son exposition au monde, à ses joies et à ses risques. L'avatar, désormais, pourra amener au soi liminaire le fruit mûr de ses diverses expériences.

C'est à ce dialogue que se sont attelés Alexandre et Marine. Quand ils ont été prêts. Près d'étouffer tout à fait, ils se sont donné l'impulsion dernière, ils ont eu la force du désespoir pour soulever la chape de leur ego et se confronter à la vraie, la seule question d'animer leur solitude à la recherche du vivant.

Après : la libération, la suite, est le processus par lequel, à la faveur d'autres problèmes, d'autres riens, à la faveur du jour nouveau, on continue, dans d'autres capsules, à verser le temps ; on persiste à dissoudre les matériaux figés pour tisser à la place des dentelles, des passerelles, des voiles qui n'empêchent plus que passe le souffle d'une respiration. Après, la libération s'engage lorsqu'on sculpte patiemment, précisément, avec surprise et émerveillement, le filet holographique tendu autour du soi liminaire pour qu'il puisse, prudemment, sûrement, avec curiosité, aller, y prenant appui, sentir le parfum d'ailleurs. La libération ne cesse pas. Elle se reconduit chaque jour. Elle est la révolution qui vous change à chaque instant, qui vous prend et que vous menez comme sauvagement, sans jamais savoir d'avance comment, mais avec le résultat imparable de vous maintenir vivant.

Et *moi*, suis-je prêt à faire le chemin à l'envers ? À aller tendre la main à l'enfant muré dans les glaces de ma capsule ?

Suis-je prêt à poursuivre autrement, à m'ouvrir à la joie plutôt qu'au désastre et à ses certitudes ?

Que retenir ?

Tableau 13. La libération : se décapsuler, puis continuer

Lorsque l'avatar rapporte son butin à l'encapsulé, il est en mesure de le **sauver :** il rapporte **de quoi dissoudre la capsule** qui l'enfermait.
Le dialogue entre l'avatar et l'encapsulé passe par **la restauration de la temporalité dans l'univers de la capsule.**
La décapsulation est **un moment.** Celui où **la capsule se dissout** et où **la pulsion de vie enfermée derrière peut se remettre à se propager :** où **le soi liminaire se désincarcère.**
Dès la désagrégation d'une capsule majeure, peut s'engager un processus plus global dans lequel le temps insufflé dans celle-ci se propage comme une onde aux autres capsules qui peuvent alors, aussi, s'assouplir. La libération se constitue comme processus à la suite de décapsulations.
L'avatar sauve l'encapsulé au prix de l'ego.

Deuxième partie

Une histoire naturelle de la guérison

1. Propositions pour une prise en soin de soi en cinq étapes

La guérison est un processus naturel, engrammé dans nos gènes et dans les schèmes instinctifs qui guident nos conduites. La pulsion liminaire, tant que la vie demeure, tend à se préserver et croître. Prendre soin de soi, essayer d'améliorer sa condition et celle du milieu dans lequel nous déployons notre existence, est une tendance naturelle de l'humain. Les souffrances auxquelles nous nous habituons, petit à petit, gauchissent et altèrent nos programmes innés de restauration. Leurs représentations, inscrites dans notre psychosphère, en restreignent l'horizon et nous croyons que seules existent, dans ce bric-à-brac, les voies sinueuses sur lesquelles nous nous engageons. Nous pensons qu'il faut. Nous pensons que nous devons. Que nous ne pouvons que. Nous ne pensons plus : allons bornés comme des chevaux par nos œillères. Quand nous levons le nez, humons l'air, nous avons parfois l'intuition que le paysage est plus varié que les cailloux sous nos pieds. Mais à quoi bon des intuitions ? Nous ne voyons rien de plus que ce que nous connaissons déjà. Nous cahotons dans les embûches dressées par nos fausses croyances, nos habitudes inutiles et nos postures douloureuses. Toutes choses qui nous empêchent de voir clairement et d'aller : leur corpus forme l'étendue de notre *stupidité,* ou tendance à la stupeur, c'est-à-dire à l'immobilité et à l'hébétude.

Voyons plus loin.

Redressons d'abord ce qui, en nous, est faux, inutile et douloureux, et qui nous mène à agir contre notre bien, contre notre vie. Arrachons les racines de notre stupidité et libérons notre espace psychique. Tel est l'objectif que nous proposons, en cinq étapes successives : chacune dépouille la psychosphère à ses différents niveaux, redresse le filon vital affaibli et restaure le noyau liminaire sur lequel le monde — interne et externe — s'est abattu.

2. Les cinq étapes

Prendre pitié de soi

Envisager sa propre souffrance comme digne de compassion est le début d'une démarche de changement.

L'encapsulation s'est constituée, comme processus, dans la phase traumatique d'empiétements de l'extérieur sur le self, qui ont rendu ce dernier impuissant : son ultime moyen de défense fut de se dissocier radicalement du reste, d'instaurer une membrane de séparation d'entre ce qu'il préserve de vivant et un monde face auquel il abdique, avec lequel toute communication est coupée.

Par la suite, du fond de son sas, il est tout de même parvenu à envoyer, par-delà les murailles de sa forteresse, des émissaires chargés d'aller chercher au dehors de quoi assurer sa survie. Cognitions, connaissances, savoir-faire, pratiques, actions, modes de relation… Tous ont rapporté quelque chose. Ce butin, son système de défense, accumule l'ensemble de ses représentations. Il a fini par former un appareil structurel élaboré, menant l'ensemble de processus par lequel le sujet établit son rapport au monde. Ce système défensif définit à la fois le monde tel qu'il le conçoit et ses modes de contact avec lui.

On voit d'emblée quelles pathologies grèveront le système des émissaires : névroses, angoisse, dépression, délire… Et dans quelles catégories nosographiques pourront se ranger les types de matériaux et d'architecture qui peuvent le composer : personnalité névrotique, psychotique, état limite, histrionique, etc. Le florilège de la psychiatrie en fera l'inventaire.

Prendre pitié de soi, c'est prendre pitié de l'émissaire. Le sujet souffrant qui entame une démarche de soins est double : l'émissaire, celui qui a construit l'ego ; et le soi liminaire, celui qui est resté dans sa capsule. Ce dernier confère à l'ensemble de son être la possibilité de vivre encore. Il préside à son réveil au matin plutôt qu'à sa mort, au désir chaque jour reconduit de se battre encore. Mais, au degré de souffrance où il en est, le sujet n'est pas conscient que la part dont l'altération serait la plus dangereuse est bien celle-ci — une part dont il n'a même pas conscience !

Ce qu'il sait, c'est qu'il souffre dans ce qu'il croit, dans ce qu'il sait, dans ce qui le lie à autrui. Son ego le fait souffrir. Jamais assez brillant, jamais assez solide, toujours en butte aux attaques du reste, aux doutes sur ce qu'il appelle « soi ». Marine tremble devant les questions de son assistante. Alexandre doit boire son whisky avant une conférence, et aussi avant de rentrer à la maison. Le début de toute démarche de soin, c'est la pitié que l'on éprouve à l'égard de l'émissaire. C'est lui qui a été au front, qui a saigné sous le feu de l'ennemi ! Il a été alourdi par la charge de tout ce qu'il a dû collecter, les connaissances, les années d'études, le stress de ne pas y arriver, l'angoisse de ne pas être à la hauteur… Il a été en butte à la compétition qui règne dans la jungle derrière la porte et a dû faire avec ce grand nez, cette obésité, cette voix nasillarde, ce frère trop brillant, ces camarades plus riches ou plus extravertis. Il a dû mener le combat pour le soi liminaire qu'il fallait retourner perfuser dans sa capsule, et pour ses parents, en remplissant le contrat filial. Il a dû faire face aux contradictions inhérentes au fait de vouloir honorer les deux contrats. Il a abdiqué l'un en faveur de l'autre, tant c'était compliqué de concilier les deux. Abdiqué toujours le même : celui qui restait en bruit de fond du bruit de fond, le plus en retrait, le contrat personnel. Il a appris à vivre avec des regrets, malgré les regrets, en oubliant les regrets.

Prendre pitié de soi, de sa souffrance. En mesurer l'ampleur. Vouloir que ça s'arrête. S'apprêter à mettre tout le système sur pause et s'attendre à du nouveau. Renoncer aux ressources éculées. Prendre pitié de soi : se décaler de soi et se regarder de l'extérieur. Se dire « pauvre hère ». Constater que ce soi que l'on croyait soi est un étranger aussi, un autre qui pleure, en soi.

Me décaler de moi-même, me regarder de l'extérieur : je serais donc double ?

Accepter ce décalage qui montre l'ouverture d'un monde à l'intérieur de soi : à la fois intériorité et étrangeté. Ce qui nous habite, ce qui nous fait, est en grande partie caché. *Quand je me mets en rage, ça me traverse, je ne peux pas faire autrement, le plus souvent, après coup, je ne sais pas pourquoi.* Nous sommes tous des Charles Swann, ce personnage de Marcel Proust : *« Dire que j'ai gâché des années de ma vie, que j'ai voulu mourir, que j'ai eu mon plus grand amour, pour une femme qui ne me plaisait pas, qui n'était pas mon genre ».* Receler cela, cet inconnu de soi, est inquiétant.

Prendre pitié de soi, c'est accepter cette inquiétude. Elle montre que l'on a migré, de la position de l'ego, à celle plus près du soi liminaire qui permet de regarder l'ego comme « celui du dehors », et de l'accueillir en sa maison.

Tuer l'espoir

Pourvu que ça s'arrête…

Après la pluie le beau temps.

Espérer un meilleur emploi, un meilleur président, un meilleur mari, attendre de l'aide de ses enfants…

Attendre d'être compris, accepté, reconnu… Tenir la comptabilité des attentions de l'autre, lui faire grief de son indifférence…

À quoi mènent les attentes formulées dans les magazines ? Les revendications du manifeste du bonheur ?

Faire le procès des violeurs a-t-il jamais restauré les blessures intimes ? La réparation sociale remet-elle vraiment ce qui est détruit à l'intérieur ?

Tu voudrais tellement que le monde externe te reconnaisse. Te fasse ta place. Tu espères, tu es chaque fois déçu, en colère. Tu te relèves : ça ira mieux une prochaine fois. Tu recommences, ça ne s'arrête jamais.

Quand nous avons souffert du fait d'une personne, nous avons envers elle la même sensation que si elle nous avait volés : nous la considérons comme un débiteur douteux. Désormais, nous sommes dans une posture de *créancier* et prions au remboursement. En français, donner créance (du latin *credentia*, foi, croyance) est attesté comme synonyme de croire dès le XIe siècle. Par extension, le sens se transfère à la confiance que l'on inspire et qui fait qu'on est cru. Dès le XIIIe, il désigne la procuration remise à un ambassadeur pour aller représenter le signataire auprès du souverain. Créance devient synonyme de prêt quand la *lettre de créance* autorise un tiers à prélever de l'argent selon ses besoins ou à concurrence d'une somme déterminée. Au XVe siècle, elle désigne la transmission temporaire d'une autorité à un particulier. En vénerie, un chien de bonne créance est un chien fiable et sûr à la chasse dès le XIVe. En fauconnerie, à la même époque, l'oiseau éponyme est celui qui donne des indications sûres ; par extension, on nomme créance la corde avec laquelle on retient l'oiseau qui n'est pas encore bien assuré. Mouiller en créance, ancien terme de marine, signifie envoyer une ancre en mer, en rapportant le bout du câble dans le vaisseau.

Aucun doute, la créance lie, enchaîne. Elle fait la corde invisible retenant l'un à l'autre, alourdie du poids de la foi et de la loi. Qui est retenu par qui ?

Donc, nous aurions souffert du fait d'une personne — ou du sort, ou du monde — et nous en constituons le créancier. Telle personne (ou le monde) a une dette envers nous, nous attendons de rentrer dans notre dû. Attente susceptible de se transformer rapidement en dépendance si l'objet n'est pas livré en temps : une corde liant à jamais le créancier à son débiteur. S'il n'honore pas sa dette, nous irons chercher notre dû ailleurs, auprès du reste de notre environnement. Nous clamerons à la justice, à l'injustice dont nous serions victimes. L'attente s'assortit d'un système de croyances : confiance en l'autre censé rapporter l'objet de l'attente. Confiance dans le système de rétribution et de réciprocité auquel créancier et débiteur sont censés appartenir. Des représentations mises pour organiser le réel, mais qui, le plus souvent, n'aboutissent qu'à la constatation de leur caractère illusoire.

Nous mettrons toute notre force, notre précieuse énergie vitale, à obtenir remboursement. Son absence nous laisse dans la rancœur, la vengeance, la récrimination, qui ne sont que des attaches plus fortes encore. Nous voilà ficelés dans l'attente, la faim, l'espoir, la confiance et la déception, sans possibilité de nous défaire de ces liens.

Sans doute, après moult péripéties, accorderons-nous notre *pardon*, solution de dernière minute bricolée par un créancier lassé d'attendre son dû et qui rajoute de sa poche les deniers manquants. Pardonner, c'est racheter la dette pour pas cher.

Quand tu as affirmé que tu « comprenais », que tu « pardonnais », n'as-tu pas ressenti une difficulté à définir la signification de ce pardon ? Ce sentiment incertain n'était-il pas celui de l'absence de sens de ce mot à l'intérieur de toi ?

Le père de Corinne est mort à la guerre quand elle avait 6 ans. Plus tard, à l'adolescence, sa mère la faisait dormir dans son lit — avec son amant. De cela, un fils est né à Corinne le jour de ses 15 ans. Ce fils s'est suicidé à l'âge de 18 ans. La vie de Corinne est traversée de cette crevasse, cette béance dans laquelle s'engouffre tout le reste. *Il faut que je parle à ma mère,* dit Corinne. *Qu'elle me dise pourquoi. Que je puisse comprendre et pardonner.* La vieille est près de mourir. Corinne fait la route pour la voir une dernière fois. Elle répond : *qu'est-ce que tu veux, j'ai fait de mon mieux. Il y a prescription.*

Rationnellement, pourquoi le monde devrait-il nous combler de ce que nous attendons — alors que notre ego, emmêlé dans les contradictions entre promesse personnelle et contrat filial, ne peut se donner les moyens de l'atteindre ?

Pourquoi le monde aurait-il à notre endroit plus d'égards que nous en avons nous-mêmes ?

Dès le début, l'impossibilité à accomplir la promesse filiale nous condamne au cercle de l'espoir. Contre la mort des parents, nous ne pouvons rien faire. Alors nous formulons l'espoir que l'accomplissement vienne du dehors : nous appelons de tous nos vœux, nous prions pour « que ça aille mieux ». Nous sommes rendus à la passivité de l'attente. Puis à la déception et à la douleur : rien ne peut aller mieux puisque nous tournons dans le cercle de la promesse solipsiste — où nous faisons toujours la même chose (nous promettre ; et puis, déployer des conduites dans le cercle de la promesse, qui ne changent strictement rien). La douleur achève de nous couper d'avec nos sensations, puisqu'elle entraîne un processus de dissociation du fait de l'engrenage traumatique déjà bien engagé, avec son cortège d'encapsulations réengendrées à chaque occurrence. Et notre appareil à penser se greffe sur cette réalité : nous projetons sur l'extérieur ce qui nous mine dedans. Toute cause de douleur est représentée comme externe : un agent du dehors venu perturber l'équilibre et la quiétude intimes.

Dès lors que nous avons déjà éprouvé ce qui nous fait souffrir, nous l'anticipons et nous voilà la proie de l'angoisse. Ces expériences se réitèrent dans le cycle infini du traumatisme. Au fur et à mesure de faire l'expérience d'être coupés de nos sensations, nous n'avons plus aucune possibilité d'éprouver la véritable compassion pour soi qui est le début de toute démarche d'autoguérison. Et sans compassion, nous ne nous défendons plus contre la souffrance : le cercle vicieux de la souffrance, de l'espoir et de l'angoisse s'est définitivement refermé.

Le soir, je restais longtemps dans mon lit, je mettais du temps à m'endormir. Après un moment, ça commençait, les cris, de plus en plus fort, des bruits de casse, elle pleurait, la porte claquait, elle pleurait plus près, elle criait plus près, toujours les mêmes insultes. Je ne bougeais pas. J'avais peur. Le lendemain, je la voyais, je ne ressentais rien, j'étais un mur de rien. Maintenant, avec mon mari, c'est la même chose. Sur le moment, je suis terrorisée, le lendemain, je ne ressens rien. J'espère que ça s'arrête, qu'il s'arrête, mais ça recommence toujours.

Abandonner tout espoir, ne rien attendre d'autrui ni du reste du monde ou du temps qui passe, telle est la deuxième mesure de prise en soin de soi.

Abandonner l'espoir libère notre espace intérieur pour accueillir ce qui vient comme il vient. Ainsi pouvons-nous seulement apprécier correctement le réel, sans le passer au filtre déformant de nos attentes.

Et y réagir. Inventer d'autres solutions que ce qui s'est déjà produit, nous décevant mille fois, débouchant chaque fois sur le même problème, les mêmes pseudo-solutions. Accueillir le réel avec une autre posture que celle gauchie par les traumatismes et leurs répétitions.

Faire prophétie, c'est prédire l'avenir. Parler en avant, en avance, de ce qui se produira. Ce que disent les prophètes, ce n'est jamais le banal quotidien, ce à quoi on est habitué et qui se répète. La prophétie montre le lieu où l'enchaînement des actes, des faits, est irrémédiablement rompu. Il ne se passera pas ce que l'on attendait : mais ce qu'annonce le prophète, toujours en rupture avec la prévisibilité. La prophétie n'instaure pas l'attente : elle la rompt.

Renoncer à l'espoir, c'est se situer au temps de la prophétie : celui où ce qui arrivera n'avait pas été prévu, où ce qui est révélé rompt la trame du temps cyclique dans lequel nous prévoyons toujours que revienne ce que nous avons déjà vu.

Renoncer à l'espoir, c'est se tenir prêt à ce que les choses changent. Avouer que l'on « ne peut pas deviner », abdiquer sa volonté impuissante devant l'infinité du réel. Être prêt à l'accueillir tel qu'il vient et qu'on ne l'attend pas : et à y réagir, plutôt que nous crisper sur nos représentations. Attendre et espérer nous rend esclaves. Désespérer nous libère et nous offre le monde.

Trahir au plus profond

Tu as mesuré l'étendue de ta souffrance. Tu as désespéré de trouver ailleurs d'illusoires solutions. Regarde en toi maintenant, regarde ce qui t'anime et te conduit. Regarde si ça tient, si ça te tient.

Le contrat filial a déterminé l'architecture de notre psyché. Il a déterminé nos options de vie, de lieux, d'amours, d'activités, jusqu'à notre éthique. Tous les domaines sont concernés. Nos choix ont été déterminés par des objectifs qui ne nous étaient pas personnels, mais dictés par ce que nous estimions le mieux pour un autre. Des « seconds choix » des « troisièmes choix » nous ont maintenus dans le cercle de la souffrance. Il est temps maintenant d'examiner les termes de ce serment oublié qui nous guide toujours.

Un contrat se définit comme un accord entre deux parties au moins, qu'il oblige l'une envers l'autre. Il n'est juridiquement valide que si les deux parties y ont consenti, librement et non sous la contrainte ; s'il concerne un objet existant, déterminé clairement ; enfin, si les parties ont la capacité de contracter.

Le serment filial est-il signé par les deux parties ?

L'objet de ton contrat existe-t-il vraiment ?

Étais-tu en possession de tes capacités de discernement quand tu l'as énoncé ?

Enfant, tu t'y es engagé en entier. Sans douter, sans en parler. La neige est froide. Les gens que l'on croise dans le bus au matin vont travailler. Les tomates sont rouges et chacun a peur du tigre. Il est des vérités générales si évidentes qu'on ne les met pas à l'épreuve du réel.

Ton serment filial s'est constitué dans cette évidence implicite qui s'est vérifiée trop bien, trop tôt pour qu'elle ne soit jamais remise en question. Ta mère a souri quand tu as été sage, ton père était triste quand tu faisais des bêtises. Tu as découvert ton pouvoir sur les états d'âme d'autrui. Ton serment, tu l'as énoncé dans cette phase d'enfance où tu t'es senti tout-puissant et où la limite du monde était celle où portait ton regard. Tout illusoire que soit cette omnipotence, tu en as conservé le contrat filial intact une fois que le fracas du réel t'a fait renoncer au phantasme de tout dominer. *Je vais sauver mes parents. C'est possible. Je peux le faire. C'est la part d'éternité qui me revient de droit.*

Le serment murmuré dans la nuit de ton cœur d'enfant, aussi évident que la vie et la mort, tu l'as même oublié : dans l'ombre il a grandi, maintenant c'est lui qui chante alors qu'en toi, il y a si peu de joie.

Pour la plupart des parents, donner la vie confère un sens à la leur. Ce sens est la direction que la pulsion de vie indique de prendre, dans l'aveugle du monde, pour perpétuer la vie au-delà de toute représentation de ce qu'elle est. Ce phénomène indéniable, cet instinct d'espèce ponctue les existences individuelles des humains comme des autres animaux. *Reproduis-toi,* sonne l'horloge biologique. L'enfant sauve dès sa naissance, oui, puisqu'il permet par sa présence à la vie que cette mission atavique s'accomplisse. Continuant l'individu parental, portant ses gènes plus loin, plus tard, il est la seule perspective d'éternité que l'humain puisse entrevoir. Elle n'est pas autre que l'éternité de la paramécie : reproduction du même à peu de choses près. Ce sauvetage n'a rien d'individuel : c'est celui de l'espèce que l'enfant opère. Le parent, éprouvant et se livrant à son instinct reproducteur, le fait aussi. Tous deux sont liés par le contrat implicite de la vie se perpétuant à travers les espèces. C'est celui-là que le parent signe lorsqu'il s'unit pour se reproduire. Les actions par lesquelles ce contrat sera honoré sont génériques et hors du champ de toute volonté consciente : accouplement, frayage d'une voie pour sortir de la mère ; maintien de la pulsion vitale assurant toute survie individuelle garante de celle de l'espèce.

C'est bien différent du contrat imaginé par l'enfant, qui veut sauver non pas l'espèce générique, mais un individu unique, par des mesures spécifiques qui en nécessitent, puisqu'il ne peut le faire maintenant, la reconduction tacite dans sa vie d'adulte ! *Je dois perpétuer le filon vital,* contrat unanime de l'espèce humaine, devient *je dois sauver mon parent* dans le langage du petit humain. Ce qu'il éprouve comme instinct, pulsion de survie, il le traduit en termes de représentations. D'une certitude, volonté sans partage qui mettra en place la cohérence d'une vie entière : certitude illusoire, première du nom, prête à dérouler toutes celles qui jalonneront à sa suite cette cohérence bancale. L'enfant imagine des actions, les porte au jour et sort du secret ce qui animait souterrainement, biologiquement, ses processus de subjectivation. Ce ne sont pas des solutions génériques et anonymes, mais les actes d'une vie qui la distingueront d'autres vies. L'enfant transpose un projet génétique au plan individuel. Pour formuler son projet, il doit en passer par ses fonctions cognitives, conjuguer intention et action, parole et promesse, alors que le plan génétique, grain d'origine, ne nécessitait que d'accomplir la pulsion vitale. Il fait, de l'histoire de *la* vie, l'histoire d'*une* vie.

Le parent, quant à lui, n'opère pas ouvertement cette transposition de plans. Son désir d'enfant, il le conçoit comme l'expression portée plus loin de sa pulsion de survie. Même si la procréation donne sens à sa vie, il n'a pas l'illusion que le bébé, personnellement, puisse quoi que ce soit pour ses dettes, sa maladie, sa mort. Il sourit quand l'enfant marche, exprime son bonheur lorsqu'il le voit rire aux éclats… Mais cela ne signifie ni qu'il se sente pour autant sauvé de ses afflictions personnelles, ni qu'il ait demandé à l'enfant de le faire ! La réponse parentale à l'action infantile (quand Papa applaudit aux premiers pas de son rejeton), mécanisme puissant et instinctif nécessaire à l'établissement du lien d'amour tout autant qu'à l'éducation, ne signifie ni que le parent connaisse les termes du contrat qui s'écrit dans la tête de l'enfant, ni qu'il le ratifie. Et quand bien même il le ferait dans la réalité, cela n'enlèverait rien à l'absurdité de son objet, bien au contraire ! Véronique se remémore les paroles de sa mère, *quand tu seras grande, tu auras un appartement avec une chambre pour ta maman, que je finisse pas mes jours avec ton père.* La dernière condition pour qu'un contrat soit valide est que les signataires aient la « capacité de contracter ». C'est-à-dire, qu'ils disposent de leur capacité de discernement — ce que n'ont pas les enfants, justement. Un enfant ne peut raisonnablement s'engager à responsabilité auprès d'un adulte, un adulte ne peut raisonnablement exiger que l'enfant soit tenu responsable de quelque mesure que ce soit pour le protéger, voire le sauver.

Non, le serment filial est un serment solipsiste. Une vérité non partagée. Ce n'est pas un contrat valable. Son objet n'existe pas. Nul autre que toi ne l'a signé. Tu peux le casser, le rompre : en vérité, c'est l'étape la plus facile de ton processus de guérison.

Tu n'as à sauver personne d'autre que toi. Tu ne peux sauver personne d'autre que toi.

La prétendue mission filiale, présente chez tout humain à travers toutes les variantes possibles que les circonstances nous donnent à exploiter, est un artefact de l'espèce pour assurer sa continuité. Le serment filial retient le rejeton auprès de ses parents. Il le fait choisir des partenaires similaires. Il est le plus sûr moyen de transmettre d'une génération à l'autre, en même temps que le filon vital, les caractéristiques génétiques de la lignée et de les améliorer : avantage évolutif non négligeable lorsqu'il s'agit de négocier sa survie dans des environnements naturels dont les modifications s'effectuent lentement. Quand on vit de chasse dans la montagne, on a tout intérêt à engendrer des enfants habiles et vigoureux, ne craignant pas l'aventure. Qui se promettent de rester où ils sont nés et de devenir chasseur comme Papa, et qui perfectionneront ses outils lorsqu'ils auront grandi.

Le serment filial est un piège émotionnel mis pour perpétuer la vie à travers les lignées, organiser les lignées dans un devenir commun, les collectivités en entités homogènes. Il ressort de la liminarité, de la pulsion de vie de l'espèce humaine. Il en est la marque phénotypique : sa façon de s'exprimer, différemment, selon les individus et les particularités de leurs milieux. Mais il n'est autre, dans son contenu, qu'une illusion, une farce psychologique. Ce pseudo-contrat façonne la personne, ses croyances, ses représentations, ses objectifs à plus ou moins long terme. Il lui donne ce qu'elle croira constituer le fond ultime de son être, le sens de sa vie. Point de connexion, lieu de transition d'une vie à une autre, il se traduit en convictions et en vouloirs pour se perpétuer malgré l'évidence de la différence entre les individus, de leur disparité et de l'inégalité de puissance qu'il y a entre l'enfant et l'adulte. Il lisse les générations pour transmettre plus loin le principe vital et se constitue dans l'illusion d'une égale puissance entre elles.

Les animaux se reproduisent sans se poser la question de leur lignée et de leur destinée individuelle. Ils se reproduisent sans s'économiser, au risque de leur vie et de celle de leurs petits : la vie animale est un phénomène quantitatif. Elle n'a que faire de contrats et de promesses. L'homme est un être de langage. Chez lui, la vie est une notion qualitative, recouvrant tout un système de valeurs, d'idées, de concepts et de projets. Une vie humaine se définit en représentations et se perpétue en utilisant ces dernières comme outils : le serment filial est un des moteurs et des outils psychologiques du vivant.

Il fait de l'individu un être damné, mû par un mécanisme grippé. Représente l'autre, le frère humain, comme créature souffrante, à sauver. Empêche de le voir tel qu'il est, c'est-à-dire différent des illusions que l'on se fait à son sujet.

Le système en emboîtement du serment filial, liant entre elles les générations d'un lien puissant, enferme l'individu plus sûrement qu'une chaîne, par la force inconsciente de convictions et d'impulsions héritées des aïeux. Qui veut rendre meilleur et plus sain son parent, ne fait que reconduire la mission de ce dernier de rendre le sien meilleur et plus sain… Ainsi se transmettent les névroses transgénérationnelles. Ainsi se dévoilent les destins individuels à la lumière anonyme et blafarde du générique : grimaçant sous la mâchoire reptilienne de traumatismes annoncés. Une promesse impossible, un serment de papier, voilà ce qui nous fait.

Rompre le serment filial fait renoncer à tout ce que l'individu croit être « soi-même ». Ses valeurs, ses objectifs, les forces qui le meuvent consciemment et inconsciemment. Tout son édifice psychologique : son ego. Promesse impossible, serment de papier, identité de mascarade, oui : mais à tout cela, il a cru, de tout cela, il éprouve en sa chair la marque profonde, et tout cela est à la source de ce à quoi il tient plus que tout : ses émotions, qu'il les vive à profusion ou qu'il les dissimule sous le masque de l'impassibilité.

Que deviendrai-je si je renonce à tout ce qui fait que je suis moi ?

L'impulsion à la vie s'ancre dans un individu et se subordonne à la vie de celui qui le nourrit. La pulsion de réparation du parent éclot conjointement à la prise de conscience de l'enfant de la souffrance et de la mort. Protéger autrui — ce qui est l'objet du serment filial — nécessite le don d'une partie de mon énergie vitale, de ma part silencieuse. L'enfant qui, solennellement, signe par-devers soi le pacte filial renonce à garder pour lui-même la pleine puissance de sa part vitale. Il consent à ne lui laisser qu'un peu de mou, pas loin de ses parents, à la restreindre et la limiter. Est-ce par compensation qu'il tiendra ensuite si fort aux représentations qui s'y substitueront ?

Consentir au pacte filial se fait au prix d'une part de la vie en soi. Le pacte écorne l'être et le laisse incomplet. Renoncer au pacte, c'est reprendre pour soi la totalité de sa vitalité. Accueillir ce battement générique et particulier.

Tourner la page : se retrouver devant le blanc de sa vie propre.

Accomplir sa mission

L'abandon du serment filial ne se fait pas par la réinterprétation du contexte du serment, qui ne serait qu'une prise de conscience située au niveau des représentations, c'est-à-dire superficielle. Il ne s'agit pas de se dire « *Ah, dans le contexte où j'étais à l'époque, évidemment je ne pouvais rien faire* », gardant l'idée que « *dans d'autres contextes, par exemple si j'avais été adulte, j'aurais pu* ». Maintenant que tu es adulte, tu ne peux rien de plus ! Tu es toujours aussi impuissant en regard de ta souffrance !

La prise de conscience de la non-validité du contrat, du fonctionnement par quiproquos et malentendus qui s'ensuit, constitue la partie émergente de l'iceberg : elle n'est que le levier qui fait basculer le mécanisme du registre des représentations à celui de l'éprouvé. Prendre conscience que ce qui nous a menés jusqu'ici était illusoire et vain provoque l'ébranlement qui ouvre à l'autre dimension.

Une fois franchies les étapes de la pitié pour sa propre souffrance et du meurtre de l'espoir, la trahison de la promesse filiale s'accomplit, elle aussi, dans la chair, au plus intime. Trahir ta promesse, c'est t'arracher au soutien de ce qui, en toi-même, t'a dupé.

Accepter que se balafrent tes vouloirs. Se démantèlent tes certitudes. Toutes les données du monde, de ce qui fut ton monde, dégringolent. Tu le pressens : c'est l'ego qui va chuter. Toutes les barrières édifiées par les avatars. Les murs de tes défenses habituelles. La charpente de ce qui t'a fait agir, penser, construire, prendre conscience de toi et de l'autre par un mécanisme empathique toujours reconduit.

La trahison du pacte filial te remet à nu dans la plus parfaite solitude. Dans le silence quand le concert de l'ego s'est tu. Silence de ses ruines. Écoute. Écoute monter le premier bruit de fond, celui qu'il couvrait : la trémulation infime du vivant. Distingue : quelque chose bouge encore. Tu vois la capsule. Souviens-toi. Souviens-toi de l'encapsulé que tu avais oublié.

Trahir la promesse illusoire permet de mettre en pleine lumière le contrat personnel, celui que le soi liminaire a passé avec l'émissaire : *va chercher au dehors de quoi me sauver, et en retour je te prêterai vie…*

Au bord de rien, tu te retrouves, au bord de toi.

Tu te rapproches. Tu vas, à la capsule, ce qu'il en reste, déposer ton butin. Tu es un colporteur : ce que tu as ramené dit les saisons écoulées et le temps passé. C'est *le temps* que tu vas rapporter à l'encapsulé : il change chaque chose et ouvre la porte à tous les possibles. Tu vas lui montrer ta marchandise et lui demander de quoi il a besoin, maintenant.

En revenir au soi liminaire, à ses besoins et à sa façon d'être en contact avec le monde à l'exception de toute autre chose, te dépouiller du reste, est la condition de la décapsulation. Autant le reste, la constitution de l'ego et de ses avatars, est un processus, autant la décapsulation est un moment : le moment où tu tends la main à l'encapsulé une fois que la capsule craquelle et se rompt, derrière les ruines égotiques. Une fois que le contexte (ton contexte intérieur) est réuni pour que tu puisses, aujourd'hui, aller le chercher et savoir prendre soin de lui.

Le moment de la décapsulation est celui où tu te sauves, sans plus un mot, sans plus d'explication. Tout est dit. Tu tends la main à ce qui vit. Cela se fait au moment où cela peut se faire. Un réflexe : ton geste spontané a achevé de désencombrer, de te libérer de ce qui t'empêchait de respirer. Sauver ou être sauvé, c'est la même chose : la main tremble, le corps frissonne, tu ne peux rien faire d'autre que te sauver, le geste juste, sans savoir comment.

Tu dépouilles le soi liminaire des épines sèches de l'ego, du butin de l'avatar. Tu révèles l'axe de la structure : non pas à quelque prise cognitive et réflexive, mais au pur éprouvé. Le vivant ne se dit pas. Il s'éprouve et éprouve le sujet à chaque battement de cœur.

« Je suis » ce qui vit, je suis le fait de vivre « dans ma peau », manifestation incarnée de la vie et non ces oripeaux morts auxquels je m'accrochais. Renoncer au pacte filial ouvre à cela, au prix de l'ego. Pour renaître, je dois renoncer à ce que j'ai cru la vie et qui n'était que l'écorce qui la protégeait, l'écrin qui soutenait le noyau.

Là, tu es nu et aveugle. Décontenancé de vivre. Tu respires encore, tu ne sais pas comment. Tu es allé te chercher. Maintenant tu es là.

Lentement, tu sens la place qui s'est faite à l'intérieur de toi.

Tu reprends des couleurs. Respire.

Regarde. C'est à toi.

Pour renaître, mourir.

Se libérer : discerner et choisir le chemin de sa mort

Tu es maintenant au bord de la libération, à même de te dégager.

Tu as rompu le contrat de dupe à l'origine de l'ego. Les mirages que tu visais se sont évanouis. Les pièces de tes névroses, effondrées. Tous les objets du monde sont à tes pieds. Leurs amas branlants ne l'encombrent plus. Ton regard est vaste, tes mains pauvres de ce qui est tombé. Regarde et prends : enfin tu vas pouvoir faire ton « premier choix ». Enfin tu as accès à ce qui est réellement bon pour toi.

Tu honores ton contrat personnel : ta position par rapport à tout objet, tes relations, tes goûts, tes choix, tout va se modifier. Toutes les données du monde vont se recalculer. Ton axe est le soi liminaire, ta pulsion de vie et non plus l'ego et ses représentations qui t'organisaient avant. Tout change. Les choses ne se représentent plus *avant* de s'éprouver : maintenant ta pensée s'aligne sur l'éprouvé. Tu verras le réel et les autres, tels qu'ils sont et pas tels que tes illusions te les montraient. Tu te recentres autour de ta sensitivité plutôt que l'introspection mentale. Tu renoues avec l'impulsion fondamentale à vivre qui avait mis en branle les processus de l'ego, puis qui s'était dévoyée et étiolée dans les trompe-l'œil de son dispositif capsulaire. Maintenant que ton regard est éclairci, laisse-la faire ta charpente. Laisse-la grandir. Si elle est, si tu es, c'est qu'elle est forte.

Toutes tes capsules ont disparu. Ce qui te distordait, ce qui te voilait s'est levé. À la place apparaît la forme unique que ton être a prise, la forme holographique du vivant en toi qui ne demande qu'à se déployer et se propager. C'est à son bord, au lieu exact de ton contact avec le dehors, que se formeront tes connaissances, tes pensées, tes apprentissages, tes émotions et tes actions, comme émanations de ta propre et unique manière d'éprouver. Ces émanations façonneront la manière unique et particulière de ta présence au monde. Elles te donneront au reste dans lequel tu fendras avec le succès que tu y as rencontré à tes premiers jours, quand ton geste amenait le monde à ta rencontre.

Désormais, tu vas vivre *à ta guise.*

Ainsi, à ta guise, jusqu'au bout, jusqu'à ce que décline ta force vive et qu'elle redevienne aussi ténue que lorsqu'elle s'initia. Alors, tu feras ta dernière rencontre, le lieu du monde où tu prendras congé et s'éteindra ta lumière. À ta guise : ce sera celui auquel ta vie t'aura mené. Une plaine, une ville, un lit, un être, un ciel : le dernier lieu de ta liberté.

Comprendre et honorer son contrat personnel fait avancer dans le souffle de la volonté de son père : à l'endroit de la persistance à vivre, de la pulsion de vie qui guida la fécondation de ce qui devint soi.

Des souris stressées pendant leur enfance transmettent à leurs rejetons des troubles du comportement et du métabolisme par les micro-ARN de leurs spermatozoïdes[1]. Les expériences vécues par les parents sont intégrées dans le bagage génétique de leur descendance : les cellules

---

1 C'est ce qu'a mis en évidence l'équipe de chercheurs de l'Université de Zürich dirigée par Isabelle Mansuy, et qui fait l'objet d'une communication de Gapp, K., Jawaid, A., Sarkies, P., Bohacek, J., Pelczar, P., Prados, J., Farinelli, L., Miska, E. & Mansuy, I. (2014). Implication of sperm RNAs in transgenerational inheritance of the effects of early trauma in mice. *Nature Neuroscience, 17*, 667-669. doi : 10. 1038/nn.3695.

sexuelles, ovules et spermatozoïdes, accumulent l'information épigénétique tout au long de leur vie, qu'elles transmettent autant que les caractéristiques génétiques plus immuables de l'ADN. Ces influences épigénétiques modulent l'expression des gènes selon l'environnement ; aussi, lorsque nous transmettons notre ARN à nos enfants, héritent-ils de caractéristiques dépendant de ce que nous avons vécu. L'évidence scientifique rencontre ce que nous avons vu des traumatismes thématiques qui se transmettent à travers les générations.

Lorsque nous nous libérons, nous nettoyons le filon vital transmis à la génération qui nous suit. Nous libérant de la souffrance, nous ne sommes plus « à sauver ». Le serment filial, avons-nous vu, renaît à chaque fois qu'un enfant naît. Il est un outil majeur au service du vivant. Il est impossible de ne pas le transmettre en germe en donnant la vie. Discerner, et choisir le chemin de sa mort, renoncer à y emporter notre ego, honorer son contrat personnel — c'est préparer sa suite : ne pas encombrer sa descendance des scories de son propre contrat de dupe. Nous libérant de la souffrance, nous invitons nos enfants à aligner leur propre serment filial sur la promesse personnelle que nous nous sommes faite de vivre. Nous leur restituons la totalité de leur propre vitalité, leur transmettons intacte cette part d'héritage.

La souffrance rend stupide. Elle nous souffle de faux raisonnements, de mauvaises raisons. La peur nous remplit de convictions dont nous n'avons de cesse de vouloir convaincre les autres. La peur nous rend méchants. Nous nous justifions des visions du monde dictées par nos systèmes de défense et n'avons que méfiance et intolérance pour ce qui n'est pas conforme à ce que nous pensons. Nous libérant, nous faisons acte éthique par rapport aux autres en nous constituant témoins non plus de représentations illusoires, mais du monde au-dessous des représentations : témoins du processus vital qui nous anime tous.

Si la couche de représentations qui protège notre noyau liminaire s'abîme, n'est plus une peau, mais un carcan, réparer les dégâts est le devoir de chacun pour donner aux autres un monde vivable : ne pas l'encombrer de valeurs viciées, de croyances mortifères ou de devoirs suicidaires.

Se décapsuler soi-même libère le soi de l'emprise du monde, et libère aussi le monde qui peut se concevoir hors des vues étroites de la peur. Se décapsuler inaugure la possibilité d'une rencontre avec le monde qui ne soit pas rapport de force et de crainte, mais présence. Aller mieux avec le reste et donner son geste à la joie ; substituer le pas de danse à la marche des forçats. Se constituer comme témoin de cette possibilité qu'il y a d'être libre. Établir son rapport à autrui sur une éthique de la présence et de la responsabilité, plutôt que de l'absence et de la faute.

Se libérer, c'est reconduire chaque jour sa responsabilité et sa présence : se transformer selon la forme de ce qui vient, et modifier le reste depuis le fond de soi. Si je suis présent, j'ai la responsabilité d'agir dans le milieu qui m'est présent aussi, le réel tel qu'il est. Je cesse de m'accuser d'avoir raté quelque chose, de n'avoir pas pu telle autre, de pleurer mes absents — et de m'absenter dans mes regrets et mes espérances. Présents, nous ajustons le filon de notre vie propre à celui des autres et de toute vie. Nous participons d'un principe vital qui nous dépasse en tant qu'individus et nous étendons nos limites à l'ensemble du monde dont la capsule nous avait séparés. Éprouvant le monde autant que nous-mêmes, indistinctement, nous pouvons laisser aller notre dernier souffle et diluer le fil de notre existence dans le flux universel du vivant.

Que retenir ?

Tableau 14. Les 5 étapes de la prise en soin de soi

1. Prendre pitié de soi : prendre pitié de l'avatar, qui a souffert pour soi.
2. Tuer l'espoir : cesser d'espérer ou d'attendre quoi que ce soit de l'extérieur ou de qui que ce soit.
3. Trahir au plus profond : réaliser que le *contrat filial* n'est pas un contrat ; puis le déchirer, cesser de l'honorer.
4. Accomplir sa mission : accomplir sa promesse personnelle. Porter secours à l'encapsulé et entamer un dialogue avec lui en remettant la temporalité dans la capsule pour que les capsules puissent se dissoudre.
5. Discerner et choisir le chemin de sa mort : après une décapsulation majeure, toutes les postures face à tous les objets du monde peuvent changer. Il devient possible de servir sa vie et non plus l'ego. Faire les bons choix, rencontrer l'autre tel qu'il est, ne plus être esclave d'illusions : respecter le filon vital, c'est vivre sa vie et mourir *à sa guise*. Se libérer permet d'aligner sa promesse personnelle sur le souffle vital qui a animé l'humanité jusqu'ici — et le transmettre plus loin. C'est là le sens de la libération : conduire sa vie, et conduire la vie au-delà de soi : un processus qui nous guidera jusqu'à notre propre fin et nous accorde au flux universel du vivant.

Troisième partie

Résoudre le processus post-traumatique : la méthode IPSCi ou la libération du « croco »

1. Restaurer le mouvement

Les clefs thérapeutiques proposées aux chapitres précédents peuvent ne pas suffire pour libérer un psychisme tendu par la souffrance et la terreur. La résolution post-traumatique s'impose aussi : comme adjuvant, comme précédent, en accompagnement ; c'est égal. Il n'y a pas de mauvais moment pour s'attaquer à ce qui fait mal. Ce que nous proposons maintenant, c'est une méthode à appliquer sans difficulté, seul ou quasiment, de manière à se dégager des traumas qui nous entravent et nous entraînent dans la chaîne infinie de la répétition. Chacun séparément, en groupes, en brochette, par catégorie : tous les cas de figure s'envisageront pour se débarrasser des reflets des événements et non-événements (contextes) traumatiques dont le visage grimace à chaque coin de nos souvenirs et qui se réimposent en silence continuellement.

Évidemment : nous ne nous débarrasserons jamais des événements traumatiques en tant que tels. Ils sont fixés dans notre mémoire et la mémoire ne se reprogramme pas. Nous ne nous débarrasserons pas plus du traumatisme psychique que l'événement, ou le contexte, a causé dans le moment de son apparition. Ce qui est fait est fait. Ce qui a eu lieu, jamais, ne pourra être défait. Ce sur quoi nous pourrons agir, par contre, c'est sur la chaîne traumatique engendrée à la suite de l'événement ou du contexte de départ : l'éternelle répétition de nos blessures, l'inépuisable relent de la peur, le retour obstiné à tout environnement propre à redéclencher la réaction de survie et son *bug* ; et aussi, le haut-le-cœur irrépressible lorsque l'inconnu représente ce qui déjà avait frappé, désigné sous l'appellation de *stress post-traumatique*.

La psychiatrie définit le syndrome de stress post-traumatique comme une « réponse différée ou prolongée à une situation ou à un événement stressant exceptionnellement menaçant ou catastrophique et qui provoquerait des symptômes évidents de détresse chez la plupart des individus[1] ». Sans convoquer d'événement forcément « exceptionnellement catastrophique », une vie, n'importe quelle vie, est traversée au quotidien de microcatastrophes, d'événements stressants, de menaces directes ou indirectes, réelles ou supposées.

---

[1] C'est la définition qu'adopte la *Classification internationale des troubles mentaux et des troubles du comportement* de l'OMS, abrégée *CIM-10*, à la rubrique F43.1.

Une vie se met en risque et en jeu chaque seconde. Les traumatismes que nous avons décrits dans cet ouvrage incluent les grands, les indiscutables désastres, mais la place la plus large revient à ceux qui présentent une figure plus anonyme. Crainte banale de la mort. Préférence d'un aîné. Traces de vieillesse entr'aperçue sur le visage d'un proche. Rupture. Deuil. Rien que la constatation que l'aiguille du temps avance et que l'on va soi-même mourir. Et la solitude. Et la peur de la solitude. Et la peur de cette peur. Même si nous vivons sans bruit, sans fureur et sans grands encombres, l'ensemble de nos traumas fait l'ossature de notre ego. Derrière, quelque chose tremble que nous ne voyons plus, que nous n'entendons plus, que nous ne sentons plus.

La pulsion de vie s'émet inlassablement. Elle dirige nos conduites dans des schèmes que nous recevons dans notre programmation génétique, que nos apprentissages et connaissances personnelles aident à accomplir au mieux pour, chaque seconde, assurer notre survie jusqu'à la prochaine. Parfois — et c'est le trauma — ce système ne marche pas, la pulsion de vie se grippe dans un schème qui ne peut s'accomplir, un mouvement non abouti. À l'endroit de ce mouvement, le réel se lyophilise, le corps, le mental, les émotions se dissolvent et ne peuvent plus fonctionner de concert pour organiser le geste qui sauve. Le substrat de ce trauma est la peur. Quelque chose a menacé notre vie, nous avons senti cette réaction viscérale où les organes se tordent, se serrent avant même que les mots n'arrivent. Après s'organise le cycle de la peur, la chaîne traumatique. Nous revivons les circonstances traumatiques, nous rôdons aux alentours de la peur : elle ne nous quitte plus vraiment. La peur muette, évidente, est un nuage qui crève au moment de l'événement ou de ce que nous sentons comme une menace. Claquante ou à bas bruit, elle est toujours là. Un ciel sur nos têtes.

Quand il y a trauma, elle est son cœur, ce qui nous emprisonne, nous étouffe et nous limite, sans cesse se présente et se représente. Elle est l'entrave majeure de notre vie. Le seul problème qu'il faille résoudre dans une démarche de prise en soin de soi.

Nous avons dit aussi que lorsque le trauma est important, la membrane où le soi liminaire se différencie du reste peut se transformer en une capsule rigide, une prison qui enferme le générateur d'impulsions psycho-somato-cinétiques. La paroi de la capsule amplifie ce tremblement désormais enfermé. Elle est la caisse de résonnance sur laquelle vont se greffer, dans le processus traumatique et la lente édification de notre paysage mental, les représentations subséquentes générées par la peur, substrat glaçant et immobilisant le mouvement dans l'expérience traumatique. La peur exsude de la capsule dans laquelle le tremblement se fige et ne peut se propager comme mouvement. Le processus traumatique est enclenché : plus tard, des traumas secondaires vont pouvoir s'implémenter sur le premier. Des traumas d'autres types vont également se produire, et créer d'autres amas capsulaires qui se conjugueront tous les uns avec les autres. La peur nous fait penser. Échafauder des hypothèses. Tirer des inférences. Elle nous fait nous souvenir. Associer. Elle précipite et catalyse les représentations, qui se déposent comme *condensats de ces expériences répétées.* Ces représentations vont renforcer le système capsulaire tout au long de notre vie et contribuer à former notre système d'interaction avec le monde : une défense armée qui édifie la structure holographique et capsulaire de notre ego. Le soi liminaire, la pulsion de vie risquent bien de se trouver en fin de compte étouffés dans cette prolifération et ses *concrétions de la peur*, qui finissent par occuper et assombrir une grande part de la psychosphère.

Déboîter ces blocs de peurs minéralisés par le processus traumatique libère le noyau de sa contrainte, dissout les capsules et permet que recoule la vie. Telle est la voie thérapeutique que nous proposons pour la résolution post-traumatique. Manipuler ces objets psychiques premiers, ces représentations issues de la peur condensées en agrégats : pour que se détende le velours du dispositif capsulaire, que se lissent ses chatoiements et qu'il retrouve sa nature d'origine. Lorsqu'il était la fragile limite, le point de contact entre le dedans et le dehors, tendre mouvance selon le souffle du cours vital, une peau de satin et de velours prête à se hérisser et à s'offrir, concave, convexe selon la caresse ou l'obstacle.

Pour manipuler les objets de la peur transformés en représentations, il faut les *purger de leur condensation.* Désagréger les fibrosités.

Cela ne se pratique pas par des injonctions à « dépasser sa peur ». La peur ne se dépasse pas : elle n'a pas de limite extérieure et occupe tout le champ d'une vie. Cela ne se passe pas par le remplacement de représentations par d'autres, par la substitution de croyances, ni par le passage en revue, par la psychothérapie verbale, de nos blessures et courbatures psychiques. Remuer des blocs de représentations en les laissant intacts ne fait rien d'autre que les configurer autrement, mais toujours comme représentations : propager ce cancer ailleurs et par d'autres voies. Tergiverser sur nos névroses ne fait rien d'autre que renforcer nos egos. La peur demeure puisque justement, elle est indicible et plus qu'intime : consubstantielle de l'existence et soubassement de nos entraves.

Le système nerveux et la peau sont issus de la même origine embryonnaire, l'ectoderme, qui donne lieu à tous les tissus en charge de la perception, internes et externes. Leur nature d'interface, de lieu d'échanges entre interne et externe en fait aussi le site où se produit la peur. L'ectoderme, si l'on peut dire, est la membrane de l'être, qui peut, si les conditions sont mauvaises, se rigidifier à la manière d'une capsule globale. La peau se hérisse et les rythmes cérébraux vont jusqu'à se disloquer. Le mouvement est l'expression de la vie animale : il permet d'explorer l'environnement, de se nourrir, se protéger... De l'intérieur, le mouvement permet aussi de définir limites et frontières entre ce qui est soi et qui bouge d'une certaine manière, et le reste qui bouge différemment. Tant que le mouvement interne est possible, l'équilibre entre l'interne et l'externe est possible. Quand le mouvement n'est pas possible, la pression externe se cristallise et l'immobilité s'empare de l'intérieur. On est, comme on dit, « cloué ». Figé. Fixé. Corps et psyché peuvent être pris entièrement par la rigidité capsulaire, l'immobilité traumatique : l'extrême de ce processus étant la mort psychique et physique.

La voie thérapeutique que nous proposons consiste à libérer le mouvement dans le corps et le psychisme (émotions et cognitions) figés par la peur. Il s'agit de réintroduire le liant (le mouvement) qui faisait aller ensemble le corps, les émotions, la pensée avec le réel, et qui s'est retiré des composants mis en jeu dans l'événement ou le contexte traumatique.

Nous avons évoqué la continuité physique entre le son, la vibration, la myoclonie, le frisson solennel, le tremblement, le geste comme déploiements de la même entité, le mouvement, selon ses substrats matériels, vivants ou non vivants. Notre voie thérapeutique porte à libérer cet essentiel tremblement, dénominateur commun de tout mouvement chez l'être humain, dans sa fréquence particulière ; lui redonner corps.

Le mouvement est seul à même de défiger les blocs hiératiques de nos croyances, de nos pensées, de nos émotions, et transforme les circuits dans lesquels ils se sont raidis. La peur tapisse et rigidifie la paroi de la capsule. Elle donne une consistance matérielle à la limite entre le soi et le reste. Elle fabrique des concepts et des représentations. Lorsque le mouvement l'atomise, elle se redissout dans le continuum du vivant qui peut alors poursuivre son cours.

Restaurer le mouvement, c'est revenir à l'impulsion liminaire qui fait vie. C'est à cela que visent les protocoles thérapeutiques que nous présentons ici : le mouvement restauré est seul à même de liquider la chaîne post-traumatique et libérer l'espace intérieur de ses scléroses.

Que retenir ?

Tableau 15. Restaurer le mouvement

Les traumatismes nous rigidifient dans des postures de souffrance. **Travailler sur nos traumatismes peut être une nécessité.**
La peur est le **cœur du traumatisme et de la chaîne traumatique.** Elle se manifeste comme **sensation viscérale : au moment du danger,** et ensuite, se re-présentant à la faveur du **processus traumatique** qu'elle engage.
Elle est le seul problème à résoudre dans une démarche de soin psychique.
Processus de la peur : au moment du **danger**, dans le trauma, **le soi liminaire**, la pulsion vitale **s'encapsule. La peur amplifie** son tremblement confiné derrière la paroi capsulaire et **précipite les représentations** qui se forment à la surface de la capsule. Les représentations en question, **concrétions de la peur**, s'accumulent et forment le **système de défense belligérant** qui nous guidera **dans le monde et fondera** désormais les représentations de **notre psychosphère.**
Travailler sur ses traumatismes revient à dé-condenser les agrégats de la peur qui rigidifient la capsule et encombrent la psychosphère de leurs projections.
Cette dissolution se fera par le **mouvement.** **Le mouvement dé-condensera les blocs de peur à la surface de la capsule ou de la construction capsulaire globale, et libérera la pulsion vitale et le soi liminaire encapsulé.**

2. Les protocoles d'intégration psycho-somato-cinétique (IPSCi)

Un travail sur deux axes : purge de la pulsion et représentations (souvenir)

L'instant traumatique a privé l'individu de toute capacité d'agir, bloqué sa pulsion de survie. Nous postulons que le traitement de la chaîne post-traumatique est à même de le ramener à son agentivité : de lui restaurer sa puissance, sa capacité à être l'agent de ses actes et non subir une pseudo-destinée de souffrance.

Nous l'avons vu, tout travail post-traumatique devra toucher les deux composantes qui ont constitué l'événement, ou le contexte, comme traumatique : absence de purge de la pulsion d'une part, et représentations autour de l'événement traumatique, de l'autre.

Le croco, avons-nous dit, est énergie et mouvement. Le traumatisme psychologique est une situation conviant l'individu, ultérieurement, à la répétition du schème moteur réponse non abouti sur le moment, contenant désormais le virus de son inaboutissement. S'il se rattache bien à un événement source, ses conséquences se propagent tout au long de la vie. L'individu, chez qui les instances reptiliennes ont pris le pouvoir, recherchera des situations pouvant libérer à nouveau leurs commandes — avec l'interruption incluse dans le schème traumatique. La spirale des répétitions existentielles des représentations viciées et des déformations posturales peut dérouler ses volutes et l'individu, contempler l'échec de sa vie.

Le traitement de la chaîne post-traumatique implique, sur le plan de la représentation et du souvenir, de rattacher l'événement ou le contexte actuel aux expériences déjà vécues du même ordre, remontant la chaîne jusqu'à l'événement ou au contexte source si possible. Souvent, ce dernier ne peut être atteint tout de suite, enseveli qu'il est sous une couche de traumatismes empilés à sa suite. Déminer la chaîne des traumatismes subséquents libérera son accès, d'une part, et contribuera aussi à dissoudre la rigidité du schème moteur qu'il a intronisé avec son *bug*.

Les productions amygdaliennes, celles du cerveau reptilien, ne sont pas des souvenirs ni de l'émotion, mais de l'énergie et du mouvement mis en branle par des réactions viscérales. Par contre, enclenchant des comportements, elles sont enchâssées dans la chaîne événementielle qui fait la trame du souvenir et des émotions. C'est ainsi que le souvenir d'une scène, d'un événement traumatique, peut être une voie d'accès au programme amygdalien : c'est cette voie que suivra le protocole que nous appelons *événementiel*.

La réaction amygdalienne peut aussi être provoquée par un contexte. Le contexte scolaire peut être source de trauma en soi pour qui a développé une phobie scolaire. Il en va de même d'un lieu dans lequel la personne se serait sentie menacée, maison familiale, hôpital. Il peut s'agir moins d'un lieu particulier que d'une ambiance diffuse, par exemple celle qui règne dans une salle d'examens ou dans tout autre contexte dans lesquels la personne s'est sentie jugée et menacée d'exclusion. Pour ces cas plus diffus, le protocole *contextuel* s'appliquera avec plus de succès puisqu'aucune scène précise ne pourra être sollicitée pour réveiller le croco.

Par les processus de répétition et d'association, les traumas tendent à se mettre en grappes, à former des constellations qui vont petit à petit infléchir notre horizon de pensée et donner les reliefs de notre caractère. Nous avons vu que des éléments traumatiques pouvaient ainsi se transmettre de génération en génération. Le protocole *thématique* est destiné à travailler ces souffrances acquises qui peu à peu se transforment en ce que nous pensons inné. Lorsqu'il se transforme en protocole *panoptique*, c'est l'ensemble de nos traumatismes, l'ensemble de notre vie qui se remodèle en s'allégeant des condensats.

La thérapie d'Intégration psycho-somato-cinétique est une création originale de Davor Komplita, nourrie d'inspirations aussi diverses que le *Somatic Experiencing* de Levine, la programmation neurolinguistique de Bender et Grinder, l'hypnose ericksonienne, le déconditionnement, la sophrologie, les méthodes de déprogrammation de l'aspect traumatique des événements réalisées sous Indéral dans le cas de stress post-traumatique. Komplita a mis au point les protocoles d'intégration psycho-somato-cinétique conjointement à la théorie du trauma que nous exposons ici : une correspondance naturelle entre théorie et pratique, entre observation et action que nous poursuivons, depuis, chaque jour.

Nous avons appelé notre méthode *Intégration Psycho-Somato-Cinétique*, abrégée IPSCi, puisqu'elle vise à intégrer les composantes psychiques (émotionnelles et cognitives), somatiques (posturales et viscérales), et le mouvement dont elles ont été privées. L'immobilisation au moment du trauma a entraîné leur dissociation, laquelle a entraîné à son tour leur impossibilité à pouvoir se réintégrer pour aboutir — et leur tendance, à l'opposé, à se réaccréter de nouveau de manière dissociée à la rencontre du réel, dans la répétition traumatique.

Restaurer le mouvement, remettre le liant entre psyché et soma à l'endroit du réel qui les dissocie. Telle est l'intégration que nous voulons opérer.

Mobilisation du système implicite

L'Intégration psycho-somato-cinétique ne fait pas intervenir le niveau verbal des représentations. Elle s'opère au niveau, structurel, de l'origine, du lieu où elles se font. Si les représentations que nous avons de nos événements marquants, de nos vies, se restructurent et se modifient bel et bien avec IPSCi, ce n'est pas grâce à des associations ou manipulation de concepts et de souvenirs comme dans les thérapies classiques.

Nous conduisons le travail au niveau de la structuration pré-cognitive, pré-représentationnelle, pré-consciente de la représentation. Au niveau des arcanes moteurs, viscéraux, qui sont l'aube du geste et de toute pensée. Pour cela, nous inscrivons le travail des protocoles IPSCi au niveau des processus *implicites* plutôt qu'explicites : là où, nous l'avons vu au chapitre 3, les unités de traitement cognitif échappent à la conscience et la volonté pour se livrer aux nécessités biologiques régissant le vouloir-vivre, la tension vers la survie.

Nous avons recours à la *synesthésie* pour la création d'objets qui seront les marqueurs des réactions viscérales, leur traduction en représentation sensorielle descriptible. De ces objets, nous pourrons suivre le devenir, jusqu'à leur disparition lorsque la pulsion motrice aura été accomplie jusqu'au bout, « purgée ». La synesthésie, nous l'avons vu au chapitre 3, s'inscrit au cœur du système implicite reliant les cortex sensoriels entre eux.

Une autre voie de traitement implicite est celle par laquelle nous mettons les patients en position de *visualiser leur corps propre, ou des scènes.* Cette position *méta* le convie à s'observer de l'extérieur : à la troisième personne, comme dit le langage des jeux vidéo. La position *méta* recrute les neurones miroirs et canoniques, ceux de la mémoire procédurale et probablement, du cervelet comme plateforme de contrôle et de coordination de toutes ces unités avec les cortex : des structures qui font, toutes, partie des systèmes implicites.

Les unités de traitement implicites du cerveau sont les lieux où se déterminent, sous la poussée des instincts, les comportements dans leur forme la plus efficace et efficiente. Nous apprenons à lacer nos chaussures avec l'aide de la mémoire explicite : nous nous récitons les étapes de la procédure l'une après l'autre, enchaînons les étapes à grand effort. Puis, lorsque la procédure est apprise, elle passe dans les circuits de la mémoire implicite : nous la réussissons parfaitement, automatiquement et sans y penser.

Dans les unités implicites du traitement cérébral de l'information et de la motricité résident les schèmes des processus moteurs que nous réalisons automatiquement (incluant les schèmes moteurs réponses de type fuite-combat-fige). Ces unités sont étroitement connectées avec le système reptilien, et notamment l'amygdale responsable de réguler les comportements par rapport aux émotions et la perception de la menace : c'est de ce niveau implicite et non conscient que partent les commandes pour les schèmes moteurs réponses à la menace. C'est dans ces couches que nous allons travailler.

Mobilisation à partir de la réaction viscérale

Car c'est bien la spécificité de nos protocoles, de traiter le trauma au niveau de la *réaction viscérale* et du *mouvement*, recrutant les circuits amygdaliens et les schèmes moteurs réponses spécifiques plutôt que la représentation et la dissection verbale des comportements. Les protocoles d'intégration psycho-somato-cinétique nous rapportent à un niveau pré-cortical, instinctuel et viscéral d'orientation des comportements, pour restaurer des schèmes moteurs bloqués.

Ce retour au *corpus delicti* dans son sens le plus littéral, le plus incarné et corporel, confère son efficacité à l'IPSCi. Le traumatisme n'est pas une question d'émotion, d'événement ou de représentation, mais de viscères et de mouvement. Le traitement du trauma s'adressera directement à la partie lésée : il est illusoire de gloser indéfiniment sur le représentable et le non représenté alors qu'il est logique, au contraire, de remobiliser sans un mot les viscères restés figés.

Autonomie des protocoles IPSCi

Les protocoles font le travail tout seuls. De l'extérieur, le thérapeute, s'il y en a un, n'aura même pas besoin de connaître le traumatisme traité : le patient sera dépositaire, bien plus que dans toute autre démarche psychothérapeutique, de la démarche en elle-même et de ses contenus, protégés au cœur de son intimité. Contrairement aux thérapies classiques, il ne s'agit pas de livrer des représentations et de les analyser, de modifier un jugement, de résoudre un conflit, ni d'exprimer des émotions. La pathologie étant celle de l'immobilité, le soin consiste à restaurer le mouvement et le laisser opérer son travail secret de refonte dans la structuration intime de l'éprouvé. Tout organisme tend, farouchement, jusqu'au bout, à guérir et à vivre. On ne « fait » pas un protocole IPSCi : on laisse simplement la place pour que le processus de recouvrement, de régénération, se fasse seul.

Le contrat thérapeutique, quand IPSCi est pratiqué par un thérapeute, sera présent, bien sûr, sous la forme de la confiance qui permet que la personne se livre à la passation du protocole sous le guidage et le regard d'un tiers.

Les protocoles, minutieusement calibrés, relativement complexes dans les étapes de leur passation, peuvent cependant s'apprendre sans difficulté. Une fois que l'on a compris les étapes théoriques et passé soi-même à la pratique quelques fois, l'évidence de leur déroulement s'impose. C'est ce qui fait de ces protocoles des outils puissants : on peut rapidement se les administrer soi-même, en suivant mentalement les étapes. Cette auto-administration convie à une position *méta* par rapport à son propre trauma, qui est déjà une position autothérapeutique. Quelle que soit la souffrance, quelque tragique en soit le contenu, on est aussi, toujours, le contenant de ce qui se passe. On est toujours habilité à agir sur les processus qui régissent les contenus. Le travail sur soi, dans cette posture de surplomb, est une joie qui permet de se distancer de ses tragédies personnelles et d'envisager l'événement, quel qu'il soit, comme le réel qui advient sans altérer le courant vital auquel on puise pour se régénérer. Ce n'est pas seulement du fond de son fleuve de douleur que l'on effectue les protocoles IPSCi, mais bien aussi du rivage. Dévier le cours du fleuve, de nos processus mentaux, est une des grandes facultés humaines — si peu exploitée cependant dans la vie courante qui nous voit nous arc-bouter sur nos certitudes, nos habitudes, et forcer les postures gauchies par l'expérience.

En séminaire de groupe, les participants apprennent à s'administrer les uns les autres les protocoles. Pas besoin d'avoir fait des études de psychiatrie pour le faire ! Pas besoin non plus de disposer de formations spécifiques pour aider autrui à remanier le cours profond de ses processus mentaux. Nous encourageons quiconque a appris le protocole à ne pas hésiter à le faire passer à des proches en situation de nécessité. Il ne s'agit pas de s'improviser psychothérapeute et de passer systématiquement en revue l'ensemble des traumas de son pauvre conjoint, mais d'aider, immédiatement, une personne qui vient d'échapper à un événement potentiellement traumatisant : incendie, catastrophe naturelle, conflit, rupture… De l'aider en lui permettant d'achever le cycle moteur enclenché par son croco, que certainement, dans la vie naturelle, elle aura bien soigneusement réprimé pour conserver une apparence civilisée malgré ce qui la frappait.

Aider autrui de manière efficace, dans cet acte de maturité qui consiste à redéfinir le cours de ses processus mentaux et de ses représentations, à faire face à la présentation du monde, est une jubilation qui prend sa source dans le courant vital dont nous sommes tous issus. Elle ouvre à une éthique fondée sur la communauté de l'expérience humaine, et sur l'efficacité des pratiques plutôt que des discours d'intention. Les protocoles IPSCi sont des outils au service de l'être ensemble.

Pérennité de l'effet IPSCi

Comme ils se sont attachés à refondre les processus et les représentations, l'effet des protocoles demeure pérenne et ne s'efface pas au cours du temps. Il y a un avant, et un après l'acquisition d'une connaissance implicite. Ce n'est pas une théorie que l'on peut oublier ou laisser inactive. Sauf lésion cérébrale gravissime, on n'oublie pas comment marcher ou lacer ses chaussures ! Les protocoles vont travailler dans les profondeurs des circuits qui fondent nos pratiques, y implantent des unités de connaissance nouvelles qui continuent à agir en profondeur. Ce qui est implicite ne peut être délogé facilement. Les nouvelles représentations engendrées lors des protocoles vont continuer à agir et concurrencer les anciennes mises dans les circuits mentaux au moment de l'épisode ou du contexte traumatique d'origine.

Et surtout : un croco éteint ne se rallume plus. Un processus arrivé à son terme ne renaît pas de ses cendres. Avec la passation du protocole, la réaction chimique est arrivée au bout. Cela ne veut pas dire qu'il ne se produira pas un autre traumatisme à la faveur des événements de la vie ; mais le trauma, ou l'ensemble de traumas, travaillé lors du protocole, lui, aura terminé d'imposer au courant psychique son emprise délétère.

Dès les premiers jours après l'administration du protocole, les bienfaits se font sentir : améliorations posturales, somatiques, avec la disparition de symptômes physiques en relation avec les crispations rémanentes des grands muscles profonds destinées à « contenir » la réaction viscérale toujours présente à bas bruit. Contractures, maux de dos, céphalées, désordres intestinaux s'atténuent sans bruit. La respiration se fait plus ample. Des modifications émotionnelles majeures surviennent rapidement aussi, autant face à de nouveaux événements qu'en regard du souvenir travaillé dans le protocole. La reviviscence de l'événement traumatique cesse. Une mémoire libérée et élargie se met à disposition pour enregistrer de nouvelles connaissances. D'autres souvenirs, moins chargés en émotions et occultés précédemment par le processus traumatique, peuvent resurgir. Le système exécutif, également libéré des contraintes associatives immédiates qui le liaient aux instances amygdaliennes, peut explorer d'autres solutions, d'autres *patterns* de réponse que ceux sur lesquels il était resté figé en position réponse unique : la pensée s'élargit.

Avertissement pour la passation

Nous donnons les protocoles dans leur formulation littérale, telle qu'elle doit être administrée. Il est important de suivre les consignes à la lettre, car elles traduisent l'ordre dans lequel les étapes doivent s'effectuer.

Le vouvoiement ou le tutoiement peuvent être choisis par le thérapeute en fonction de l'usage en vigueur. Nous avons choisi, pour la description des consignes, le tutoiement puisque celui-ci est implicite lors de l'auto-administration, c'est-à-dire lorsqu'on se parle à soi-même.

Un premier tableau, pour chaque étape, résume les principes techniques de ce qui y sera effectué.

Suit le tableau ombré, dans lequel sont données les consignes *verbatim*. Dans la première colonne figurent les titres des étapes et les informations de position physique (assis, debout) pendant la passation. Les consignes, en couleur, occupent la colonne du milieu. La troisième colonne détaille les mécanismes neurophysiologiques et neuropsychologiques à l'œuvre (en caractères droits). En italiques y figurent aussi des indications utiles sur des formulations des consignes.

Les commentaires de la première et de la troisième colonne sont donnés pour faciliter la compréhension du protocole, mais ils ne doivent évidemment pas être lus, ou émis, pendant son administration.

Nous indiquons les protocoles dans la situation standard où ils sont passés par un tiers. Il n'est pas difficile, après avoir acquis un peu de pratique, de se les administrer soi-même en suivant la formulation en couleur à l'identique.

Dans l'énoncé des protocoles, nous appelons *Pilote* le tiers qui donne les consignes et guide la passation ; celui à qui le protocole est administré, nous l'appelons le *Voyageur*.

Le pilote doit s'assurer que le voyageur a effectué la consigne avant de passer à la suivante. Il est important de maintenir le contact verbal, que le voyageur puisse décrire où il en est de ses visualisations, et que le pilote vérifie si les étapes se passent à l'aide de questions (*« tu y es ? », « C'est fait ? »*).

Une version « filée » des protocoles sans commentaires est donnée en *addendum* en fin de cet ouvrage : nous recommandons d'utiliser celle-ci pour l'autopassation et la passation par un tiers.

Que retenir ?

Tableau 16. Les protocoles IPSCi

Deux axes de travail : la purge de la pulsion et la représentation (souvenir).
Le travail se fait dans les circuits implicites du traitement cérébral : il recrute la synesthésie, la position méta et les schèmes moteurs implicites et procéduraux. Il mobilise le niveau viscéral resté inabouti dans le traumatisme.
Le travail effectué par les protocoles IPSCi est **autonome et pérenne**. Il ne fait pas appel à la volonté, mais se déroule au niveau préconscient et restructure durablement les représentations.
Les protocoles s'administrent en suivant les consignes dans l'ordre et pas à pas.

3. Protocole IPSCi événementiel

Le protocole événementiel m'a permis de me débarrasser de la composante émotionnelle insoutenable de mes nombreux accidents de vie, qui me définissaient, m'obsédaient, me condamnaient à jamais à n'être rien, à souffrir, à cause d'événements que je n'aurais jamais souhaité vivre. Je n'arrive même plus à me souvenir de ce que cela pouvait être, je dois faire un gros effort pour me souvenir de la personne que j'ai été et des souffrances qui l'avaient créée. Je n'étais que souffrance. Maintenant, le passé est devenu creux, sans substance.

Une patiente

Introduction

Le plus complexe des protocoles pour ce qui est du nombre des étapes et de leur diversité, le protocole événementiel, abordé en première prise de contact avec la méthode IPSCi, permet de se familiariser avec sa technique et son univers.

Il liquide l'effet post-traumatique de l'événement en une fois.

Lorsqu'un événement est ancien, majeur et a donné lieu à beaucoup de ramifications, lorsque de nombreux traumas secondaires se sont greffés sur sa matrice, on ne parvient souvent pas à l'atteindre en un coup : des approches portant sur des événements secondaires sont nécessaires avant d'aborder l'événement fondateur qui ne se dévoile pas tout de suite. Traiter plusieurs chaînes de crocos peut s'avérer nécessaire avant d'avoir accès à l'événement fondateur et de pouvoir purger la totalité de la réaction amygdalienne.

Le protocole événementiel est celui abordé en premier, car, dans une biographie humaine, il y a toujours un ou plusieurs événement(s) fondateur(s) et essentiel(s) dans la création de chaînes traumatiques. D'autre part, l'événement, défini et circonscrit spatiotemporellement comme tel, est plus facile à dégager que toute autre modalité plus contextuelle et diffuse du mal-être.

À partir d'un événement traumatogène identifié, notre voie d'accès est simple. Une fois le souvenir source attrapé, il n'y a qu'à suivre le protocole pas à pas.

Les deux premières étapes (activation mnésique et purge motrice) purgent l'énergie du circuit amygdalien. L'étape 3 restructure le fichier de représentations liées au souvenir. L'étape 4 régénère les forces en replaçant la personne et sa problématique parmi les objets et la matière du monde.

Guide et consignes pour la passation

Étape 1 : réactivation

Présentation :

Tableau 17. IPSCI événementiel, étape 1

Phase 0 Préparation	**Déterminer une scène**, un souvenir traumatique. Identifier qu'il ne s'agit pas d'une *mauvaise expérience*, mais bien d'un traumatisme : **des questions de survie, une peur ou la sensation de mourir, d'être gravement atteint dans sa vitalité, d'être abandonné sous-tendent l'événement**.
	Rassurer le voyageur qui prend son premier contact avec IPSCi. La procédure n'est pas dangereuse. Il ne risque pas de rester « bloqué » dans des représentations douloureuses. Il ne risque pas non plus de réveiller des pensées et des émotions encore plus douloureuses. Tout au plus risque-t-il de ne pas pouvoir se libérer de la rémanence actuelle d'un énorme trauma d'un seul coup et devra-t-il le retravailler afin d'en venir à bout.
	Le pilote est assis face au voyageur, à une distance qui permet de le voir de la tête aux pieds et de regarder son plexus : position et distance qui permettent d'observer les **micromouvements et les mouvements respiratoires**.

	Le voyageur est assis, de préférence sur une chaise à roulette sans accoudoir qui pourra se déplacer pendant le travail, pieds à plat. **Les avant-bras reposent latéralement sur ses cuisses, paumes sur les tranches, se faisant face, dans une position détendue.**
Phase 1 Réactiver le souvenir	La **focalisation successive sur toutes les modalités sensorielles** permettra la plus précise **réactivation** possible. Cette réactivation, allant puiser dans les circuits cérébraux où sont stockés les souvenirs, provoque la liquéfaction de certaines protéines : le terrain est propice pour que le souvenir soit « retravaillé » de l'intérieur.
Phase 2 Création de la synesthésie (*l'objet*)	À la réactivation du souvenir, **l'éprouvé viscéral va se réactiver aussi. On le matérialise en un *objet***, grâce à la fonction **synesthésique** qui associe plusieurs modalités sensorielles. Les sensations viscérales sont moins bien cartographiées que les sensations données par le contact avec le monde externe. Au quotidien, il est important d'avoir des informations précises sur ce que procure le contact avec le monde ; il l'est beaucoup moins de préciser en détail les natures des sensations internes, qui ne se traitent pas selon la volonté, mais sont l'affaire des circuits cérébraux automatiques qui s'occupent du corps. Par conséquent, l'appareil intéroceptif est largement ignoré de notre conscience. Le protocole conduit à sentir plus précisément, à l'aide des synesthésies, cette partie de notre système nerveux et physiologique, et de connecter ces sensations aux représentations que les fonctions cognitives ont construites au moment du choc traumatique. De cet objet **représentable, traçable,** on pourra **suivre la transformation.**

Consignes :

Phase 0	Préparation et mise en condition	
Pilote et voyageur assis l'un en face de l'autre	- **Le protocole est long. Tu vas suivre les consignes que je te donnerai tranquillement pas à pas.** - **Tu ne raconteras rien des scènes précises, mais je te poserai des questions régulièrement et tu me répondras.** - **Le contact verbal sera toujours maintenu.**	

Phase 1	**Réactivation du souvenir**	
	- Tu as la scène ? Ferme les yeux.	
Yeux fermés	**- Tu vas t'immerger dans le souvenir : uniquement la scène, comme tu l'as vue à l'époque, sans les émotions qu'il faudra laisser de côté.** **- Quand tu es dans le contexte, dis-le-moi.**	*Quand le voyageur est en situation, le pilote perçoit des signes sur sa mimique, sa position.*
1. Vision	**- Il faut que la scène occupe tout le champ visuel.** **- Tu vois la scène comme tu l'as vue de tes propres yeux à l'époque. En vision subjective.** **- La scène est en couleurs, en mouvement. Ce n'est pas une photo.** **- Procède à l'ouverture panoramique de la vision, tu es au milieu et observes la scène à 360 °.** **- Note bien les détails de la scène, les objets, inspecte l'espace.**	Dans la vision subjective, la personne ne voit pas son propre corps dans son entier : elle voit la scène à partir de ses propres yeux. Elle se plonge dedans, et ne la voit pas comme une scène de cinéma.
2. Ouïe	**- Tu retrouves tous les sons enregistrés à ce moment-là.** **- Il y a toujours des petits bruits, des voix, peut-être même discrets, écoute bien. N'oublie pas d'inclure ta propre voix, ta respiration.** **- Dispose ces sons dans l'espace, les directions dont ils provenaient à l'époque.** **- Fais une image stéréophonique du lieu, avec les sons répartis autour de toi comme ils venaient à l'époque.** **- Retrouve l'ambiance acoustique du lieu.**	
	Synchronise le son et l'image.	

3. Odorat	**- Tu vas renifler, comme ça, et retrouver les odeurs de la scène.**	*Le pilote procède à trois, puis un reniflements exploratoires.*
	- Synchronise le son, l'image et les odeurs. Le souvenir défile en boucle.	
4.Sensations spécifiques de la bouche et de la langue	**- Observe les réactions de ta langue, ce qui se passe dans la bouche, la pression de la langue sur le palais, le tonus.** **- La langue formule une réaction motrice à l'événement, qui est un commentaire, une prise de position sur la situation.**	
	- Synchronise la langue, le son, les images, les odeurs. Le souvenir défile toujours.	
5.Toucher : la peau, les sensations perceptives	**- Observe les sensations enregistrées sur la peau. Chaud, froid, humide, sec, mouillé…** **- Quelle est la réaction de la peau à l'événement, la sensation ?**	
6.Toucher : le corps, les sensations tactiles	**- Observe les contacts physiques directs que tu as enregistrés avec les parties de ton corps.** **- Fais le film tactile de l'événement : tout ce qui a touché ton corps, les contacts physiques, les meubles, le sol, les vêtements, le contact avec ton propre corps, avec autrui, des objets…** **- Retrouve tout l'enregistrement tactile de la situation.**	
	Synchronise.	
7.Réactions musculaires : les grands muscles	**- Retrouve le tonus musculaire, tel qu'il s'est modifié dès le début de l'événement.** **- Observe la réaction des grands muscles de la motricité, les jambes, les**	

	bras. **- Retrouve les sensations du corps, comment il agit à ce moment-là.**	
	Synchronise avec le reste.	
8.Réaction des muscles profonds : respiration	**- Observe ta respiration, dès que l'événement démarre, ses modifications, ce que devient son rythme.**	
	Synchronise.	
9.Émotions	**- Observe tes réactions émotionnelles.** **- Décompose-les en les deux, trois ou quatre émotions primaires, de base, qui font le cocktail émotionnel, unique et spécifique, que l'événement a provoqué.** **- Les émotions de base sont la joie, la colère, la peur, la tristesse, la surprise, le dégoût. Différencie les constituants, tu les as repérés ?** **- Peux-tu discerner les proportions de chaque émotion ? Sépare de manière à avoir la recette du cocktail émotionnel (10 % ceci, 30 % cela…).**	La décomposition neutralise les émotions : le voyageur ne va pas « tomber » dans les émotions, qui ne sont ni le problème ni la solution. *On ne favorise pas l'expression de ces émotions, mais on vérifie que le voyageur les a identifiées et que peut se reconstituer la recette de la réaction émotionnelle.*
10.Cognitions	**- Tu observes la pensée qui te vient quand la situation commence, quelle est l'expression qui te saute à l'esprit à ce moment ?** **- Quelle est ta réaction mentale, verbale ?** **- En un mot, une phrase… Tu l'as ?**	
Récapitulation	**- Tu synchronises toutes les**	

	sensations : **- Vision panoramique, complète, en couleurs et en mouvements** **- Perception de tous les sons dans l'espace** **- Perception de l'atmosphère odorante, de la signature odorante** **- La langue, sensation en bouche** **- Réaction sur la peau** **- Contact tactile sur le corps** **- Réaction des bras et des jambes, des muscles** **- Respiration** **- Émotions** **- La pensée.**	

Phase 2	**Synesthésies et réactions viscérales : création de l'objet synesthésique**	
L'objet	**- Gardant les yeux fermés, tu observes l'intérieur de ton corps : le cou, le ventre, le bas-ventre. Quelles sont les sensations viscérales, internes ?** **- Tu observes la sensation viscérale, interne, la plus forte.** **- Tu montres où ça se trouve, dans quelle partie.** **- Tu fais le contour, avec le doigt, d'où elle se trouve.** **- Dessine la forme. Quelle forme ça a ?** **- Quel type de sensation se trouve là ?**	*Verbaliser : rond, carré…* *Pression, crispé…*
	- Fais un effort de visualisation de cette zone, en trois dimensions, comme un scanner, en transparence. **- En trois dimensions, quelle forme a cette zone ?** **- Quelle taille a cette forme ?** **- Comment est-elle orientée ?** **- Sa couleur ?**	

	- Comment est sa surface ? Régulière, grumeleuse... ? **- L'objet est-il mat, brillant ?** **- Plus chaud ou plus froid que toi ?** **- Lourd ou léger ? Par rapport au poids d'une brique de lait ?** **- Dur ou mou ?** **- Plein ou creux ?** **- En quelle matière est-il ?**	
	- On résume les caractéristiques de l'objet. *Il est...* **- Tu l'as ?** **- Tu es le spécialiste de cet objet, tu vas le surveiller.**	*Le pilote fait la liste des caractéristiques de l'objet*

Étape 2 : purge motrice

Présentation

Tableau 18. IPSCI événementiel, étape 2

	Activer à la fois l'objet et le souvenir, en même temps, maintient une double attention au contexte interne, la sensation, et externe, le souvenir. Cette double attention met la personne dans une **position *méta*** qui permet de travailler sur les processus, les contenants, autant que sur les contenus. Elle transporte le travail au niveau des **circuits implicites**, qui vont ajuster la posture interne à la stimulation externe provenant de l'environnement.
Phase 3 Phase motrice de liquidation de la pulsion	Le **cycle complet de mouvement prévu dans le schème moteur réponse enclenché par la scène source sera accompli** et « terminé ». Le schème moteur commence par des **micromouvements** qui s'amplifient, puis se resserrent jusqu'au tremblement. L'objet matérialisant les sensations de la pulsion viscérale reste connecté pendant tout le déroulement, et se transforme grâce au mouvement, jusqu'à **disparaître** puisque l'accomplissement jusqu'au bout des cycles moteurs a éteint la pulsion viscérale.
Phase 4	**Le nettoyage** signe **l'achèvement de l'action de survie**.

Nettoyage et reconstitution du schéma corporel	Toutes les proies venant d'échapper à un prédateur se lavent, car les prédateurs sentent les odeurs. On procède ensuite à la **reconstitution du schéma corporel** tranche par tranche. **Sortir du corps et s'observer de l'extérieur parachève cette reconstruction et** remet dans la position *méta* qui permet d'opérer sur les processus. **Le corps est libéré de la fige de la pulsion et l'état d'esprit a changé, ce qui se marque par l'attribution d'une couleur.**

Consignes :

Phase 3	**Phase motrice de liquidation de la pulsion (dissolution de l'objet)**	
Observation	- **Observe bien cet objet, et réactive le souvenir.** - **Tu as la scène, et conscience de cet objet à l'intérieur.** - **Pendant l'observation, observe dans quel état sont tes bras, tes jambes.**	*Faire verbaliser si besoin.* L'activation traumatique qui a débuté active en même temps l'inhibition motrice : les segments sont perçus comme lourds, paralysés.
Attente du micromouvement	- **Tu vas faire attention à leurs mouvements subtils.** - **Tu te concentres sur cet objet tout en étant toujours dans le contexte de la scène.** - **Tu as conscience de cet objet, tu laisses tourner le scénario, en boucle, simultanément le souvenir de la scène, et l'objet.**	- *Le pilote est attentif à l'observation d'un micromouvement*. Le micromouvement est le résultat de l'activation collatérale du croco et de son inhibition dans le trauma : les systèmes antagonistes sont mis en mouvement et le micromouvement résulte de la fuite de la « vapeur sous le couvercle ». Le tressaillement est l'amorce du mouvement archétypal du croco, encore restreint dans son amplitude par les systèmes inhibiteurs.

Variante : le schème de fige	***La seule variante étant celle, dans la scène d'origine, de l'enclenchement d'un schème de fige : dans ce rare cas de figure, le voyageur adopte une immobilité totale. Ce cas de figure n'est pas un obstacle au déroulement du processus, qui s'engagera jusqu'au terme du schème de fige. Le pilote sera attentif à la présentation générale de cette immobilité, plus proche de l'immobilité cadavérique que de celle qui s'observe dans la motricité quotidienne quand on dit de quelqu'un qu'il est immobile : les mouvements corporels et de respiration apparaissent perceptiblement, ce qui ne sera pas le cas si la personne est en schème de fige. Le pilote veillera à maintenir, pendant la phase de purge, le contact verbal avec son voyageur en schème de fige, l'encourageant à une forme même minime de réponse.***	
Micromouvement	**- Tu remarques que tu commences à bouger ?** **… Les pouces ?** **- Refais, continue, laisse bouger… Reste concentré sur l'objet, laisse les doigts bouger.** **-**	*On verbalise selon l'endroit.*
Amplification	**- Donne l'impulsion pour que les doigts accélèrent, encourage les doigts à bouger tout en te concentrant sur l'objet. Continue, continue. Accélère, plus fort, plus vite ! Desserre ce mouvement.** **- Tout mouvement qui apparaît, tu le laisses venir et tu l'amplifies.** **- Tu laisses se propager cette énergie dans le reste du corps.** **- Tu es conscient de trois**	*Le pilote fait remarquer tout micromouvement qui apparaît. On encourage à le répéter et l'amplifier à l'infini, mais naturellement, sans forcer. On laisse les segments être gagnés par cette pulsation.* Ceci correspond à l'activation de la pulsion de survie (et de son inhibition contemporaine à la scène d'origine).

	choses : le contexte, l'objet, les mouvements qui animent ton corps, que tu amplifies et laisses aller, toujours sans intention, se propager dans ton corps. **- Toute cette énergie se connecte à l'objet.**	
Cycle objet-souvenir-mouvement	**– De quelle forme est l'objet ?** **– Continue à bouger…** **– Quelle est la couleur de l'objet ? Sa taille ?** **– Continue à bouger…** **– Les sensations convergent vers l'objet, toutes les sensations confluent et se connectent à l'objet. Sans intention, elles se connectent simplement. Le film continue toujours…**	*On continue à interroger le voyageur sur ce que devient l'objet, qui va progressivement se modifier sous l'impulsion des mouvements.* La nature du mouvement va changer : du micromouvement intéressant un segment périphérique, il va s'amplifier puis se généraliser en vibration globale du corps. Les mouvements restent abstraits et ne miment pas : on purge un réservoir d'énergie sur le mode le plus primaire, basique, abstrait possible : des mouvements stéréotypés qui tournent en rond. Ce ne sont pas des gestes propositionnels, plein d'intentions, organisés par le cortex, mais la vibration primitive, amorcée par l'amygdale, qui enclenche la motricité dans les conduites de base, mais n'organise pas de comportements.
Ajustement du pilote	**- On poursuit à la recherche du grelottement, la position d'une vibration maximale**	*<u>Le pilote commence à ajuster son mouvement propre du pied</u> au rythme du voyageur. Les indices sonores qu'il donne, les*

	avec le moins d'effort. **- Toutes les vibrations rentrent dans l'objet.** **- Toutes les sensations sont connectées et absorbées par l'objet.** **- Tu n'as aucune intention sinon faciliter la propagation de cette vibration.** **- On donne un coup de turbo pour trouver la profondeur de ce tremblement.**	*injonctions accompagnent ce travail de résonnance et d'amplification à la recherche d'une vibration de tout le corps.*
	- Quand tu auras assez de force, mets-toi debout	La répétition du mouvement le généralise et inhibe l'inhibition qui fut, dans le moment de l'événement traumatique, incluse dans le programme. Ce qui s'organise dans le tremblement est la libération de cette impulsion fondamentale à vivre barrée au moment de ce qui fit trauma. *Quand l'énergie se concentre et le mouvement est amplifié, on encourage le voyageur à se lever, toujours les yeux fermés, et poursuivre le mouvement.*
Debout	***Où était l'objet ? Il est quelque part, observe. Visualise l'objet, concentre-toi sur l'intérieur. Montre-le. Quelle est sa couleur ? Sa forme ? Sa matière ? Laisse bouger en sentant cet objet…***	*Il se peut qu'au moment de changement de posture, l'objet « disparaisse ». Le pilote aide alors à le retrouver et continuer le mouvement.*
Amplification du mouvement	**- Amplifie les mouvements en les**	*On amplifie le mouvement et le lisse jusqu'au frisson solennel.*

Cycle scène-objet-mouvement	**sentant du bout des doigts aux orteils.** **- Accélère ces petits mouvements. Les genoux, laisse bouger les genoux…** **- L'objet, observe l'objet.** **- Continue le mouvement. Accélère.** **- Toutes les sensations s'écoulent vers l'objet.** **- Tout ce qui vibre va vers l'objet, rien que vers l'objet.** **- Observe. Que devient-il ? Sa couleur ? Sa forme ?** **- Tu sens tout le corps qui bouge.** **- Que devient l'objet ? Sa matière ? Comment il est ?** **- Plus vite, plus vite, plus petit, les vibrations, jusqu'au bout des doigts, trouve la position où ça vibre tout seul.** **- Tout ce qui bouge va vers l'objet, toute l'énergie va vers l'objet, sans intention.** **- Le scénario tourne toujours, la scène est là, et l'objet.** **- Trouve la position où ça vibre sans effort, où tu ne te fatigues pas.** **- Pas d'émotion. Mouvements au**	Le générateur d'impulsions psycho-somato-cinétiques canalise le mouvement vers quelques programmes fondamentaux (fuite, combat, fige). Si on donne au mouvement la figure du tremblement, on leurre le programme qui a seulement une charge motrice à sa disposition, c'est-à-dire un certain nombre de cycles de mouvement (variant selon la physiologie des espèces et les caractéristiques adaptatives acquises en fonction du milieu). Le tremblement est mis pour permettre au programme de s'achever virtuellement. Ce qui importe est que la charge énergétique du programme arrive à son terme, accomplisse ses cycles *in toto*. Le tremblement, permettant une réduction du mouvement jusqu'à l'expression la plus simple de ces cycles, permet de « purger » l'énergie du programme le plus rapidement possible. Si on laissait le mouvement s'accomplir tel qu'il aurait pu se réaliser dans la vraie vie, il faudrait théoriquement laisser le voyageur courir jusqu'à ce qu'il s'arrête naturellement, ce qui inenvisageable dans un protocole sécurisé ! Le tremblement est la forme la plus économique du cycle

	minimum, concentre-toi sur l'objet, laisse bouger. - **Comme si on secouait un grand bambou. Les articulations se défont, tu t'assouplis et tu vibres.** - **Laisse vibrer, laisse trembler, jusqu'au bout des doigts.** - **Comme des frissons qui traversent, de grands frissons solennels.** - **Toute cette énergie va dans l'objet, qui a quelle couleur ? Quelle forme ?** - **Fluidifie tout ton corps, l'énergie rentre dans l'objet. Plus fort, plus grand, secoue les mains, les coudes, à fond, le bassin, tout… Un dernier sprint là-dessus ?** - **On se concentre, on fournit toute l'énergie qu'il faut jusqu'à ce que l'objet disparaisse.** - **BRRH…** **– Depuis le sol, comme un tremblement de terre… Pas de volonté, pas d'émotion, de l'énergie…**	de mouvement. *On encourage de la voix. Le voyageur peut laisser aller sa voix aussi.*
Disparition de l'objet	- **Que vois-tu ?** - **Plus rien ?**	L'arrivée à terme du programme se signale par la disparition des sensations viscérales liées à son inhibition. *Dans le protocole, ces sensations viscérales sont associées à l'objet qui va au fur et à mesure du mouvement se modifier et disparaître.* *On fait verbaliser au fur et à*

		mesure du processus, l'état de l'objet. Il se peut que l'objet « sorte » du corps et que certaines personnes l'éprouvent devant elles, ou l'expulsent en le crachant. *On accompagne le cycle mouvement-scène-objet jusqu'à ce que l'objet ait disparu.*
Arrêt du mouvement	- **Ralentis.** - **Reviens dans ton corps, reconstitue toutes les sensations de ton corps. Laisse bouger.** - **Maintenant, réactive le souvenir. Observe l'intérieur de ton corps, tes sensations.**	

Phase 4	**Reconstitution du schéma corporel**	
Phase de nettoyage	**- Maintenant, tu vas te laver, entièrement.** **- Prendre une bonne douche.** **- Lave-toi bien les mains, le visage, les bras, tout le corps, le dos, n'oublie rien, tranquillement.** **- Lave tes mains une dernière fois. Secoue bien les mains pour les sécher.**	*Lorsque l'objet a disparu, le voyageur « lave » son corps de toute trace de ce qui vient de se passer.* Cette phase permet la transition entre les schèmes de liquidation de la motricité reptilienne et les schèmes ultérieurs. Elle informe le générateur d'impulsions psycho-somato-cinétiques que toute son énergie

		est purgée et qu'il n'en reste rien, que le processus est arrivé à son terme.
Reconstitution du schéma corporel Couleur C1	**- Reprends ton souffle. Tu te tiens debout, bien confortable.** **- Tu reconstitues, tranche par tranche, ton corps. Tu reprends conscience, contrôle, de tout : les bras, les jambes, le bassin.** **- Le poids, la verticalité, le cou, le visage, les yeux, le nez, la bouche, la langue. La posture.** **- Prends conscience de ton allure, de ta présence.** **- Le souffle. La respiration. Ton cœur bat, le sang circule. L'air circule. Les sensations circulent.** **- Tu observes tout cela.** **- Tu sors de ton corps, avec un drone, et tu vas maintenant l'observer de l'extérieur.** **- Tu tournes autour de toi-même, tu examines ton corps de l'extérieur.** **- Tu fais la corrélation entre ce que tu sens à l'intérieur, et ce que tu vois.** **- Tu es sensible à ton allure, ta posture, à l'énergie qui se dégage de toi. Tu as une vitalité, une présence.** **De quelle couleur est cette énergie ?** **- C1 ? C1 clair, foncé ? Brillant ?**	*Les consignes visent à la reprise de conscience du corps, qui se fera via une nouvelle couleur « énergétique ».* Le cerveau, habitué maintenant à un fonctionnement synesthésique, n'aura aucune peine à visualiser les couleurs dans lesquelles va s'inscrire la phase de remodelage du souvenir. Les couleurs importent peu ; elles font généralement partie de celles que le voyageur porte sur lui : sans doute représentent-elles un élément esthétique dans lequel les personnes se sentent bien, qui permet de véhiculer des représentations accueillantes. - *Le pilote attend la dénomination d'une couleur énergétique,*

		que nous appellerons C1. Il la fait préciser.
Le corps en couleur	**- À côté de toi il y a une bassine de cette couleur, exactement, de cette belle couleur qui est celle de ton énergie. - Tu vas y plonger ton corps, tout entier. - Ton corps devient entièrement C1. - Vérifie bien qu'il ne manque rien. Tourne autour de ton corps pour voir qu'il est tout entièrement recouvert de C1. C'est superbe.**	On réunifie le voyageur dans sa couleur, c'est-à-dire, dans son harmonique sensorielle propre.

Étape 3 : remodelage mnésique

Présentation

Tableau 19. **IPSCI événementiel, étape 3**

	L'étape de **transformation du souvenir** construit des représentations alternatives de la scène source qui vont se fixer comme souvenirs et concurrencer, en phase de rappel conscient ou inconscient, le souvenir originel. Le corps en couleur va jouer les scènes alternatives, avec la modification de la sensation viscérale (purgée lors de la phase précédente) et des émotions. Le souvenir une fois neutralisé, la quête des rechutes remettant en scène la pulsion immobilisée sera interrompue. Si un stimulus comparable se présente, l'éventail des nombreuses scènes de référence obligera le cerveau à passer par la voie corticale, exécutive, pour élaborer un processus décisionnel. Il ne sera plus automatiquement redirigé sur un programme contenant son propre *bug*, puisque la pulsion de survie aura été purgée. Même s'il avait recours à la voie rapide, amygdalienne, pour sa commande motrice, c'est un nouveau croco qui s'éveillerait, un croco nouveau-né, non grevé par un processus pathologique de *bug* et de redite interne.
Phase 5 Génération	**Phase de génération de souvenirs alternatifs avec le corps en couleur.**

de souvenirs	
Phase 6 Intégration	**Reprise du contrôle corporel et intégration des phases précédentes.** On s'assure qu'il ne reste rien de l'objet. Si oui, on recommence tout **depuis la phase 3.** Ensuite interviennent plusieurs **visualisations de la scène sous tous les angles, en position *méta,*** destinées à **parachever le travail de brouillage des représentations** initié en phase 5.

Consignes :

Phase 5	Transformation du souvenir	
Scène du souvenir	**- Tu vas prendre ce corps C1, avec toi, et tu vas le remettre dans la scène historique, la scène du souvenir.** **- Tu le places au début de la scène historique, à la place de ton corps tel qu'il était dans le souvenir. Peu importe de quand date le souvenir, même s'il y a un décalage entre le corps en couleur et celui du souvenir.**	Dans le cas d'un souvenir d'enfance, il peut y avoir un grand décalage entre le corps nouvellement importé et celui que le voyageur se représente dans la scène originelle. Cela n'a pas d'importance puisque ce qui importe désormais, c'est que dans son fichier de souvenirs reliés à cette scène, des séquences concurrentes à la scène unique d'origine, figée, viennent s'implémenter.
Mise en scène	**- À ce corps C1, avec l'énergie C1, tu vas demander d'inventer trois scénarios qui règlent le problème au mieux.** **- C'est ton corps C1 qui va régler**	On demande trois scénarios, au nombre des trois schèmes moteurs réponse : la fuite, l'attaque et la

	le problème. De la manière qu'il veut. Il est libre, complètement libre. Il peut faire ce qu'il veut, faire intervenir et amener des objets de l'extérieur qui n'étaient pas dans la scène du souvenir, il a le monde entier à sa disposition et est doté de tous les pouvoirs. **- Tu y es ?** **– Trois scénarios. Je te donne une caméra, tu vas filmer ces trois scènes que va jouer le corps C1. Je vais être le metteur en scène, je te donnerai les instructions, tu vas simplement filmer ce que va faire le corps C1. Il va improviser avec la solution qui lui convient.**	dissimulation. Sans préciser que les scènes devront correspondre à ces trois modalités, bien sûr : à chaque situation, ses modes spécifiques de liquidation. Trois scènes génèrent suffisamment de scénarios alternatifs pour « gripper » la machine à réactivation du souvenir.
	- Prêt pour la scène 1 ? **- Tout y est ?** **- Le cadre, le décor, les protagonistes, les sons, les odeurs… ?**	
Scène 1	**Corps C1, première, moteur. ? Action.** **Tu y es ? Tu me dis quand c'est fini.** **Coupez !** **Pas d'émotions. On tourne la scène, c'est tout !**	*Le pilote vérifie, si besoin, que la scène est visualisée dans ses détails pour chaque itération. Un rappel est nécessaire concernant les émotions : il est important de les mettre de côté. Il ne s'agit pas de réactiver la scène historique fidèle, mais au contraire d'en identifier des variantes narratives différentes.*
Scène 2	**- Tu remets en place le corps C1 au début de la scène, prêt pour la scène 2.** **- Tout y est ? Corps C1, 2e. Moteur. Action. …** **- Coupez !**	

Scène 3	**- Tu remets en place le corps C1 pour la scène 3.** **- Corps C1, 3e. Moteur. Action. …** **- Coupez !**	
Photo sépia	**- Maintenant, on va faire un travail de photo.** **- Tu vas chercher, dans les archives, une photo de la scène en noir et blanc, produite à l'époque, la scène historique avec le corps du souvenir, à l'âge du souvenir.** **- Il s'agit d'une photo véridique, une photo de journaliste, en grand format.** **- Tu vas la vieillir, façon sépia. Tu y es ?**	
Panneau	**- Visualise devant toi un panneau d'affichage.** **- Tu vas y coller la photo sépia, au centre.**	
3 photos	**- Maintenant, tu vas sortir de chacune des trois scènes avec le corps en couleur C1, la meilleure photo. La plus emblématique.** **- Le corps C1, en couleur, au moment crucial de l'action.**	
	- Tu choisis une séquence à extraire du premier scénario. Tu en fais une photo. **- Une belle photo couleur avec le corps C1 en pleine action.** **- C'est fait ?**	
	- Idem pour le deuxième scénario. **- Tu fais la photo extraite du deuxième scénario avec le corps en couleur C1.**	

	- On y va pour le troisième scénario. **- Troisième photo.** **- C'est fait ?**	
Trois photos : coller	**- Maintenant tu prends ces trois photos, en format A4.** **- Tu les colles sur le panneau autour de la photo sépia.**	
	- Tu as les 4 photos ? **- Mémorise-les tranquillement.** **- Dis-moi quand c'est fait.**	

Phase 6	**Reprise du contrôle corporel et intégration des phases précédentes**	
Posture	**- On revient ici et maintenant.** **- Tu refais l'état des lieux de ton corps ici et maintenant.** **- Tu reprends conscience de chaque partie de ton corps.** **- Les sensations, l'équilibre. La posture. Le tonus. La langue. La bouche. La respiration. Le cœur qui bat. Tu mémorises l'état de ce corps. Tu respires profondément deux fois.** **- Tu gardes les yeux fermés.**	
Assis	**- Tu te remets en position assise, comme au début, et on continue les yeux fermés.**	*Le voyageur s'assied sur la chaise qu'on lui rapproche au besoin, dans la même position qu'au départ.*
Scène historique	**- Tu te replonges dans le souvenir de départ.** **- Le souvenir historique, d'origine.**	*On vérifie que tout est réactivé*

	- Tu retrouves la vision subjective, panoramique, les sons, les odeurs, les sensations dans la bouche, la langue, les sensations sur la peau, les sensations tactiles. Les grands muscles. Les muscles profonds. La respiration. Les émotions. La pensée.	
Corps	**- C'est bon ? Tout y est ?** **- Observe l'intérieur de ton corps. Compare avec tout à l'heure.** **- Reste-t-il des condensations, des grumeaux ? Des nœuds, des sensations, des tensions ? Des boules, des billes ou toute autre chose ?** **- Est-ce que c'est bien fluide ? Vide ? Propre ?**	***On vérifie qu'il ne reste rien de l'« objet » des sensations viscérales qui fut l'objet du travail d'évacuation précédent. Si c'est le cas, on passe à l'étape suivante. Sinon, on recommence toute la procédure depuis « Phase 3. Mouvement (dissolution de l'objet et liquidation du croco) »[1].*** *Il peut arriver que tout ne soit pas dissous à l'issue de la phase 5, particulièrement dans le cas de traumas importants. Attention : distinguer les éventuelles douleurs et contractions musculaires dues à la motricité des phases du tremblement, des sensations viscérales. On ne recommence rien en cas de douleurs musculaires, qui n'ont rien à voir avec le trauma !*
État d'esprit	**- Tu es toujours dans ton souvenir d'origine.** **- Si tu compares avec tes**	Les adjectifs utilisés décrivent l'état martial qui anime le voyageur à

[1] Si on recommence la procédure, il y aura alors trois photos de plus sur le panneau d'affichage (on laissera aussi les précédentes).

	sensations tout à l'heure, tu constates que quelque chose a changé. **- Ton corps est nettoyé. Tu constates la différence d'état d'esprit avec tout à l'heure ?** **- Ton intérieur est vide.** **- Tu es mobilisé, réunifié, éveillé, déterminé, attentif, serein, entier.** **- Tu disposes d'une grande quantité d'énergie que tu vas pouvoir utiliser.**	ce moment du protocole.
Couleur C2	**- À quelle couleur correspond ce nouvel état d'esprit ?** **- Précise.**	*Faire verbaliser C2.*
Corps en couleur C2	**- Tu es toujours dans ton souvenir de l'époque, avec ton corps de l'époque, mais dans ton état d'esprit de couleur C2, avec cette énergie C2.** **- Tu baisses les yeux sur tes bras, tes jambes : tout ton corps est en train de devenir C2, de prendre cette couleur, le niveau monte progressivement, tu es entièrement repeint de cette couleur qui est celle de ton énergie et de ton état d'esprit.** **- Tu observes cette couleur ? Celle qui émane de toi ?**	
Corps fluorescent	**- Ça s'allume ! Tu es devenu fluorescent de C2.** **- Comme un néon, un lampion, ça fait un halo de 40-50 cm autour de toi.** **- Tu vois la scène ?**	

Photo du corps fluorescent dans la scène	- **Tu sors de ton corps maintenant, et tu te prends en photo avec ton appareil-photo, avec ce nouveau corps, le corps de l'époque avec cette nouvelle couleur, dans la scène historique.** - **Photographie la scène d'en haut.** - **Regarde la photo. On voit ton nouveau corps tout entier, et la scène.**	
Poster fluo	- **Tu touches l'écran et tu crées un mégaposter de toi en C2, fluo, dans le contexte de la scène historique.** - **Un immense poster, de 5 m sur 3, sur deux étages !** -	
Poster fluo hologram me	- **Tu touches le poster et ça devient un hologramme, C2 fluo, une superbe image en trois dimensions, pleine de luminosité.** -	
Coller le poster	- **Tu vas coller ce poster holographique sur le panneau d'affichage, à côté des quatre autres photos, à gauche.** - **En format journal, une page entière, même plus grand.** -	Ce qui est grand est puissant ! Mémoriser une image forte renforce les brouillages cognitifs destinés à leurrer le croco.
Mémoriser	- **Recule et mémorise ce panneau, avec toutes ces photos.** -	
Panneau en arrière-fond	- **Il y a des roulettes sous le panneau d'affichage, tu vas l'amener dans la scène du souvenir, celle où tu es avec ton corps de l'époque dans la nouvelle couleur C2, et tu vas le mettre en**	

	arrière-fond de la scène du souvenir.	
	- Tu retournes dans ton corps C2, lumineux. Tu contemples toute la scène. **- Tu te vois, dans ton corps C2, et toutes les photos sur le panneau d'affichage, aussi celle avec ton corps C2.**	
Photo en surplomb	**- Tu ressors de ton corps C2, tu montes au-dessus du contexte et du corps C2.** **- Comme un drone.** **- Tu vois depuis le dessus, ton corps C2, dans la scène, observant les 5 images.** **- Tu prends une photo énorme depuis le haut, format A3, de toi couleur C2 observant les 5 images.**	
6 photos	**- Tu vas rajouter cette photo à côté des autres photos, sur le panneau.** **- Maintenant, il y a six photos.**	

Étape 4 : régénération

Présentation

Tableau 20. IPSCI événementiel, étape 4

Phase 7 Régénération	Cette phase replace le voyageur, avec son matériel mnésique et sensoriel nouvellement intégré, dans le contexte global de son environnement. Elle donne des repères qui permettront de retrouver ultérieurement plus facilement les sensations nouvellement intégrées.
Phase 8 Retour à soi	La dernière phase réancre la conscience de soi et du monde externe dans le corps, au lieu de la pulsion vitale revivifiée.
Consignes de	L'ensemble des modifications cognitives et sensorielles

suite	entraînées par le protocole sont **irréversibles**, mais il est nécessaire de les laisser sédimenter pendant **48 heures** pour que se fixent les nouveaux souvenirs. 48 heures sont le délai nécessaire à la synthèse des protéines qui permet la fixation des souvenirs. Pendant ce temps, on invite à être attentif au fonctionnement corporel et à l'évolution émotionnelle. Le schéma corporel a été modifié. La liquidation pulsionnelle a dissous les nœuds physiologiques qui ancraient des postures rigidifiées. Une motricité libérée pourra s'installer. La sensibilité se modifiera aussi. Les ressources attentionnelles, psychiques et motrices pourront s'engager sur d'autres objets. Dans les heures qui suivent, les **sensations corporelles, émotionnelles, puis les contenus de pensée** liés à l'événement, mais aussi à de nombreux autres domaines liés à lui en cascades, vont **se transformer : il est capital de construire sur ces nouvelles données des représentations libres et non plus dictées par le trauma.**

Consignes :

Phase 7	**- Phase transpersonnelle de régénération**	
Visualisation	**- Tu reviens dans ton corps lumineux C2, le corps holographique.** **- Tu contemples tout cela, la scène, toi-même à l'intérieur, contemplant les photos sur le panneau ; les photos, le corps C1, le corps C2.**	
	- Tu contemples ton état d'esprit et d'énergie. Tu es bien, réunifié, calme, attentif, serein, mobilisé, à ton affaire.	
	- Devant toi, à 7-8 mètres, apparaît un point brillant, d'une lumière blanche, aveuglante. Comme un phare de vélo. **- Elle pulse un peu, elle clignote.** **- Elle s'approche, elle va aspirer tout le décor, tout le contexte, grossissant au fur et à mesure qu'elle aspire la scène.** **- Tout le décor rentre dans cette lumière qui grossit de plus en plus.** **- Cette lumière brillante trépigne, bouge, passe au-dessus de ta tête, file, s'éloigne**	

	dans le ciel étoilé, devient de plus en plus petite à mesure qu'elle s'éloigne dans la Voie lactée. **- Tu l'as perdue de vue, tu sais qu'elle est là-haut, cette lumière, avec toutes les étoiles.**	
	- Tu restes en toi-même. Tu baisses les yeux : dans ta poitrine, près du cœur s'est allumé un point lumineux. **- Tu as une intuition, très claire. Tu sais que c'est le centre de ta conscience.**	
	Une autre lumière s'allume à côté. Tu as une autre intuition. C'est le centre de l'univers.	
	- Ces deux lumières se rapprochent et vont se rejoindre. Le centre de ta conscience et le centre de l'univers. **- Ces deux points fusionnent, la lumière est de plus en plus forte.**	
	- Cette lumière devient maintenant un immense rayon laser. **- Il est droit, parfait, immobile, à l'infini.** **- Il traverse ta tête.**	
	- De quelle couleur est ce rayon ?	*Faire verbaliser et confirmer : C3.*
	- Tu es embroché par la lumière, par ce rayon de lumière immobile qui part du centre. **- Cette immobilité éternelle permet le mouvement perpétuel de tout.** **- Tu es à l'intersection de cette lumière infinie, à cette place où tout s'organise, à partir de laquelle s'organise le mouvement perpétuel de tout.** **- Ce centre a toujours été là. Tout est à sa place.**	

	- Tu peux te régénérer à cet endroit qui est en toi en tout temps et partout. **- Tu pourras y revenir quand tu en auras besoin. Tout rentre dans l'ordre. Tout revient à sa place. Tu te remplis et te ressources.**	

Phase 8	**Retour à soi**	
Retour	**- Tu es assis et tu réalises où tu te trouves. Tu prends doucement conscience de la présence de ton corps dans la salle, du sol et de tout ce qui se trouve sous tes pieds.** **- Tu emportes avec toi ce sentiment de bien-être, cet endroit où tu pourras revenir en tout temps qui est l'intersection entre la verticalité et l'horizontalité. Tout est à sa place.** **- Tu te régénères pleinement. Cet endroit a toujours été là : tu pourras y retourner, en tout temps et en tout lieu, t'y régénérer quand tu en auras besoin.** **- Tu profites encore de quelques instants avant de revenir à toi et reprendre contact avec ton environnement. Tu te régénères, tu te recharges et te réordonnes.** **- Tu respires bien profondément deux fois et tu ouvres les yeux.**	On va opérer la transition vers le retour à un état de veille, de sensation et d'attention modifié et rendu plus opérationnel.
Consignes de suite	**- Pendant 48 heures, tu ne repenseras plus au contenu de ce qui vient de se passer.** **- Tu ne parleras pas de ce que tu as vécu et ne raconteras pas cette expérience.** **- Tu laisseras décanter pendant ces 48 heures, en observant seulement ton corps et tes sensations.** **- Ni la technique, ni le procédé, ni le souvenir.** **- Par contre, tu resteras très attentif à ce qui se passe dans ton corps : on laisse sécher, cristalliser. Ce qui est fait est fait, on n'interfère pas sur ce qui s'est passé.**	Le délai de 48 heures est nécessaire à la synthèse des protéines par laquelle les nouveaux souvenirs vont se fixer.

4. Qu'en est-il du mauvais souvenir ?

Une expérience négative, par exemple commander un mauvais plat au restaurant, est une simple construction émotionnelle. Aucune pulsion de survie, aucune part viscérale, n'a été mise en branle et il n'y a rien à travailler en profondeur pour la liquider. Au contraire : elle fera le fond de ce que nous saurons désormais éviter.

Le mauvais souvenir est une création émotionnelle basée sur un événement traumatique. Il conjugue, dans des parts variables, trauma et expérience négative. Ainsi du souvenir de la mort d'un être cher : expérience négative, en ce que la pulsion de survie de la personne en deuil n'a pas été engagée par l'événement propre de la mort de l'autre. Mais, selon les circonstances, part amygdalienne aussi, par exemple si la personne en deuil était en position de se sentir abandonnée, laissée seule et rendue vulnérable par ce deuil (traumatisme de désertion). Ou encore : si la personne a été impliquée personnellement, par son agir, si elle a dû assister le proche dans son désir de mourir (traumatisme d'effraction). Il en va de même de la rupture sentimentale : expérience négative liée au contexte particulier (Pierre a quitté Marie), trauma relié à toutes les réactions amygdaliennes avortées lors de menaces ou situations d'abandon, lesquelles sont vécues comme une menace pour la survie auxquelles aucune parade préprogrammée n'est possible.

Le traitement de mauvais souvenirs peut se faire grâce à un protocole de l'IPSCi événementiel.

La phase importante, et délicate, est de bien délimiter la scène sur laquelle le travail va porter. En effet, nous supposons que ce qui continue à faire problème dans le mauvais souvenir, lorsqu'il se représente itérativement de manière irrépressible, induisant une série d'émotions négatives, voire bloquant les capacités d'action et de réaction, c'est sa part amygdalienne. S'il peut réactiver des émotions, des schèmes viscéraux aujourd'hui encore, c'est qu'il se représente de manière traumatique. Pour libérer de son entrave le noyau liminaire, il faudra dissoudre le croco qui se tient tapi et à intervalles réguliers amorce son mouvement et sa répression en même temps…

On veillera à ce que le voyageur choisisse une scène qui ramasse autant que possible d'éléments traumatiques : l'impliquant dans ses réactions viscérales et dans des velléités d'action, même fantasmatiques et impossibles, qu'il n'a évidemment pas pu réaliser sur le moment. Dans le cas du deuil, par exemple, cela peut être le désir de ressusciter la personne décédée ; dans la rupture, celui d'une réconciliation spectaculaire…

Ensuite, on appliquera comme tel le protocole événementiel, en partant de la scène ainsi délimitée.

Que retenir ?

Tableau 21. Traiter le mauvais souvenir en IPSCi

Le mauvais souvenir est une création émotionnelle basée sur un événement traumatique. Il conjugue, dans des parts variables, trauma et expérience négative.
Le traitement de mauvais souvenirs peut se faire par un protocole **d'IPSCi événementiel.**
On choisira **une scène qui ramasse autant que possible d'éléments traumatiques, impliquant les réactions viscérales et des velléités d'action** qui n'ont pas pu se réaliser sur le moment.
À partir de cette scène, on appliquera le protocole IPSCi événementiel classique selon les consignes du chapitre 3.

5. Protocole IPSCi contextuel

Le protocole contextuel m'a permis de liquider tous les traumatismes des violences subies à l'école et à la maison, tant physiques que psychiques, de me réconcilier avec la peur de faire mal à l'autre, notamment ma sœur handicapée, et de me pardonner toutes les fois où j'ai pu le faire. Le pardon m'a permis d'accepter l'inacceptable et d'être en paix.

Une patiente

Introduction

Traiter les chaînes traumatiques contextuelles fait partir de la sensation et du contexte, contrairement au protocole événementiel qui partait de la sensation et de l'événement. Le traumatisme contextuel est caractérisé comme une ambiance, une atmosphère, un lieu, dans lesquels se cristallise une menace, mais en l'absence d'événement : matrice de l'angoisse. Le travail effectué par le protocole est la refonte du tissu psychique et corporel, à l'endroit d'un contexte traumatique. À chacun de travailler, ensuite, sur une représentation différente du contexte que celle qui l'entravait auparavant dans sa liberté d'action. Il pourra mieux comprendre ce qui l'a mené à agir de telle et telle manière, et surtout, il pourra modifier ses conduites s'il est remis dans un contexte comparable.

Les étapes du protocole contextuel suivent le même canevas que le protocole événementiel. À l'étape 1, en première phase, le contexte est réactivé. En phase 2 est produit l'objet synesthésique représentant les sensations viscérales. Ensuite survient l'étape motrice avec la purge de la pulsion ; la restructuration du contexte se déroule en phase 4 (étape 3), prolongée par l'intégration en étape 4, phases 5 et 6.

Exercice préparatoire : le 135 °

Avant d'entreprendre le protocole, le voyageur s'exercera à se mettre en position que nous appelons « le 135 ° », dans laquelle le travail contextuel s'effectuera en grande partie. Il s'agit, debout, de positionner les articulations dans un angle de 135 ° approximativement. Cela donne une posture très légèrement fléchie des jambes, des bras et des mains, qui favorise l'émergence du tremblement recherché pour liquider la pulsion motrice de survie.

Guide et consignes pour la passation

Présentation des étapes

Tableau 22. IPSCI contextuel

Phase 0 **Préparation**	**Déterminer un contexte traumatique. Le contexte est celui dans lequel on a eu peur qu'il se passe quelque chose qui ne s'est jamais produit.**
	Le pilote est assis face au voyageur, à une distance qui permet de le voir de la tête aux pieds et de regarder son plexus : position et distance qui permettent d'observer les micromouvements et les mouvements respiratoires.
	Le voyageur est assis, de préférence sur une chaise à roulette sans accoudoirs qui pourra se déplacer pendant le travail, pieds à plat. Les avant-bras reposent latéralement sur ses cuisses, paumes sur les tranches, se faisant face, dans une position détendue.
Étape 1 **Phase 1**	**Réactivation du contexte.**
Phase 2	**Synesthésie de l'objet** à l'endroit de la sensation viscérale.
Étape 2 **Phase 3**	**Phase motrice de purge de la pulsion**. On formalise le contexte en **images visuelles sur des écrans**, ce qui met **position *méta*** par rapport à ce qui se remémore des contextes. La position *méta* recrute les circuits implicites et transporte le

	travail au niveau de la refonte psychocorporelle. Debout, on initie le **tremblement** (dans la position du 135 °) et on **connecte l'objet aux écrans. Le tremblement va modifier l'objet et les écrans jusqu'à leur disparition**.
Étape 3 **Phase 4**	**Restructuration du contexte**. Cette phase **prolonge la purge de la pulsion jusqu'aux niveaux cognitifs présidant à la représentation**. Elle correspond à celle dans laquelle, dans le protocole événementiel, le corps en couleur C1 effectuait des scénarios alternatifs.
Étape 4 **Phase 5**	**Phase d'intégration.** Elle intègre les phases précédentes à l'unité psychocorporelle.
Phase 6	**Retour à soi.**

Consignes :

Étape 1 : réactivation

Phase 0	**Préparation et mise en condition**	
Pilote et voyageur assis l'un en face de l'autre Ou debout	**- Le protocole est long. Tu vas suivre les consignes que je te donnerai tranquillement pas à pas.** **- Tu ne raconteras rien des scènes précises, mais je te poserai des questions régulièrement et tu me répondras, le contact verbal sera toujours maintenu.**	Pour les personnes qui ont déjà une bonne familiarité de l'IPSCi, on pourra commencer en position debout et faire l'économie du changement de position.

Phase 1	**Réactivation du contexte**	
	- Tu as ton contexte ? Ferme les yeux.	
Yeux fermés	**- Tu vas t'immerger dans le contexte.** **- Laisse apparaître dans ton espace intérieur les images, dans l'ordre où elles viennent, sans contrainte. Sans**	*Quand le voyageur est en situation, le pilote perçoit des signes sur sa*

	te concentrer. **- Laisse aller, et observe les réactions corporelles qui viennent. Dis-moi quand tu y es.**	*mimique, sa position.*

Phase 2	Synesthésies et réactions viscérales : création de l'objet synesthésique	
L'objet	**- De ces réactions corporelles, ces sensations, on va faire un objet.** **- Observe ses caractéristiques visuelles, sa morphologie, sa couleur, son poids, sa température, la dureté du matériau.** **- Il est de quelle couleur ?** **- Il est lourd ou léger ?** **- Sa forme ?** **- Sa texture ?** **- Sa matière ?** **- …**	*À l'aide de questions ciblées, comme dans le protocole événementiel, on fait préciser l'objet de manière à avoir une synesthésie complète pour la constituer comme objet du travail de purge de la pulsion.*

Étape 2 : purge motrice

Phase 3	Motricité et liquidation de la pulsion (dissolution de l'objet et des écrans)	
Assis ou debout Observation du contexte sur des écrans	**- Laisse aller, devant toi, dans ton espace visuel, la succession d'images qui s'allument et s'éteignent. Laisse-les apparaître et disparaître, sans intention.** **- Des petits écrans, des grands écrans apparaissent devant toi avec ces images.** **- Cette activité visuelle continue.** **- On ne s'y absorbe pas, mais on rentre dans l'objet.** **- Tu as toujours l'objet ?**	
Debout	**- *Quand tu te sens prêt, tu te mets debout.***	*Si le voyageur est assis, on passe le plus rapidement*

Initiation de la phase motrice	**– Concentre-toi toujours sur l'objet. Tu laisses s'allumer les écrans, défiler les images dessus, tu ne t'occupes pas des images.** **– Concentre-toi sur l'objet, laisse venir le mouvement.** **– Cherche la position qui laisse émerger le tremblement. Les articulations à 135 °.** **– Le mouvement vient du sol, des talons, ça vibre jusqu'au bout des mains. Sens la fréquence à laquelle tout le corps peut bouger. L'intensité devient automatique.** **– Reviens aux écrans, tiens la posture.** **– Tu sens l'objet. Cela s'harmonise…**	*possible à la position debout.* Le mouvement que l'on recherche est la stéréotypie de la motricité sous l'impulsion du cerveau reptilien : le tremblement proche du frisson solennel, qui agite tous les segments d'une rythmicité la plus économique possible, et la plus globale. Le maximum de mouvement avec le moins d'effort. Le mouvement peut être synchrone ou asynchrone, selon les personnes. *On donnera, selon la motricité observée, des consignes visant à raffiner le mouvement jusqu'à obtenir la vibration globale de tout le corps.*
Mise en place du circuit contexte-objet-mouvement	**- Tu rentres dans ta psychosphère, là où il y a les écrans.** **- Toutes les images du contexte. Des écrans peuvent s'ajouter, laisse faire.**	Un circuit entre le tremblement, l'objet et les écrans commence à se former.

	- Tu prends conscience de l'intérieur du corps, là où il y a des grumeaux, l'objet, des condensations. **- Tu sens cette vibration des jambes, du corps.** **- Tu t'absentes pour laisser le sol te faire trembler comme si tu roulais sur un sol caillouteux.** **- Toutes les sensations confluent vers l'objet.** **- Il aspire toute l'énergie qui converge vers lui.** **- Laisse faire.** **- Compte les écrans, identifie très vaguement ce qui s'y passe, laisse défiler ces images sans t'y intéresser.** **- Avec le tremblement, tu rajoutes de l'énergie.**	
Cycle contexte-objet-mouvement : l'objet connecté aux écrans	**- Depuis l'objet, des tentacules vont partir et aller vers les écrans.** **- Des fils, de la même couleur que l'objet.** **- Laisse les écrans se connecter chacun à son fil.** **- Dès que les écrans sont connectés par les fils, c'est bon.** **- L'énergie du sol va dans l'objet qui nourrit les fils qui vont dans les écrans.** **- Laisse faire ce circuit, sans intention.**	
Visualisation en position *méta* (drone)	**- Sors de ton corps, monte vers l'arrière, regarde la scène depuis le haut.** **- Visualise toute la scène.** **- Le corps, l'objet, les écrans, les fils…** **- Fais un grand tour, puis reviens dans ton corps, continue l'expérience depuis le corps.** **- Tu trembles toujours.** **- Observe l'objet, le nombre d'écrans.**	*On introduit la position* méta *avec le dronage.* La position *méta* favorise le travail inconscient, implicite qui s'opère sur les contextes (dans les écrans).
Purge de la	**- Certains disparaissent, certains**	*Généralement, les*

pulsion	**prennent la couleur de l'objet…** **- Cela circule. Tu draines cette énergie du sol, vers l'objet, vers les écrans.** **- Ressors du corps, observe le nombre d'écrans qui restent.** **- On n'analyse pas les écrans, on laisse faire. On observe le corps.** **- On fait les allers-retours, dedans, dehors, autant qu'on veut. Il n'y a pas d'intention, pas de commentaire.**	*écrans s'homogénéisent en un seul, de la couleur de l'objet, ou disparaissent l'un après l'autre. On vise à la disparition de l'objet et des écrans.*
Fin de la phase motrice	**- L'énergie lumineuse va encore dans les écrans qui s'éteignent, se dissolvent.** **- Regarde ce qu'est devenu l'objet.** **- S'il n'y a plus d'écrans, c'est bien. S'il n'y a plus d'objet, c'est bien.** **- On continue jusqu'à ce que tout soit dissous.**	

Étape 3 : restructuration du contexte

Phase 4	**Restructuration du contexte**	
L'écran à damier et le corps en couleur	**- Ressors de ton corps.** **- Devant toi apparaît un grand écran à damiers sur lequel il y a les archives de tout le contexte et tous les souvenirs liés au contexte.** **- Tu es derrière ton corps qui prend la couleur de son énergie.** **- C'est la couleur qui partait de l'objet, irradiait vers les écrans, cette couleur ou ce qu'elle est devenue, si elle a changé ça va très bien.** **- C'est ta couleur.** **- Le corps a ta couleur ?**	On va favoriser une vision méta et bidimensionnelle du contexte et achever de le vider de sa charge traumatique en poursuivant jusqu'à son extrémité la purge de la pulsion opérée dans la phase précédente.

	- En face du corps il y a ce grand écran avec le damier d'images en relation avec le contexte. **- Le corps est immobile, sa couleur se densifie.**	L'écran à damiers contient les représentations du contexte (traitées au niveau implicite). Le corps est visualisé en couleur comme réceptacle du mouvement, de l'énergie.
Fragmentation du corps en couleur	**- Tu es à l'extérieur du corps.** **- Je vais compter à l'envers et ce corps en couleur va se fragmenter en multitude de petits corps qui vont partir comme un essaim chacun dans une petite case du damier, et vont chacun dissoudre les images, et colorer tout le damier de la couleur de ton corps.** **- Il n'y a plus que toi et cet immense écran de couleur.** **Le corps énergétique s'est dissous dans cet écran qui a pris sa couleur.**	Cette phase reconduit la purge de la pulsion jusque dans les zones psychiques qui président à la représentation. Elle complète et consolide la purge effectuée sur le plan moteur et viscéral à la phase précédente.

Étape 4 : intégration

Phase 5	**Intégration**	
Intégration des nouvelles représentations : le sushi	**- Tu approches de l'écran, et tu vas te tenir à sa droite.** **- Tu vas l'enrouler, de droite à gauche, sur un axe vertical, bien serré.** **- C'est un grand bâton de couleur, serré serré.**	La manducation assure l'intégration, dans la représentation corporelle, du contexte une fois traité. Le traumatisme contextuel faisait le fond d'une représentation du monde

	- **Prends-le avec ta main gauche.** - **Tu vas le compresser pour le réduire en longueur, le serrer, le rapetisser.** - **Qu'il soit grand comme ton pouce, grand comme un sushi.** - **Et maintenant, ce sushi, tu vas le manger, le mâcher.** - **Il rentre à l'intérieur de ton corps, il se décompose et il va exister une molécule de ce sushi à l'intérieur de chaque cellule de ton corps qui va récupérer toute cette énergie en couleur de ton corps énergétique, ton corps en couleur.**	problématique. Il faut maintenant donner la possibilité à l'appareil psychique d'intégrer une représentation nouvelle, purgée de l'aspect traumatique. L'intégration se fait au sein du corps : il ne s'agit pas de favoriser une représentation par externalisation d'un contexte problématique, mais au contraire, d'intégrer dans les possibilités du corps et de la représentation de soi, la représentation du monde avec le contexte traité. Telle représentation du « nouveau » contexte est maintenant débarrassée de l'entrave à l'action que fournissaient les éléments traumatiques. La personne va pouvoir s'approprier du domaine dans lequel elle était empêchée d'agir pour sa survie.

Phase 6	**Retour à soi**	
Retour	- **Tu reprends conscience de ton corps tout doucement.** - **Tu reprends conscience de ta respiration, qui agite chaque molécule de couleur dans chacune de tes cellules.** - **Tu prends conscience de toutes ces parcelles de couleur et d'énergie qui circulent, comme des petits flocons, en toi.** - **Laisse ces petits flocons circuler tranquillement et respire bien deux ou trois fois, puis tu pourras ouvrir les yeux.**	On va opérer la transition vers le retour à un état de veille, de sensation et d'attention modifié et rendu plus opérationnel.

Consignes de suite	**- Pendant 48 heures, tu ne repenseras plus au contenu de ce qui vient de se passer.** **- Tu ne parleras pas de ce que tu as vécu et ne raconteras pas cette expérience.** **- Tu laisseras décanter pendant ces 48 heures, en observant seulement ton corps et tes sensations.**	On rappelle les consignes de suite, identiques à celles du protocole événementiel, nécessaires pour que sédimente l'ensemble des modifications sensorielles et cognitives engendrées par le protocole.

6. Protocole IPSCi thématique et panoptique

Le protocole thématique m'a permis de faire ressortir l'essentiel : l'amour pour ma sœur, l'amour pour mes parents, et de nettoyer tout ce qui m'empêchait de voir et de sentir la force et la beauté de cet amour. Maintenant, il est devenu l'essence qui teinte toutes mes expériences de vie.

Une patiente

Introduction

Le protocole thématique est destiné à traiter les thématiques qui articulent plusieurs contextes. Dans le cas où il s'adresse à une thématique majeure, il peut allumer plusieurs ou tous les champs thématiques. Dans ce cas, il se transforme en *panoptique*, embrassant l'ensemble de la vie. Les protocoles thématique et panoptique préparent le sujet à opérer les décapsulations majeures qui pourront résulter en l'engagement du processus de sa libération.

Les thèmes traumatiques d'une vie s'articulent sur des vecteurs plus ou moins longs, plus ou moins ramifiés. On distingue d'entre les « petites thématiques » et les grandes. Parmi les petites, citons « l'implication au travail », « ma soumission dans les relations amoureuses ». Les grandes thématiques seront constituées par le faisceau rassemblant plusieurs petites : ainsi de « la soumission », « le vide »,

« la solitude », « la peur », qui renvoient à des traits distinctifs formant la personnalité ; tous ces traits se constituent autour de traumas majeurs.

Pour telle personne, il sera nécessaire de travailler plusieurs fois de petites thématiques en fonction de la multiplicité des grands axes thématiques. Pour telle autre, on se sera aperçu d'une convergence de tous les traumas, et on pourra d'emblée travailler la ou les thématiques fondamentales. Pour chacun, la grille de lecture symptomatique, le protocole de soin sont différent.

Le travail des grandes thématiques s'envisage dès que l'on a accès à une peur fondamentale, celle qui a sans doute présidé à des encapsulations majeures, voire à la première. La décapsulation globale du sujet ne peut s'opérer qu'en remontant le fil des thématiques jusqu'à retrouver le lieu où elles se nouent, le lieu où le filon vital du sujet s'est trouvé si menacé qu'il s'est retranché. L'endroit, autrement dit, où la peur a rencontré de la matière pour construire la capsule.

Le protocole thématique retrouve les traumas fondamentaux de l'individu et purge les schèmes moteurs engrammés avec leur interruption, qui ont pu donner lieu à une chaîne de traumas subséquents. Il va régler, par la motricité, toutes les chaînes post-traumatiques accumulées qui forment la structure charpentaire du moi, jusqu'à atteindre et dissoudre la paroi externe de la capsule — ou des capsules.

Autant les protocoles événementiel et contextuel s'adressent à la plainte du sujet, à ce qui fait problème, autant le protocole thématique s'adresse à la masse silencieuse de ce qui fait d'une personne une personnalité. Il va toucher, au fond de l'être, sa singularité et le dépouille des scories qui l'empêchaient d'y avoir accès : il redonne à l'ensemble de la charpente sa fluidité et sa plasticité. Travailler en thématique permet de se distancer de croyances figées sur soi-même, de défiger ses conduites. On y travaille à partir de la sensation corporelle, dans une constellation de représentations condensées.

Ce travail s'opère sur le soi holographique constitué par l'ensemble des matriochkas décrites au chapitre 8. Le protocole thématique va opérer un remodelage de notre propre forme intérieure, mentale et psychique. Il n'y aura aucun travail conscient sur les données qui se restructureront par des opérations recourant au système implicite. Nous aurons rassemblé toutes les matriochkas, c'est-à-dire aussi toutes les ressources du self. Résoudre un problème du passé à l'aide de l'ensemble, même les adultes, devient possible. À l'inverse, convoquer l'enfant pour résoudre un problème d'adulte ouvre à des perspectives de renouvellement et modifie complètement l'angle de vue sur la problématique. Si tous les souvenirs, tous les problèmes ont la même adresse, à travers le centre de tous les sujets à l'intérieur de celui qu'il est aujourd'hui, les ressources de réponse sont considérables. La palette de solutions s'élargit et la créativité individuelle avec : c'est elle qui va permettre la résolution traumatique au niveau implicite activé par la motricité.

Rassemblant toutes les matriochkas, les ordonnant autour de leur centre commun, les débarrassant, à l'aide de la motricité, des scories qui les disloquent et courbent notre psychosphère, nous réorganisons la structure holographique du soi et lui réinsufflons l'espace et le temps qui avaient été comprimés par l'effet des artifices de notre représentation. La compression des images mnésiques nous avait conduits à l'illusion de la pérennité du soi ; et puis, nous avions réintroduit dans l'hologramme capsulaire une pseudo-succession temporelle à la lumière des représentations que nous avions produites à sa suite, c'est-à-dire des représentations tout droit issues de nos traumas. Le protocole, réordonnant les matriochkas dans un espace libéré, nous restitue l'accès à la succession temporelle réelle et réorganise l'axe du temps dans notre structure mentale. Disposant de l'ensemble de nos ressources créatives, voyant les problèmes au plus près du réel et ne nous constituant plus l'objet de nos représentations, nous serons à même désormais d'établir des systèmes de défense plus intelligents. Nous pourrons les sculpter à mesure que le réel se présente et selon sa forme même : non plus dans le décalage et l'inefficience qu'occasionnait notre recours obstiné à de vieux outils cabossés par nos expériences passées.

Le protocole IPSCi thématique exige un modeste travail préparatoire sur les contenants et les contenus. Il convoque l'espace mental et psychique : nous apprenons à le visualiser par le dispositif de la *psychosphère*. Il remodèle le soi holographique : pour le convier en entier sous la forme des *matriochkas*, nous avons recours au scénario du *Schoolbus* et apprenons ensuite à intégrer sensoriellement l'ensemble de notre self. Enfin, la motricité qui permet que se remodèle le soi holographique est celle du *tremblement profond, myoclonique*, qu'il faudra exercer aussi. Malgré notre soin à retranscrire les consignes, l'apprentissage de la vibration, qui doit s'éprouver corporellement et gagne à être guidée, s'illustre mieux dans l'enseignement direct[1].

Exercices préparatoires

Le rassemblement de tous les selfs : le Schoolbus et les matriochkas

Le *Schoolbus* est un scénario de visualisation visant à rassembler tous les âges du sujet à l'intérieur de lui ; il vise à réunifier l'image de soi, et au-delà, à opérer une centration de l'ensemble temporel du self avec ses éventuelles constructions capsulaires. Durant le processus, la respiration est facilitatrice : l'inspiration facilite l'entrée des sujets du passé, l'expiration, celle des sujets du futur.

Le récit (donné ici au masculin) est énoncé par le pilote, précédé de la consigne suivante : « tu vas fermer les yeux, écouter et te laisser porter en visualisant ce que je vais te raconter. » Si possible, le sujet est installé dans la pénombre qui facilite la visualisation.

Le *Schoolbus*
Tu es à bord d'un petit hélicoptère, en train de faire le voyage que tu t'es offert pour ton anniversaire. Tu survoles les Alpes, tout près des montagnes pour voir le paysage. Il y a des traces de neige, des congères. Dans une vallée étroite, tu observes une route de montagne serpentante, sinueuse, à flanc de ravin. Tu vois un bus descendre cette route, un grand bus jaune. À première vue, tu aurais cru un car postal, mais quand tu regardes mieux, tu t'aperçois que c'est un bus scolaire, de ces grands bus scolaires américains. Il a l'air de rouler un peu vite. Tu regardes de plus près, tu zoomes avec ton appareil photographique : en fait, il semble en difficulté, cogne la paroi rocheuse, se projette de virage en virage. Tu demandes au pilote d'approcher. On dirait qu'il n'a plus de freins. Tu t'aperçois que le bus est plein d'enfants. Tu zoomes : des enfants, des adultes tous du même sexe, le tien ! Tu regardes bien : ils sont de tous les âges. C'est fou ce qu'il y a de monde dans ce bus ! Regardant d'un peu plus près, tu te rends compte brusquement que tous ces enfants, tous ces adultes, que chacun d'entre eux, c'est toi. C'est incroyable ! Il y en a bien une cinquantaine, une soixantaine. Installés dans le désordre, ils ont l'air inquiets.
Qui conduit ce bus qui tangue et se heurte aux parois ? Tu approches de

[1] Nous renvoyons également le lecteur aux démonstrations données par Davor Komplita en ligne.

l'avant du bus, tu vois que c'est un des gosses. C'est toi à quel âge qui tiens le volant ?

Tu comprends ce qui se passe. Ce gamin conduit le bus alors qu'il ne touche peut-être même pas les pédales. Pas étonnant que le bus aille dans tous les sens… Tous les autres sont terrifiés. Tu te fais hélitreuiller depuis l'hélicoptère, jusqu'à la trappe de secours située sur le toit. Tu te positionnes sur le toit du bus, tu tires, elle s'ouvre ! Tu rentres, sautes dans le bus, tu cherches qui est là. Les passagers du bus ne te voient pas, comme si tu étais transparent. Tu vas jusqu'au fond du bus, et là tu vois, assise tout au fond, la personne que tu es, maintenant, à l'âge que tu as. C'est la plus âgée. Mais elle dort ! Elle ne te voit pas. Tu vas la secouer, elle se réveille, réalise ce qui se passe et se lève, titube pour aller jusqu'au chauffeur. Elle tapote l'épaule du petit, elle passe, le petit se dégage, elle prend le volant et tout le monde retient son souffle. Évidemment, elle n'a pas son permis poids lourd, elle ne sait pas conduire cet engin, mais bon, elle regarde le tableau de bord, elle a trouvé les freins, c'est l'essentiel, petit à petit le bus freine.

Là, à flanc de ravin, il y a un renfoncement dans le rocher, une de ces aires d'arrêt à flanc de rocher. Le bus cale, voilà, il s'arrête. Tout le monde applaudit. La personne la plus âgée, celle qui avait pris le volant, ouvre la porte, et tout le monde sort. À ce moment, tu apparais visible pour tout le monde. La personne la plus âgée te remercie, tu lui dis, « tu dormais, moi je ne pouvais rien faire ». Et tu vois tous les corps, de tous les âges, que tu as été.

Tout le monde est heureux et soulagé. Tu proposes : « On va s'aligner, faire une photo de famille de tous les âges ! »

Tu disposes tout ton petit monde à la queue leu leu. Le bus est de profil, au fond : tu alignes le plus petit à l'arrière du bus, puis devant lui, celui juste plus grand que lui, puis celui plus grand que le deuxième et ainsi de suite, le long du bus, jusqu'au dernier qui se retrouve à l'avant. Tu as un appareil minuteur, tu vas vite te placer devant tout le monde pour avoir tout le monde dans l'objectif. Chacun met ses mains sur les épaules de celui qui est devant lui. Tout le monde tourne la tête à droite pour la photo : et hop le flash, la photo est prise. C'est un Polaroïd, elle sort instantanément. Tu vois la photo ? Extraordinaire !

Avant le retour, on va en prendre encore une. Tu te replaces devant tout le monde. Tiens, tu regardes par-dessus ton épaule et tu t'aperçois d'une chose extraordinaire : le plus petit, le bébé, celui qui est à la queue du bus, rentre dans le corps de celui qui est devant lui, par le dos, et tous ils font pareil, chacun s'alignant sur le centre de celui dans lequel il rentre. Tous ces corps rentrent les uns dans les autres, comme une poupée russe. Jusqu'à toi ! Tu sens, ça y est, tu es plein de tous les corps et ils ont tous le même centre.

Tu es comme une poupée russe, une matriochka, tout le monde est sur la photo. Tous les corps sont dedans, tu es un hologramme corporel, comme un arbre avec tous les cercles jusqu'à son cœur. Tout est à l'intérieur.

C'est le soir, le coucher de soleil. Tu regardes le ciel qui a toutes ces couleurs : tiens, tu aperçois une guirlande de petits points qui volent dans ta direction. Des oies ? Des oiseaux ? Tu les regardes approcher. Tu es plein, totalement plein de toi-même. Les oiseaux volent dans la même direction, le ciel prend les belles couleurs du couchant. Les oiseaux arrivent vers toi les uns derrière les autres maintenant. Mais… Tu regardes bien : ce ne sont pas des oiseaux, ce sont des gens ! Des gens qui volent, bras écartés ! Ça s'approche, ça descend. Tu distingues maintenant : ce sont les corps de demain, les corps de ton futur qui arrivent. Tu écartes les bras, le premier arrive, pivote, il se présente de dos et il s'emboîte dans ton corps. Le suivant arrive, un peu plus vieux, les uns après les autres chacun s'emboîte dans ton corps, comme les plus petits avaient fait tout à l'heure, mais par ton ventre. Ça continue. Il n'en reste plus que quelques-uns, chacun plus vieux que l'autre, tu vois les signes de l'âge qui avance sur leur visage, leur silhouette… Voilà…

Voilà le dernier. Il s'approche, s'arrête. Il ne se tourne pas. Tu le regardes de face. Il te sourit. Tu réalises que c'est le dernier.

Ils sont tous là, en toi. Tu es plein. Tu comprends bien qu'il t'attend. Tu as un sentiment de plénitude. Tout est plein et tu sens le centre où tous, vous êtes alignés. Tu as une pensée pour le tout petit corps, le premier qui est dans ton centre. Tu as une impression profonde et paisible, tu sens dans ton corps toute l'épaisseur des corps de ton passé et de ton futur.

Tu le sens, tu l'enregistres, ce sera là, en toi, pour toujours, et tout cela ne pourra plus jamais changer.

Tu ne seras plus jamais seul.

Le scénario du *Schoolbus* permet d'intégrer l'existence des matriochkas comme tous les états du self à tous les moments de sa vie. Au moment du protocole IPSCi thématique, le voyageur pourra simplement convoquer sensoriellement toutes les matriochkas à l'intérieur en comptant mentalement ; la dernière, celle du jour de sa mort, il la laissera face à lui sans l'intégrer.

La psychosphère

Le protocole invite à une visualisation à 360° de la psychosphère, c'est-à-dire de l'espace mental dans lequel se projettent les représentations.

Le dispositif doit être assez bien structuré pour recevoir toutes les surprises : des scènes, des contextes, des thèmes provenant de la vie entière vont se retrouver actifs et s'y installer.

L'organisation de la psychosphère répond à celle, sphérique, des matriochkas. La psychosphère se constitue comme l'écran sur lequel se projettent les représentations établies par chacune des matriochkas : autrement dit, les scories, les traumas qui auront obscurci leur enveloppe jusqu'à, parfois, la constituer comme une capsule rigide.

Consigne : la psychosphère

- **Imagine que tu es sur un sol à damiers noirs et blancs.**
- **Tes deux pieds sont posés sur deux petits carrés, un noir, un blanc, tu te tiens jambes écartées légèrement en position de confort.**
- **Une demi-sphère s'élève, depuis le sol jusqu'en haut, un dôme**
- **Le reste du sol disparaît, ne restent que les deux petits carrés où tes pieds sont posés, qui sont eux-mêmes posés sur deux piliers.**
- **Le dôme se poursuit ensuite en bas, de manière symétrique.**
- **Tu es maintenant au centre d'une grande sphère. Et sur tes deux petits poteaux plantés au centre de la grande sphère.**
- **Tu t'exerces à vibrer dans la position du 135 °.**
- **Tu sors de toi-même comme avec un petit drone et tu vois ton corps qui vibre au centre de la grande sphère.**
- **L'hémisphère du bas est plus sombre, celle du haut est plus claire.**
- **Fais le tour de ton corps, va te promener dans la sphère, tu peux même sortir de la sphère et la regarder par en dessus.**
- **Visualise tout le dispositif.**
- **Puis reviens dans ton corps.**
- **Tu es sur tes deux petits carrés.**
- **Le plancher revient,**
- **la demi-sphère du bas remonte,**
- **elle disparaît,**
- **puis celle du haut se rabat**
- **et elle disparaît.**

La vibration à 135 °

Cet exercice se pratique plus aisément avec des semelles plutôt dures : le tremblement est plus difficile à trouver pieds nus.

La position nécessaire pour faire émerger une vibration assez intense pour purger la réaction amygdalienne relative à des traumas majeurs est celle dite « en 135 ° » dans laquelle les articulations se placent selon cette angulation.

Consigne : la vibration à 135°

Debout	- **Mets-toi avec toutes les articulations à 135 °, dans la position où le mouvement pourra s'enclencher facilement.** - **On va chercher la vibration selon ses trois modalités :**	
	Tu commences avec un mouvement sur place, la course, autre chose, tu le répètes pour trouver son empreinte, son impulsion, et le poursuivre.	*Mimer la course sur place.*
-	- **C'est la modalité du mouvement propositionnel comme dans le protocole événementiel, faisant intervenir les cortex.**	
-	- **Resserre et trouve le mouvement non propositionnel, émotionnel et viscéral comme dans le protocole contextuel, faisant intervenir le système reptilien.**	*Resserrer le mouvement.*
-	- **Pour finir, tu vas chercher la vibration fondamentale qui va être la position dans laquelle on va travailler le protocole thématique.** - **Cette vibration, cette énergie, touche la charpente osseuse, met en éveil le système reptilien.** - **C'est le mouvement non propositionnel qui est juste l'impulsion à tout le reste.** - **On resserre le mouvement jusqu'à ce qu'il prenne la fréquence d'un tremblement.** - **Puis on resserre encore ce mouvement jusqu'à ce qu'il soit la vibration fondamentale.**	*Resserrer encore.*

	- **Poids sur les talons, le bassin bascule en avant.** - **Les muscles sont à fond dans la torsion, ils sont tendus.** - **Laisse se propager cette vibration jusque dans les bras et tout le corps.** - **Il faut trouver la sensation d'une vibration, comme si on est sur une machine de chantier, ou dans un bateau et qu'on sent dans son corps la vibration du moteur.** - **Comme si on était sur une planche qui roule sur de petits graviers, comme quand on marche dans la rue et que le métro passe en dessous…** - **C'est une position qui vibre sans effort.** - **Exerce-toi, trouve-la, vibre, puis on s'arrête.** - **Marche quelques pas, recommence.**	

Guide et consignes pour la passation du protocole thématique

Le protocole thématique est d'emblée destiné à une passation la plus autonome possible. Le pilote, s'il y en a un, quitte le rôle directif qu'il avait dans les protocoles événementiel et contextuel pour se muer en simple guide discret, en repère éclairé au bord du chemin parcouru par le voyageur. Au besoin, il s'assurera que ce dernier ne s'est pas perdu en route ; qu'il suit les étapes sans en oublier. Le voyageur pourra l'interroger s'il rencontre une difficulté, et le pilote l'aidera dans ses recherches de stratégies pour achever l'étape motrice. Il est de règle que le premier protocole thématique soit effectué avec un pilote ; ensuite, le voyageur peut s'en passer.

Présentation des étapes :

Tableau 23. IPSCI thématique/panoptique

Étape 1	**Convocation des matriochkas, de la psychosphère et du thème, installation du tremblement.**
Phase 0, debout	**Chauffer la vibration.**

Phase 1	**Convocation des matriochkas (ensembles noyau liminaire-membranes, ou noyau liminaire-capsule).**
Phase 3	**Élévation de la psychosphère**, dans laquelle vont pouvoir se projeter et se résoudre les traumas thématiques.
Phase 4	**Installation du tremblement.**
Phase 5	**Installation du drone.** Pour voyager à l'intérieur de la psychosphère, il va falloir s'exercer à la visualisation de l'espace et de ses objets, dont le corps propre. **Le dronage**[1], comme dans les précédents protocoles, permet d'exercer une **position *méta*, d'exploration cognitive en l'absence de la mobilisation des émotions.** Il mobilise les **circuits procéduraux du mouvement et de la représentation, les neurones miroirs, et transporte le travail** en dessous du niveau explicite et conscient, **au niveau implicite des processus cérébraux.** Il aura ici la double vertu de pouvoir **mobiliser l'énergie dans les concrétions problématiques lorsque les objets-écrans traumatiques se présenteront, et d'occuper mentalement à toutes les opérations de calcul nécessaires au processing visuel. Ainsi, le voyageur ne se préoccupera pas d'intervenir avec sa volonté sur les processus de résolution qui pourront s'opérer tranquillement hors du champ de la conscience.**
Phase 6	**Convocation du thème par la sensation** et non comme concept.
Étape 2	**Étape motrice**
Phase 7	**Des objets ou des écrans apparaissent dans la psychosphère, que l'on connecte par des câbles partant du centre et porteurs de l'énergie que le tremblement y alimente. Il se crée un circuit entre le tremblement, l'énergie qui traverse le centre depuis le pôle Sud et les objets/écrans sur la psychosphère. Le tremblement vaut comme médiation permanente qui connecte le centre à tous les objets/écrans projetés sur la psychosphère. Dans les traumas, la représentation, le corps, le mouvement sont séparés. Le processus thérapeutique consiste à mettre ces choses ensemble à nouveau. Le tremblement profond et intense va remettre de l'énergie dans les souvenirs grevés de la lyophilisation traumatique. Il dissout les scories sur les matriochkas et les projections sur la psychosphère. Les écrans, les objets se dissolvent et disparaissent.**

[1] Nous encourageons le lecteur à visionner des vidéos de dronage sur Internet : le dronage exerce à la visualisation de *voltige en trois dimensions* utilisée dans le protocole.

Étape 3	**Restructuration du thème**
Phase 8	**Nettoyage des matriochkas.** Cette phase **prolonge la purge de la pulsion jusqu'aux niveaux cognitifs présidant à la représentation.** La troisième étape **restructure l'ensemble psychique et somatique purgé des éléments traumatiques** : elle facilite la décapsulation globale du self.
Étape 4	**Intégration**
Phase 9	**Phase d'intégration. La quatrième étape permet l'intégration de ce qui précède à l'unité psychocorporelle.**
Phase 10	**Retour à soi.**

Consignes :

Nous donnons les consignes à l'infinitif, puisqu'elles sont destinées, marquant les étapes, à être remémorées par le voyageur lui-même plus qu'à être énoncées par un tiers. En italiques, dans la zone du milieu, figurent les formulations à administrer en tout cas la première fois, détaillant les procédures de visualisation. Une fois administrées, elles passeront rapidement en mémoire procédurale et le voyageur les réalisera adéquatement seul dès son second protocole.

Étape 1	**Mise en place**	
Phase 0. Debout	**– Chauffer le tremblement.**	
Phase 1 Convocation des matriochkas	**- Convoquer les matriochkas.**	*La convocation des matriochkas peut se faire par une simple visualisation interne.*
Phase 2 Sphérisation des matriochkas	**- Sphérisation des matriochkas.** ***- Tout le monde est dedans.*** ***- Tu es plein de toi-même.*** ***- Tu vas sentir maintenant que chacun de ces êtres, emboîtés dans les autres, jusqu'au dernier, va se ranger comme des boules, avec le même centre.***	On transforme l'image mentale des sujets physiques en une image condensée dans sa forme la plus simple, la sphère. Quand tout le monde est rassemblé dedans, le corps est une construction et le concept d'intérieur, une sphère. Les traumas se visualisent comme des dépôts à la surface des matriochkas, qui se

	- ***Maintenant, tu es plein, rempli de tous les êtres de ta vie,*** - ***chacun représenté par une sphère et toutes les sphères ont le même centre,*** - ***celui qui est ton centre au présent, maintenant.***	projettent dans la psychosphère sous forme d'objets ou d'écrans. Les sphères se rassemblent au centre de l'individu avec leurs scories : le soi holographique est le résultat hétérogène de toutes les sphères rassemblées, certaines encapsulées avec beaucoup de scories, certaines avec des membranes plus souples.
Vibration	**- S'installer dans le mouvement, jusqu'à la vibration de troisième degré, autonome et confortable.**	Tout au long du protocole, la vibration va fournir le mouvement qui défigera et détruira les projections.
Phase 3 Psychosphère	**- Mise en place du dispositif psychosphérique :** **- le dallage à damiers,** **- s'installer au centre,** **- élever l'hémisphère du haut**	La psychosphère s'installe comme l'espace dans lequel se projetteront les traumas, les scories des matriochkas.
	- Conscientisation du centre : **- continuer les vibrations** **- le centre prend une certaine forme, conçue comme un foyer.**	Le centre va se mettre en cohérence avec la psychosphère, sphérique également.
Phase 4 Installation du tremblement	**- Le sol de la psychosphère disparaît.** **- L'hémisphère du bas se constitue** **- La vibration est ressentie du pôle Sud au pôle Nord et passe par le centre.**	

Phase 5 **Drone**	**- Installer le drone dans les yeux**	*Le dronage pourra renforcer la position méta, et aider au traitement des traumas/objets/écrans.*
Phase 6 **Convocation du thème**	**- Convoquer le thème.** ***- Rentre dans le corps du thème. Pas dans le thème comme idée, concept, mais dans le corps du thème.*** ***- Directement dans la sensation viscérale.*** ***- Ressens cette sensation, sans signification, car la plupart des souvenirs qui lui sont attachés sont si anciens que l'on ne peut même plus mettre de représentations dessus.*** ***- L'expérience sensorielle en tant que telle n'a pas de signification.*** ***- Retrouve la sensation, cale-toi dans sa profondeur, regarde, ramène les environnements dans lesquels émerge cette sensation.*** ***- Va à la pêche aux souvenirs, aux contextes, ramène-les.***	On connecte le corps au thème par la sensation, et non comme concept.
Étape 2	- Étape motrice	
Phase 7. **Surveiller les objets**	**- Surveiller à 360 ° le déploiement de la psychosphère et de ses écrans/images, ou objets.**	Comme le thème est activé, des écrans ou des objets, selon les thèmes et les personnes, apparaissent.
Couleur de l'énergie	***- Quelle est la couleur de l'énergie ?***	*Coloration du centre : quand la psychosphère est stabilisée, le centre et son énergie qui traverse le sujet du sud au nord prennent*

		une couleur.
Connexion des objets/écrans avec des câbles de la couleur de l'énergie	**– Connecter les écrans/objets avec des câbles de la couleur de l'énergie, partant du centre.** **– Proportionner les câbles.**	*On connecte toutes les matriochkas aux projections dans la psychosphère : celles plus directement concernées par les objets (celles qui ont envoyé les projections leur donnant forme) sont donc doublement connectées (par l'objet et par le centre).* *La forme des câbles, leurs trajets varient : la créativité est entière.*
Dronage	**- Droner** ***- Avec le drone, on peut traverser le centre, les écrans/objets, le dôme, le corps, les câbles (ce qui donne un afflux d'énergie).***	*Le dronage favorise une lecture différente de l'événement-objet/image dans les processus implicites, qui facilitera la résolution du problème/trauma à ces étages.*
Dissolution des écrans/objets	***- Consignes variables à donner en fonction de ce que décrit le voyageur :*** ***- À mesure, les écrans/objets changent.*** ***- On ne s'intéresse pas au devenir de l'objet en tant que tel, ni à sa nature.*** ***- Tu laisses les choses se présenter sans intention de résolution.*** ***- Tu peux ramener les objets vers le centre pour les brûler dans le foyer, tirer les câbles vers le centre, t'aider des mouvements du corps pour aider à la dissolution… sans oublier de droner pour aider le processus à s'accomplir.***	*À mesure du processus, le voyageur décrit ce qui se passe et le pilote peut l'aider à trouver des « trucs » pour dissoudre les objets/écrans.* L'ensemble traumatique du thème se nettoie et la structuration profonde du self (les matriochkas) se retrouve dégagée des blocs de représentations figées. De l'espace est gagné et le mouvement pourra désormais s'y propager plus harmonieusement et largement. La psychosphère se désencombre aussi.

	- *Tu peux multiplier les tuyaux.* - *Les objets peuvent s'agglutiner pour n'en former qu'un seul branché avec plusieurs tuyaux.* - *Vérifie que l'énergie circule partout à l'aide du drone.* - *Si l'objet est très récalcitrant : dériver une partie de l'énergie dans les bras, les mains, et mettre ces dernières dans l'objet.* - *On peut connecter l'objet avec le dessous des pieds, l'énergie qui vient du sol, et on part, en drone, à distance respectueuse.* - *On laisse faire et on drone.* - *Le drone lui-même peut aller dans les câbles pour rajouter de l'énergie.* - *Le drone peut aussi aller directement dans les objets/écrans pour y amener de l'énergie.* - *Quand l'objet ne change pas, on s'en va en drone, et on réfléchit à trouver un truc pour dissoudre l'objet.* - *On n'oublie pas de regarder partout, de tous les côtés, devant, derrière, dessous, on s'aide du drone…*	
Étape 3	**- Restructuration du thème**	
Phase 8. Baisse d'intensité du mouvement	**- Quand c'est fini : on baisse l'intensité du tremblement.**	

	- La psychosphère est vide.	
Lâcher des matriochkas	**- Quand la psychosphère est bien vide,** **- on visualise le lâcher de l'ensemble des matriochkas dans la psychosphère, comme un lâcher de ballons depuis le centre.** **- Elles ont des tailles différentes, des saletés différentes, elles peuvent avoir des apparences très diverses.**	On profitera du « jeu » obtenu entre les matriochkas débarrassées à la phase précédente du clou thématique qui les figeait, de ce regain de mouvement au centre, pour organiser le lâcher des matriochkas.
La machine à laver	**- On réintensifie le tremblement.** **- On organise le tourbillon propre à nettoyer les matriochkas qui, s'entrechoquant dans un courant turbulent, perdent leurs scories qui se détachent.** **- Le tremblement peut s'aider des tremblements de toutes les sortes, des trois degrés du plus propositionnel au moins propositionnel.** **- Chaque matriochka s'entrechoque avec les autres.** **- Le mouvement chaotique nettoie les bulles.** **- Le dronage aide au brassage du système.** **- Petit à petit, le dôme s'homogénéise et les**	Enlevant ce qui clouait les matriochkas, on a créé du jeu dans le dispositif central. Le processus n'est pas achevé lorsqu'on nettoie les projections, si à l'intérieur des matriochkas demeurent des enclaves rigidifiées, ou des dépôts sur les parois. Il faut, dans un dernier temps, nettoyer l'ensemble des matriochkas, afin qu'elles puissent revenir s'aligner au centre du self débarrassées des dernières scories qui risquent par la suite d'engendrer d'autres phénomènes résiduels de projection sur la psychosphère. Le nettoyage des matriochkas effectue un travail massif sur l'ensemble de la construction holographique du self rassemblant les traumas à

	matriochkas aussi. **- Celles qui sont propres viennent rincer celles qui sont plus sales.** - **- Les sphères qui se nettoient deviennent plus transparentes et surnagent au sommet du dôme.**	travers le temps. Le nettoyage des matriochkas facilite la décapsulation de l'ensemble des capsules du self, la fluidification de l'ensemble des membranes, plus poreuses, mais pas complètement transparentes à ce stade.
Étape 4	**- Intégration**	
Phase 9. Manœuvre de vidange	**- : On incline le flux pour donner de la vitesse.** **- Le tourbillon monte au sommet du dôme comme un vortex, puis commence à descendre depuis en haut, jusqu'au sommet du crâne.** **- À ce moment : on coupe l'énergie.** **- Toutes les matriochkas rentrent dans le centre depuis le haut, aspirées dans le tourbillon.**	Les matriochkas se réinstallent au centre, nettoyées et sans grumeau, dans une expérience d'unité, le processus ayant entraîné la réintroduction du temps dans la structure holographique du soi.
Arrachage du dôme	**- La manœuvre précédente entraîne le dôme qui se déchire par en bas, est absorbé dans le vortex du haut et vient se ranger autour des matriochkas nettoyées, à la manière d'une peau, entre la dernière matriochka et la peau.**	*La perception de remplissage est particulière : les matriochkas nettoyées n'en forment plus qu'une dans un sentiment de densité intense.*
Phase 10. Retour à soi	**- S'installer et reconstruire toutes les perceptions et les sensations du corps.**	*Cette manière est laissée à la liberté de chacun : certains sortent en s'étirant, se frottant les yeux, faisant des mouvements, se frottant, visualisant la lumière blanche de la fin du protocole des*

		événementiels, laissant simplement s'évanouir l'ensemble de perceptions-sensations du protocole.

Variante : passage en panoptique

Si nous avons défini le soi liminaire comme le vrai self capable de donner l'impulsion vitale pour les actions de l'individu, et de lui conférer sa manière globale de se présenter au monde et d'y réagir, nous avons également localisé, physiologiquement, l'aube de ce soi dans les structures amygdaliennes et reptiliennes qui règlent l'homéostasie d'un organisme en présence d'environnements susceptibles à tout moment de modifier ses données fondamentales. Ces structures archaïques donnent l'impulsion à des conduites qui seront amplement nourries et affinées par les instances de contrôle supérieures émanant des cortex ; mais l'impulsion à vivre sourd toujours des zones les plus archaïques du cerveau. Dans le protocole dit panoptique, nous en arrivons à raffermir et débarrasser de ses scories cette zone précieuse qui est l'origine et la marque de fin de toute vie, et lui restituer sa vigueur afin qu'elle résonne dans une harmonique vitale, non ternie par les bruits de fond provenant des salissures du monde et des froissements du soi.

La gradation des protocoles respecte l'ordre de l'évocation, du souvenir au silence, de l'histoire à la structure de l'histoire. Le protocole événementiel s'adressait à des événements repérés comme concrets ; le contextuel rassemblait un certain nombre d'événements et de non-événements sur une trame de fond. Le protocole IPSCi thématique s'adresse à une multiplicité de contextes qui structurent l'espace perceptif et réceptif du sujet et en font la charpente. Quant au protocole IPSCi panoptique, il rassemble la totalité de l'individu au point d'articulation de toutes ses thématiques.

La continuité entre ces protocoles reflète la continuité de ce qu'ils traitent dans la globalité de la vie du sujet, et de sa personne. Il arrive fréquemment, même, que cette continuité s'exprime à l'intérieur d'un protocole : qu'un protocole contextuel se transforme en thématique si le contexte est cloné, reproduit à plusieurs moments de la vie : alors l'écran, normalement, plat dans le protocole du contextuel, s'ouvre à 360° et le protocole se transforme dans sa substance en thématique. Alors, l'espace holographique interne se densifie et les écrans s'amplifient sur la convexité de la psychosphère. L'énergie nécessaire pour traiter une thématique sera supérieure à celle nécessaire pour un contexte : on conviera le voyageur, dans un tel cas de figure, à passer le protocole animé du tremblement essentiel, osseux de la troisième octave préconisée pour le protocole thématique proprement dit. L'énergie, dans les protocoles, est proportionnelle à la fréquence de la vibration. Une énergie croissante permet de réduire la fréquence et l'amplitude du mouvement — et la fatigue.

Quand le protocole thématique vire au panoptique, le protocole va allumer une représentation de l'ensemble de la vie vécue jusqu'ici, et peut-être au-delà. Le champ de profondeur du travail va, chez de tels sujets, s'amplifier à la mesure de l'univers, et converger en son centre. Le protocole, pour autant, ne sera pas modifié et pourra continuer à s'administrer selon les consignes en IPSCi thématique.

Le signe que le protocole thématique s'est développé en panoptique est que les visualisations se font en trois dimensions et non plus en deux. Les objets en trois dimensions prennent le pas sur les écrans. Les écrans se transformeront en boules, en bulles, comme de petites planètes évoluant dans la psychosphère ; la psychosphère se densifie et s'élargit comme une sphère pleine et non plus comme un dôme. Le gain de la troisième dimension est le signe de la réintroduction de la spatialisation du temps dans l'ensemble holographique du self : par l'alignement des matriochkas, leur ordonnancement autour du même centre.

Le protocole IPSCi panoptique, lorsqu'on veut le pratiquer comme tel, est identique à celui du thématique — mis à part qu'on ne convoque pas de thème en particulier, puisqu'on travaille avec l'ensemble de ce qui se présente. Comme les protocoles thématiques, le protocole panoptique nécessite la maîtrise du tremblement jusqu'à la vibration autonome ; la technique de convocation de l'ensemble des selfs qui restaure la spatialisation du temps, par l'évocation des matriochkas. La vibration, lorsqu'elle s'articule autour du centre rassemblant l'ensemble des ressources du sujet, acquiert une densité particulière. Le rapport entre la qualité des matriochkas et celle de la vibration est optimisé.

Le protocole IPSCi panoptique peut se pratiquer en tant que tel (on ne travaille pas sur un thème, mais sur l'ensemble de ce qui se présente sur la psychosphère : c'est-à-dire, sur l'ensemble des thèmes qui constituent l'espace de projection sur la psychosphère) ou en partant d'un thème, ou de plusieurs thèmes convoqués en même temps. La différence entre panoptique et thématique est donnée par le fait que si l'on reste au niveau thématique, les écrans qui apparaissent dans la psychosphère restent majoritairement en deux dimensions, alors que dans le cas d'un panoptique, ce sont des objets en trois dimensions qui se donnent à voir : objets constitués ou nuages, formes vagues, mais tridimensionnelles, représentant en eux-mêmes des thèmes. L'objet en trois dimensions est l'ensemble d'un grand thématique. Si on est entouré de plusieurs objets en trois dimensions, le protocole reste le même : toutes les thématiques de la vie peuvent se travailler en même temps. Le travail, opaque, échappe toujours à la conscience. De nombreux traumas profonds tirent la toile de toute une vie : le passage en panoptique peut s'observer chez un débutant en techniques IPSCi ! Le protocole panoptique ne repose sur rien, puisqu'il est tout. On peut partir de n'importe quoi, n'importe quel support, et y arriver.

Le panoptique achève de nettoyer le sujet des scories de son système de défense et le rend à la singularité, la liminarité à partir de laquelle son rapport au monde et à soi se libère des contraintes de l'ego et de ses raidissements.

7. Protocole hygiénique : le nettoyage des matriochkas

Comme on se brosse les dents tous les matins, il apparaît utile de procéder matinalement un nettoyage de son paysage mental – et pourquoi pas, le soir en préparation d'un sommeil réparateur et pour renforcer la réorganisation des contenus mentaux qui s'opère dans les rêves.

Pour ce faire, on répétera le dernier tiers du protocole thématique, celui du lâcher des matriochkas et de leur nettoyage. Le nettoyage des matriochkas nettoiera pour la journée la psychosphère qui est, rappelons-le, l'ensemble des projections de leurs scories sur l'écran mental.

Tableau 24. Protocole IPSCi hygiénique

Étape 1	**Mise en place**
Phase 0, debout	**Installer le tremblement.**
Phase 1	**Convocation des matriochkas**
Phase 2	**Sphérisation des matriochkas**
Phase 3	**Élévation de la psychosphère**

Phase 4	**Installation du drone.**
Étape 2	**Nettoyage des matriochkas**
Phase 5	**Lâcher des matriochkas**
Phase 6	**Nettoyage des matriochkas**
Étape 3	**Intégration**
Phase 7	**Création du vortex et descente des matriochkas au centre**
Phase 8	**Arrachage du dôme qui se replie comme une peau autour des matriochkas**
Phase 9	**Retour à soi.**

Consignes :

Nous rappelons ici les phases telles qu'elles ont déjà été décrites dans le protocole thématique. Ce protocole hygiénique peut être pratiqué seul et ne nécessite pas de guidage d'un pilote : le voyageur parvenu à ce stade a déjà intégré les visualisations, les sensations et le mouvement de manière autonome en effectuant le protocole thématique.

Étape 1	**Mise en place**	
Phase 0. Debout	- **S'installer dans le mouvement, jusqu'à la vibration de troisième degré, autonome et confortable.**	
Phase 1	- **Convoquer les matriochkas.**	*La convocation des matriochkas peut se faire par une simple visualisation interne.*
Phase 2	- **Sphérisation des matriochkas.**	
Phase 3 **Psychosphère**	**- Mise en place du dispositif psychosphérique :** **- allumer le dôme,** **- le dallage à damiers,** **- s'installer au centre.** **- Le sol de la psychosphère disparaît.** **- L'hémisphère du bas se constitue**	

	- La vibration est ressentie du pôle Sud au pôle Nord et passe par le centre.	
Phase 4 Drone	**- Installer le drone dans les yeux**	*Le dronage pourra aider au nettoyage des matriochkas.*
Étape 2	**- Nettoyage des matriochkas**	
Phase 5 Lâcher des matriochkas	**- Lâcher de l'ensemble des matriochkas dans la psychosphère, comme un lâcher de ballons depuis le centre.**	
Phase 6 La machine à laver	**- On réintensifie le tremblement.** **- On organise le tourbillon propre à nettoyer les matriochkas qui, s'entrechoquant dans un courant turbulent, perdent leurs scories qui se détachent.** **- Le tremblement peut s'aider des tremblements de toutes les sortes, des trois degrés du plus propositionnel au moins propositionnel.** **- Chaque matriochka s'entrechoque avec les autres.** **- Le mouvement chaotique nettoie les bulles.** **- Le dronage aide au brassage du système.** **- Petit à petit, le dôme s'homogénéise et les matriochkas aussi.** **- Celles qui sont propres viennent rincer celles qui sont plus sales.** **- Les sphères qui se nettoient deviennent plus transparentes et surnagent au sommet du dôme.**	
Étape 3	**- Intégration**	

Phase 7. Manœuvre de vidange	**– On incline le flux pour donner de la vitesse.** **- Le tourbillon monte au sommet du dôme comme un vortex, puis commence à descendre depuis en haut, jusqu'au sommet du crâne.** **- À ce moment : on coupe l'énergie.** **- Toutes les matriochkas rentrent dans le centre depuis le haut, aspirées dans le tourbillon.**	
Phase 8 Arrachage du dôme	**- La manœuvre précédente entraîne le dôme qui se déchire par en bas, est absorbé dans le vortex du haut et vient se ranger autour des matriochkas nettoyées, à la manière d'une peau, entre la dernière matriochka et la peau.**	
Phase 9 Retour à soi	**S'installer et reconstruire toutes les perceptions et les sensations du corps.**	*Cette manière est laissée à la liberté de chacun.*

8. En guise de conclusion : faites comme si vous étiez seuls… car vous l'êtes

Le trauma, privant le sujet de sa capacité à être l'agent de sa propre vie, bloquant l'individu dans sa pulsion de survie, remet les processus psychologiques à la solde du monde. Fermant la porte à toute perspective de liberté, ce rabattement du soi sur le monde revient, philosophiquement, à dénier sa spécificité de créature non soumise à une niche écologique, non inféodée aux contraintes du milieu — c'est-à-dire son humanité.

Se rendre soi-même à un fonctionnement plus autonome dans la matière du monde est une nécessité de survie ; imaginer des moyens pour cela, un devoir incombant à celui qui s'intitule praticien des psychés. Il faut chercher l'immanence derrière les derniers bastions de la phénoménologie d'un destin individuel, débusquer l'endroit où le soi demeure vierge de l'emprise du monde, mais ouvert à son contact.

Synchroniquement, cet endroit est le lieu possible, justement, du traumatisme, où l'individu s'aboucherait au reste du monde dans un contact si violent qu'il en resterait pétrifié. Diachroniquement sur toute la durée d'une vie, ce lieu est celui du vouloir-vivre, qui persiste à aller et faire aller, malgré les obstacles, encore à la rencontre de ce qui fait vivre, offert à la surprise de toucher ce qui jamais encore n'a été effleuré. Restaurer la joie de vivre, la joie d'aller, l'insouciance d'un pas, la justesse d'une danse : tel est le but que nous poursuivons. L'air que nous respirons est celui qui fait vivre l'autre aussi, le ciel qui couvre nos têtes offre à tous les mêmes étoiles. Écouter les étoiles, voir le silence, fermer les yeux, distinguer le vivant du simulacre.

La névrose est une manœuvre pour échapper au réel : l'ego, enfantin, dépend du milieu, projette, revendique, clame, espère et pleure. Nous sommes des imposteurs quand nous concentrons les efforts de notre vie à « penser à autre chose », tuer l'ennui et nous constituer dans le langage. Ce que nous tentons d'évacuer de notre champ de conscience, c'est la vérité issue de la solitude dans laquelle nous vivons et mourons. Nos manœuvres de déni nous font entasser les blocs de nos croyances et de nos désirs, d'une pensée qui tourne à vide : nous finissons étouffés derrière et ne voyons plus rien. Ce que nous avons proposé dans ces pages à titre de programme thérapeutique n'est pas processus de réparation, mais de dissolution de ce qui empêche que nous changions.

Addenda

Addendum 1. Protocole IPSCi événementiel filé

Phase 0	**Préparation et mise en condition**	
Pilote et voyageur assis l'un en face de l'autre	**- Le protocole est long. Tu vas suivre les consignes que je te donnerai tranquillement pas à pas.** **- Tu ne raconteras rien des scènes précises, mais je te poserai des questions régulièrement et tu me répondras.** **- Le contact verbal sera toujours maintenu.**	

Phase 1	**Réactivation du souvenir**	
Yeux fermés	**- Tu vas t'immerger dans le souvenir : uniquement la scène, comme tu l'as vue à l'époque, sans les émotions qu'il faudra laisser de côté.** **- Quand tu es dans le contexte, dis-le-moi.**	*La mimique, la position changent quand le voyageur y est.*
1. Vision	**- Il faut que la scène occupe tout le champ visuel.** **- Tu vois la scène comme tu l'as vue de tes propres yeux à l'époque. En vision subjective.** **- La scène est en couleurs, en mouvement. Ce n'est pas une photo.** **- Procède à l'ouverture panoramique de la vision, tu es au milieu et observes la scène à 360 °.** **- Note bien les détails de la scène, les objets, inspecte l'espace.**	*Dans la vision subjective, la personne ne voit pas son propre corps dans son entier : elle voit la scène à partir de ses propres yeux. Elle se plonge dedans, et ne la voit pas comme une scène de cinéma.*
2. Ouïe	**- Tu retrouves tous les sons enregistrés à ce moment-là.**	

	- Il y a toujours des petits bruits, des voix, peut-être même discrets, écoute bien. N'oublie pas d'inclure ta propre voix, ta respiration. **- Dispose ces sons dans l'espace, les directions dont ils provenaient à l'époque.** **- Fais une image stéréophonique du lieu, avec les sons répartis autour de toi comme ils venaient à l'époque.** **- Retrouve l'ambiance acoustique du lieu.**	
	Synchronise le son et l'image.	
3. Odorat	**- Tu vas renifler, comme ça, et retrouver les odeurs de la scène.**	*Le pilote procède à quelques reniflements exploratoires.*
	- Synchronise le son, l'image et les odeurs. Le souvenir défile en boucle. -	
4. Sensations spécifiques de la bouche et de la langue	**- Observe les réactions de ta langue, ce qui se passe dans la bouche, la pression de la langue sur le palais, le tonus.** **- La langue formule une réaction motrice à l'événement, qui est un commentaire, une prise de position sur la situation.**	
	- Synchronise la langue, le son, les images, les odeurs. Le souvenir défile toujours.	
5. Toucher : la peau, les sensations	**- Observe les sensations enregistrées sur la peau. Chaud,**	

perceptives	**froid, humide, sec, mouillé…** **- Quelle est la réaction de la peau à l'événement, la sensation ?**	
6. Toucher : le corps, les sensations tactiles	**- Observe les contacts physiques directs que tu as enregistrés avec les parties de ton corps.** **- Fais le film tactile de l'événement : tout ce qui a touché ton corps, les contacts physiques, les meubles, le sol, les vêtements, le contact avec ton propre corps, avec autrui, des objets…** **- Retrouve tout l'enregistrement tactile de la situation.**	
	Synchronise.	
7. Réactions musculaires : les grands muscles	**- Retrouve le tonus musculaire, tel qu'il s'est modifié dès le début de l'événement.** **- Observe la réaction des grands muscles de la motricité, les jambes, les bras.** **- Retrouve les sensations du corps, comment il agit à ce moment-là.**	
	Synchronise avec le reste.	
8. Réaction des muscles profonds : respiration	**- Observe ta respiration, dès que l'événement démarre, ses modifications, ce que devient son rythme.**	
	Synchronise.	
9. Émotions	**- Observe tes réactions émotionnelles.** **- Décompose-les en les deux,**	*On ne favorise pas l'expression de ces émotions, mais on*

	trois ou quatre émotions primaires, de base, qui font le cocktail émotionnel, unique et spécifique, que l'événement a provoqué. **- Les émotions de base sont la joie, la colère, la peur, la tristesse, la surprise, le dégoût. Différencie les constituants, tu les as repérés ?** **- Peux-tu discerner les proportions de chaque émotion ?** **- Sépare de manière à avoir la recette du cocktail émotionnel (10 % ceci, 30 % cela…).**	*vérifie que peut se reconstituer la recette de la réaction émotionnelle.*
10. Cognitions	**- Tu observes la pensée qui te vient quand la situation commence, quelle est l'expression qui te saute à l'esprit à ce moment ?** **- Quelle est ta réaction mentale, verbale ?** **- En un mot, une phrase… Tu l'as ?**	
Récapitulation	**- Tu synchronises toutes les sensations :** **- Vision panoramique, complète, en couleurs et en mouvements** **- Perception de tous les sons dans l'espace** **- Perception de l'atmosphère odorante, de la signature odorante** **- La langue, sensation en bouche** **- Réaction sur la peau** **- Contact tactile sur le corps**	

	- **Réaction des bras et des jambes, des muscles** - **Respiration** - **Émotions** - **La pensée.**	

Phase 2.	- Création de l'objet synesthésique	
L'objet	- **Gardant les yeux fermés, tu observes l'intérieur de ton corps : le cou, le ventre, le bas-ventre.** - **Quelles sont les sensations viscérales, internes ?** - **Tu observes la sensation viscérale, interne, la plus forte.** - **Tu montres où ça se trouve, dans quelle partie.** - **Tu fais le contour, avec le doigt, d'où elle se trouve.** - **Dessine la forme. Quelle forme ça a ?** - **Quel type de sensation se trouve là ?**	*Verbaliser : rond, carré…* *Pression, crispé…*
	- **Fais un effort de visualisation de cette zone, en trois dimensions, comme un scanner, en transparence.** - **En trois dimensions, quelle forme a cette zone ?** - **Quelle taille a cette forme ?** - **Comment est-elle orientée ?** - **Sa couleur ?** - **Comment est sa surface ? Régulière, grumeleuse… ?** - **L'objet est-il mat, brillant ?** - **Plus chaud ou plus froid que toi ?** - **Lourd ou léger ? Par rapport au poids d'une brique de lait ?** - **Dur ou mou ?**	

	- Plein ou creux ? **- En quelle matière est-il ?**	
	- On résume les caractéristiques de l'objet :... ***Il est...*** **- Tu l'as ?** **- Tu es le spécialiste de cet objet, tu vas le surveiller.**	*Le pilote fait la liste des caractéristiques de l'objet*

Phase 3	**Phase motrice de liquidation de la pulsion**	
Observation	**- Observe bien cet objet, et réactive le souvenir.** **- Tu as la scène, et conscience de cet objet à l'intérieur.** **- Pendant l'observation, observe dans quel état sont tes bras, tes jambes.**	*Faire verbaliser si besoin.*
Attente du micromouvement	**- Tu vas faire attention à leurs mouvements subtils.** **- Tu te concentres sur cet objet tout en étant toujours dans le contexte de la scène.** **- Tu as conscience de cet objet, tu laisses tourner le scénario, en boucle, simultanément le souvenir de la scène, et l'objet.**	*- Le pilote est attentif à l'observation d'un micromouvement.*
Variante : le schème de fige	***La seule variante étant celle, dans la scène d'origine, de l'enclenchement d'un schème de fige : dans ce rare cas de figure, le voyageur adopte une immobilité totale. Ce cas de figure n'est pas un obstacle au déroulement du processus, qui s'engagera jusqu'au terme du schème de fige. Le pilote sera attentif à la présentation générale de***	

	cette immobilité, plus proche de l'immobilité cadavérique que de celle qui s'observe dans la motricité quotidienne quand on dit de quelqu'un qu'il est immobile : les mouvements corporels et de respiration apparaissent perceptiblement, ce qui ne sera pas le cas si la personne est en schème de fige. Le pilote veillera à maintenir, pendant la phase de purge, le contact verbal avec son voyageur en schème de fige, l'encourageant à une forme même minime de réponse.	
Micromouvement	**- Tu remarques que tu commences à bouger ?** **… Les pouces ?** **- Refais, continue, laisse bouger… Reste concentré sur l'objet, laisse les doigts bouger.**	*On verbalise selon l'endroit.*
Amplification	**- Donne l'impulsion pour que les doigts accélèrent, encourage les doigts à bouger tout en te concentrant sur l'objet.** **- Continue, continue. Accélère, plus fort, plus vite ! Desserre ce mouvement.** **- Tout mouvement qui apparaît, tu le laisses venir et tu l'amplifies.** **- Tu laisses se propager cette énergie dans le reste du corps.** **- Tu es conscient de trois choses : le contexte, l'objet, les mouvements qui animent ton corps, que tu amplifies et laisses aller, toujours sans intention, se propager dans ton corps.** **- Toute cette énergie se connecte à l'objet.**	*On encourage à le répéter et l'amplifier à l'infini, mais naturellement, sans forcer. On laisse les segments être gagnés par cette pulsation.*

Cycle objet-souvenir-mouvement	**– De quelle forme est l'objet ?** **– Continue à bouger…** **– Quelle est la couleur de l'objet ? Sa taille ?** **– Continue à bouger…** **– Les sensations convergent vers l'objet, toutes les sensations confluent et se connectent à l'objet. Sans intention, elles se connectent simplement. Le film continue toujours…**	*On continue à interroger le voyageur sur ce que devient l'objet à mesure de sa transformation.*
Ajustement du pilote	- **On poursuit à la recherche du grelottement, la position d'une vibration maximale avec le moins d'effort.** - **Toutes les vibrations rentrent dans l'objet. Toutes les sensations sont connectées et absorbées par l'objet.** - **Tu n'as aucune intention sinon faciliter la propagation de cette vibration.** - **On donne un coup de turbo pour trouver la profondeur de ce tremblement.**	*Le pilote commence à ajuster son mouvement propre du pied au rythme du voyageur.*
	- **Quand tu auras assez de force, mets-toi debout**	*Toujours les yeux fermés.*
Debout	***Où était l'objet ? Il est quelque part, observe. Visualise l'objet, concentre-toi sur l'intérieur. Montre-le. Quelle est sa couleur ? Sa forme ? Sa matière ? Laisse bouger en sentant cet objet…***	*Si l'objet a disparu.*
Amplification du	- **Amplifie les mouvements**	*On amplifie le*

mouvement Cycle scène-objet-mouvement	**en les sentant du bout des doigts aux orteils.** **- Accélère ces petits mouvements. Les genoux, laisse bouger les genoux…** **- L'objet, observe l'objet.** **- Continue le mouvement. Accélère. Toutes les sensations s'écoulent vers l'objet. Tout ce qui vibre va vers l'objet, rien que vers l'objet.** **- Observe. Que devient-il ? Sa couleur ? Sa forme ?** **- Tu sens tout le corps qui bouge. Que devient l'objet ? Sa matière ? Comment il est ?** **- Plus vite, plus vite, plus petit, les vibrations, jusqu'au bout des doigts, trouve la position où ça vibre tout seul.** **- Tout ce qui bouge va vers l'objet, toute l'énergie va vers l'objet, sans intention.** **- Le scénario tourne toujours, la scène est là, et l'objet.** **- Trouve la position où ça vibre sans effort, où tu ne te fatigues pas. Pas d'émotion.** **- Mouvements au minimum, concentre-toi sur l'objet, laisse bouger. Comme si on secouait un grand bambou. Les articulations se défont, tu t'assouplis et tu vibres. Laisse vibrer, laisse trembler, jusqu'au bout des doigts.** **- Comme des frissons qui**	*mouvement et le lisse jusqu'au frisson solennel.* *Le voyageur peut laisser aller sa voix aussi.* *On encourage de la voix.*

	traversent, de grands frissons solennels. **- Toute cette énergie va dans l'objet, qui a quelle couleur ? Quelle forme ?** **- Fluidifie tout ton corps, l'énergie rentre dans l'objet. Plus fort, plus grand, secoue les mains, les coudes, à fond, le bassin, tout…** **- Un dernier sprint là-dessus ? On se concentre, on fournit toute l'énergie qu'il faut jusqu'à ce que l'objet disparaisse.** **- BRRH…** **– Depuis le sol, comme un tremblement de terre… Pas de volonté, pas d'émotion, de l'énergie…**	
Disparition de l'objet	**- Que vois-tu ?**	*Jusqu'à ce que l'objet ait disparu.*
Arrêt du mouvement	**- Ralentis. Reviens dans ton corps, reconstitue toutes les sensations de ton corps. Laisse bouger.** **- Maintenant, réactive le souvenir. Observe l'intérieur de ton corps, tes sensations.**	

Phase 4	**Reconstitution du schéma corporel**	
Phase de nettoyage	**- Maintenant, tu vas te laver, entièrement. Prendre une bonne douche.** **- Lave-toi bien les mains, le visage, les bras, tout le corps, le dos, n'oublie rien, tranquillement.**	

	- Lave tes mains une dernière fois. Secoue bien les mains pour les sécher.	
Reconstitution du schéma corporel Couleur C1	**- Reprends ton souffle. Tu te tiens debout, bien confortable.** **- Tu reconstitues, tranche par tranche, ton corps.** **- Tu reprends conscience, contrôle, de tout : les bras, les jambes, le bassin.** **- Le poids, la verticalité, le cou, le visage, les yeux, le nez, la bouche, la langue. La posture.** **- Prends conscience de ton allure, de ta présence. Le souffle. La respiration. Ton cœur bat, le sang circule. L'air circule. Les sensations circulent.** **- Tu observes tout cela.** **- Tu sors de ton corps, avec un drone, et tu vas maintenant l'observer de l'extérieur.** **- Tu tournes autour de toi-même, tu examines ton corps de l'extérieur.** **- Tu fais la corrélation entre ce que tu sens à l'intérieur, et ce que tu vois.** **- Tu es sensible à ton allure, ta posture, à l'énergie qui se dégage de toi. Tu as une vitalité, une présence.** **De quelle couleur est cette énergie ?** **- C1 ? C1 clair, foncé ? Brillant ?**	*Verbaliser C1.*
Le corps en couleur	**- À côté de toi il y a une bassine de cette couleur, exactement, de cette belle couleur qui est celle de ton énergie.** **- Tu vas y plonger ton corps, tout entier. Ton corps devient entièrement C1. Vérifie bien qu'il ne manque rien.**	

	- Tourne autour de ton corps pour voir qu'il est tout entièrement recouvert de C1. C'est superbe.	

Phase 5	**Transformation du souvenir**	
Scène du souvenir	**- Tu vas prendre ce corps C1, avec toi, et tu vas le remettre dans la scène historique, la scène du souvenir. - Tu le places au début de la scène historique, à la place de ton corps tel qu'il était dans le souvenir. Peu importe de quand date le souvenir, même s'il y a un décalage entre le corps en couleur et celui du souvenir.**	
Mise en scène	**- À ce corps C1, avec l'énergie C1, tu vas demander d'inventer trois scénarios qui règlent le problème au mieux. - C'est ton corps C1 qui va régler le problème. De la manière qu'il veut. Il est libre, complètement libre. Il peut faire ce qu'il veut, faire intervenir et amener des objets de l'extérieur qui n'étaient pas dans la scène du souvenir, il a le monde entier à sa disposition et est doté de tous les pouvoirs. Tu y es ? – Trois scénarios. Je te donne une caméra, tu vas filmer ces trois scènes que va jouer le corps C1. Je vais être le metteur en scène, je te donnerai les instructions, tu vas simplement filmer ce que va faire le corps C1. Il va improviser avec la solution qui lui convient.**	
	- Prêt pour la scène 1 ? Tout y est ? Le cadre, le décor, les protagonistes, les sons, les odeurs… ?	
Scène 1	**Corps C1, première, moteur. ? Action. Tu y es ? Tu me dis quand c'est fini. Coupez ! Pas d'émotions. On tourne la scène, c'est tout !**	
Scène 2	**- Tu remets en place le corps C1 au début de la scène, prêt pour la scène 2.**	

	- Tout y est ? Corps C1, 2e. Moteur. Action. … Coupez !	
Scène 3	**- Tu remets en place le corps C1 pour la scène 3.** **– Corps C1, 3e. Moteur. Action. … Coupez !**	
Photo sépia	**- Maintenant, on va faire un travail de photo.** **- Tu vas chercher, dans les archives, une photo de la scène en noir et blanc, produite à l'époque, la scène historique avec le corps du souvenir, à l'âge du souvenir. Il s'agit d'une photo véridique, une photo de journaliste, en grand format.** **- Tu vas la vieillir, façon sépia. Tu y es ?**	
Panneau	**- Visualise devant toi un panneau d'affichage.** **- Tu vas y coller la photo sépia, au centre.**	
3 photos	**- Maintenant, tu vas sortir de chacune des trois scènes avec le corps en couleur C1, la meilleure photo. La plus emblématique. Le corps C1, en couleur, au moment crucial de l'action.**	
	- Tu choisis une séquence à extraire du premier scénario. Tu en fais une photo. Une belle photo couleur avec le corps C1 en pleine action. **- C'est fait ?**	
	- Idem pour le deuxième scénario. **- Tu fais la photo extraite du deuxième scénario avec le corps en couleur C1.**	
	- On y va pour le troisième scénario. **- Troisième photo. C'est fait ?**	
Trois photos : coller	**- Maintenant tu prends ces trois photos, en format A4.** **- Tu les colles sur le panneau autour de la photo sépia.**	
	- Tu as les 4 photos ? **- Mémorise-les tranquillement. Dis-moi quand c'est fait.**	

Phase 6	**- Reprise du contrôle corporel et intégration des phases précédentes**	
Posture	**- On revient ici et maintenant. Tu refais l'état des lieux de ton corps ici et maintenant.** **- Tu reprends conscience de chaque partie de ton corps.** **- Les sensations, l'équilibre. La posture. Le tonus. La langue. La bouche. La respiration. Le cœur qui bat.** **- Tu mémorises l'état de ce corps. Tu respires profondément deux fois.** **- Tu gardes les yeux fermés.**	
Assis	**- Tu te remets en position assise, comme au début, et on continue les yeux fermés.**	*Même position qu'au départ..*
Scène historique	**- Tu te replonges dans le souvenir de départ. Le souvenir historique, d'origine.** **- Tu retrouves la vision subjective, panoramique, les sons, les odeurs, les sensations dans la bouche, la langue, les sensations sur la peau, les sensations tactiles. Les grands muscles. Les muscles profonds. La respiration. Les émotions. La pensée.**	
Corps	**- C'est bon ? Tout y est ?** **- Observe l'intérieur de ton corps.** **- Compare avec tout à l'heure.** **- Reste-t-il des condensations, des grumeaux ? Des nœuds, des sensations, des tensions ?**	***S'il reste quelque chose de la sensation viscérale, on recommence toute la procédure depuis « Phase 3. Mouvement (dissolution de l'objet***

	Des boules, des billes ou toute autre chose ? **- Est-ce que c'est bien fluide ? Vide ? Propre ?**	***et liquidation du croco) »[1].*** *Attention : distinguer les douleurs et contractions musculaires dues à la motricité des phases du tremblement, des sensations viscérales. On ne recommence rien en cas de douleurs musculaires !*
État d'esprit	**- Tu es toujours dans ton souvenir d'origine.** **- Si tu compares avec tes sensations tout à l'heure, tu constates que quelque chose a changé. Ton corps est nettoyé.** **- Tu constates la différence d'état d'esprit avec tout à l'heure ?** **- Ton intérieur est vide.** **- Tu es mobilisé, réunifié, éveillé, déterminé, attentif, serein, entier. Tu disposes d'une grande quantité d'énergie que tu vas pouvoir utiliser.**	
Couleur C2	**- À quelle couleur correspond ce nouvel état d'esprit ?** **- Précise.**	*Faire verbaliser C2.*
Corps en couleur C2	**- Tu es toujours dans ton souvenir de l'époque, avec ton corps de l'époque, mais dans ton état d'esprit de couleur C2, avec cette énergie C2.**	

[1] Si on recommence la procédure, il y aura alors trois photos de plus sur le panneau d'affichage (on laissera aussi les précédentes).

	- Tu baisses les yeux sur tes bras, tes jambes : tout ton corps est en train de devenir C2, de prendre cette couleur, le niveau monte progressivement, tu es entièrement repeint de cette couleur qui est celle de ton énergie et de ton état d'esprit. **- Tu observes cette couleur ? Celle qui émane de toi ?**	
Corps fluorescent	**- Ça s'allume ! Tu es devenu fluorescent de C2. Comme un néon, un lampion, ça fait un halo de 40-50 cm autour de toi.** **- Tu vois la scène ?**	
Photo du corps fluorescent dans la scène	**- Tu sors de ton corps maintenant, et tu te prends en photo avec ton appareil-photo, avec ce nouveau corps, le corps de l'époque avec cette nouvelle couleur, dans la scène historique.** **- Photographie la scène d'en haut. Regarde la photo. On voit ton nouveau corps tout entier, et la scène.**	
Poster fluo	**- Tu touches l'écran et tu crées un mégaposter de toi en C2, fluo, dans le contexte de la scène historique.** **- Un immense poster, de 5 m sur 3, sur deux étages !**	
Poster fluo hologramme	**- Tu touches le poster et ça devient un hologramme, C2 fluo, une superbe image en trois dimensions, pleine de luminosité.**	

Coller le poster	**- Tu vas coller ce poster holographique sur le panneau d'affichage, à côté des quatre autres photos, à gauche.** **- En format journal, une page entière, même plus grand.**	
Mémoriser	**- Recule et mémorise ce panneau, avec toutes ces photos.**	
Panneau en arrière-fond	**- Il y a des roulettes sous le panneau d'affichage, tu vas l'amener dans la scène du souvenir, celle où tu es avec ton corps de l'époque dans la nouvelle couleur C2, et tu vas le mettre en arrière-fond de la scène du souvenir.**	
	- Tu retournes dans ton corps C2, lumineux. **- Tu contemples toute la scène.** **- Tu te vois, dans ton corps C2, et toutes les photos sur le panneau d'affichage, aussi celle avec ton corps C2.**	
Photo en surplomb	**- Tu ressors de ton corps C2, tu montes au-dessus du contexte et du corps C2.** **- Comme un drone.** **- Tu vois depuis le dessus, ton corps C2, dans la scène, observant les 5 images.** **-** **- Tu prends une photo énorme depuis le haut, format A3, de toi couleur C2 observant les 5 images.**	

6 photos	**- Tu vas rajouter cette photo à côté des autres photos, sur le panneau.** **-** **- Maintenant, il y a six photos.**	

Phase 7	**- Phase transpersonnelle de régénération**	
Visualisation	**- Tu reviens dans ton corps lumineux C2, le corps holographique.** **- Tu contemples tout cela, la scène, toi-même à l'intérieur, contemplant les photos sur le panneau ; les photos, le corps C1, le corps C2.**	
	- Tu contemples ton état d'esprit et d'énergie. Tu es bien, réunifié, calme, attentif, serein, mobilisé, à ton affaire.	
	- Devant toi, à 7-8 mètres, apparaît un point brillant, d'une lumière blanche, aveuglante. Comme un phare de vélo. **- Elle pulse un peu, elle clignote.** **- Elle s'approche, elle va aspirer tout le décor, tout le contexte, grossissant au fur et à mesure qu'elle aspire la scène. Tout le décor rentre dans cette lumière qui grossit de plus en plus.** **- Cette lumière brillante trépigne, bouge, passe au-dessus de ta tête, file, s'éloigne dans le ciel étoilé, devient de plus en plus petite à mesure qu'elle s'éloigne dans la Voie lactée.** **- Tu l'as perdue de vue, tu sais qu'elle est là-haut, cette lumière, avec toutes les étoiles.**	
	- Tu restes en toi-même. **- Tu baisses les yeux : dans ta poitrine, près du cœur s'est allumé un point lumineux.** **- Tu as une intuition, très claire. Tu sais que c'est le centre de ta conscience.**	

	Une autre lumière s'allume à côté. **Tu as une autre intuition. C'est le centre de l'univers.**	
	- Ces deux lumières se rapprochent et vont se rejoindre. Le centre de ta conscience et le centre de l'univers. **- Ces deux points fusionnent, la lumière est de plus en plus forte.**	
	- Cette lumière devient maintenant un immense rayon laser. **- Il est droit, parfait, immobile, à l'infini.** **- Il traverse ta tête.**	
	- De quelle couleur est ce rayon ?	*Faire verbaliser et confirmer : C3.*
	- Tu es embroché par la lumière, par ce rayon de lumière immobile qui part du centre. **- Cette immobilité éternelle permet le mouvement perpétuel de tout.** **- Tu es à l'intersection de cette lumière infinie, à cette place où tout s'organise, à partir de laquelle s'organise le mouvement perpétuel de tout.** **- Ce centre a toujours été là. Tout est à sa place.** **- Tu peux te régénérer à cet endroit qui est en toi en tout temps et partout.** **- Tu pourras y revenir quand tu en auras besoin.** **- Tout rentre dans l'ordre. Tout revient à sa place. Tu te remplis et te ressources.**	

Phase 8	**Retour à soi**	
Retour	**- Tu es assis et tu réalises où tu te trouves. Tu prends doucement conscience de la présence de ton corps dans**	

	la salle, du sol et de tout ce qui se trouve sous tes pieds. **- Tu emportes avec toi ce sentiment de bien-être, cet endroit où tu pourras revenir en tout temps qui est l'intersection entre la verticalité et l'horizontalité. Tout est à sa place. Tu te régénères pleinement. Cet endroit a toujours été là : tu pourras y retourner, en tout temps et en tout lieu, t'y régénérer quand tu en auras besoin.** **- Tu profites encore de quelques instants avant de revenir à toi et reprendre contact avec ton environnement. Tu te régénères, tu te recharges et te réordonnes.** **- Tu respires bien profondément deux fois et tu ouvres les yeux.**	
Consignes de suite	**- Pendant 48 heures, tu ne repenseras plus au contenu de ce qui vient de se passer. Tu ne parleras pas de ce que tu as vécu et ne raconteras pas cette expérience.** **- Tu laisseras décanter pendant ces 48 heures, en observant seulement ton corps et tes sensations.** **- Ni la technique, ni le procédé, ni le souvenir.** **- Par contre, tu resteras très attentif à ce qui se passe dans ton corps : on laisse sécher, cristalliser. Ce qui est fait est fait, on n'interfère pas sur ce qui s'est passé.**	

Addendum 2. Protocole IPSCi contextuel filé

Phase 0	**Préparation et mise en condition**	
Pilote et voyageur assis l'un en face de l'autre Ou debout	**- Le protocole est long. Tu vas suivre les consignes que je te donnerai tranquillement pas à pas.** **- Tu ne raconteras rien des scènes précises, mais je te poserai des questions régulièrement et tu me répondras, le contact verbal sera toujours maintenu.**	Pour les personnes qui ont déjà une bonne familiarité de l'IPSCi, on pourra commencer debout.

Phase 1	**Réactivation du contexte**	
	- Tu as ton contexte ? Ferme les yeux.	
Yeux fermés	**- Tu vas t'immerger dans le contexte. Laisse apparaître dans ton espace intérieur les images, dans l'ordre où elles viennent, sans contrainte. Sans te concentrer. Laisse aller, et observe les réactions corporelles qui viennent. Dis-moi quand tu y es.**	

Phase 2	**Synesthésie et réactions viscérales : création de l'objet synesthésique**	
L'objet	**- De ces réactions corporelles, ces sensations, on va faire un objet.** **- Observe ses caractéristiques visuelles, sa morphologie, sa couleur, son poids, sa température, la dureté du matériau. Il est de quelle couleur ?** **- Il est lourd ou léger ?** **- Sa forme ?** **- Sa texture ?** **- Sa matière ?**	*À l'aide de questions ciblées, on fait préciser l'objet de manière à avoir une synesthésie complète pour la constituer comme objet du travail de purge de la pulsion.*

	- Son poids ? - … ?	

Phase 3	Motricité et liquidation de la pulsion (dissolution de l'objet et des écrans)	
Assis ou debout Observation du contexte sur des écrans	**- Laisse aller, devant toi, dans ton espace visuel, la succession d'images qui s'allument et s'éteignent. Laisse-les apparaître et disparaître, sans intention. Des petits écrans, des grands écrans apparaissent devant toi avec ces images.** **- Cette activité visuelle continue. On ne s'y absorbe pas, mais on rentre dans l'objet.** **- Tu as toujours l'objet ?**	
Debout Initiation de la phase motrice	- ***Quand tu te sens prêt, tu te mets debout.*** **– Concentre-toi toujours sur l'objet. Tu laisses s'allumer les écrans, défiler les images dessus, tu ne t'occupes pas des images.** **– Concentre-toi sur l'objet, laisse venir le mouvement.** **– Cherche la position qui laisse émerger le tremblement. Les articulations à 135 °.** **– Le mouvement vient du sol, des talons, ça vibre jusqu'au bout des mains. Sens la fréquence à laquelle tout le corps peut bouger.** **– L'intensité devient automatique.** **– Reviens aux écrans, tiens la posture.** **Tu sens l'objet. Ça s'harmonise…**	*Si le voyageur est assis.* *Les consignes visent à raffiner le mouvement jusqu'à obtenir la vibration globale de tout le corps.*
Mise en place du	**- Tu rentres dans ta psychosphère,**	

circuit contexte-objet-mouvement	**là où il y a les écrans. Toutes les images du contexte.** **- Des écrans peuvent s'ajouter, laisse faire.** **- Tu prends conscience de l'intérieur du corps, là où il y a des grumeaux, l'objet, des condensations. Tu sens cette vibration des jambes, du corps.** **- Tu t'absentes pour laisser le sol te faire trembler comme si tu roulais sur un sol caillouteux.** **- Toutes les sensations confluent vers l'objet. Il aspire toute l'énergie qui converge vers lui.** **- Laisse faire. Compte les écrans, identifie très vaguement ce qui s'y passe, laisse défiler ces images sans t'y intéresser.** **- Avec le tremblement, tu rajoutes de l'énergie.**	
Cycle contexte-objet-mouvement : l'objet connecté aux écrans	**- Depuis l'objet, des tentacules vont partir et aller vers les écrans.** **- Des fils, de la même couleur que l'objet.** **- Laisse les écrans se connecter chacun à son fil. Dès que les écrans sont connectés par les fils, c'est bon.** **- L'énergie du sol va dans l'objet qui nourrit les fils qui vont dans les écrans. Laisse faire ce circuit, sans intention.**	
Visualisation en position *méta* (drone)	**- Sors de ton corps, monte vers l'arrière, regarde la scène depuis le haut.** **- Visualise toute la scène. Le corps, l'objet, les écrans, les fils…** **- Fais un grand tour, puis reviens**	

	dans ton corps, continue l'expérience depuis le corps. **- Tu trembles toujours.** **- Observe l'objet, le nombre d'écrans.**	
Purge de la pulsion	**- Certains disparaissent, certains prennent la couleur de l'objet… Ça circule. Tu draines cette énergie du sol, vers l'objet, vers les écrans.** **- Ressors du corps, observe le nombre d'écrans qui restent.** **- On n'analyse pas les écrans, on laisse faire. On observe le corps.** **- On fait les allers-retours, dedans, dehors, autant qu'on veut. Il n'y a pas d'intention, pas de commentaire.**	*Jusqu'à disparition de l'objet.*
Fin de la phase motrice	**- L'énergie lumineuse va encore dans les écrans qui s'éteignent, se dissolvent.** **- Regarde ce qu'est devenu l'objet.** **- S'il n'y a plus d'écrans, c'est bien.** **- S'il n'y a plus d'objet, c'est bien.** **- On continue jusqu'à ce que tout soit dissous.**	

Phase 4	**- Restructuration du contexte**	
L'écran à damier et le corps en couleur	**- Ressors de ton corps.** **- Devant toi apparaît un grand écran à damiers sur lequel il y a les archives de tout le contexte et tous les souvenirs liés au contexte.** **- Tu es derrière ton corps qui prend la couleur de son énergie.** **- C'est la couleur qui partait de l'objet, irradiait vers les écrans, cette couleur ou ce qu'elle est devenue, si elle a changé ça va très bien.**	

	- C'est ta couleur. **- Le corps a ta couleur ?** **- En face du corps il y a ce grand écran avec le damier d'images en relation avec le contexte.** **- Le corps est immobile, sa couleur se densifie.**	
Fragmentation du corps en couleur	**- Tu es à l'extérieur du corps.** **- Je vais compter à l'envers et ce corps en couleur va se fragmenter en multitude de petits corps qui vont partir comme un essaim chacun dans une petite case du damier, et vont chacun dissoudre les images, et colorer tout le damier de la couleur de ton corps.** **- Il n'y a plus que toi et cet immense écran de couleur.** **- Le corps énergétique s'est dissous dans cet écran qui a pris sa couleur.**	

Phase 5	**Intégration**	
Intégration des nouvelles représentations : le sushi	**- Tu approches de l'écran, et tu vas te tenir à sa droite.** **- Tu vas l'enrouler, de droite à gauche, sur un axe vertical, bien serré.** **- C'est un grand bâton de couleur, serré serré.** **- Prends-le avec ta main gauche.** **Tu vas le compresser pour le réduire en longueur, le serrer, le rapetisser.** **Qu'il soit grand comme ton pouce, grand comme un sushi.** **- Et maintenant, ce sushi, tu vas le manger, le mâcher.** **- Il rentre à l'intérieur de ton corps, il se décompose et il va exister une molécule de ce sushi à l'intérieur de chaque cellule de ton corps qui va récupérer toute cette énergie en couleur de**	

	ton corps énergétique, ton corps en couleur.	

Phase 6	**Retour à soi**	
Retour	- **Tu reprends conscience de ton corps tout doucement.** - **Tu reprends conscience de ta respiration, qui agite chaque molécule de couleur dans chacune de tes cellules.** - **Tu prends conscience de toutes ces parcelles de couleur et d'énergie qui circulent, comme des petits flocons, en toi.** - **Laisse ces petits flocons circuler tranquillement et respire bien deux ou trois fois, puis tu pourras ouvrir les yeux.**	
Consignes de suite	- **Pendant 48 heures, tu ne repenseras plus au contenu de ce qui vient de se passer.** - **Tu ne parleras pas de ce que tu as vécu et ne raconteras pas cette expérience.** - **Tu laisseras décanter pendant ces 48 heures, en observant seulement ton corps et tes sensations.**	

Addendum 3 : Protocole IPSCi thématique/panoptique filé

Étape 1	Mise en place	
Phase 0. Debout	**– Chauffer le tremblement.**	
Phase 1 Convocation des matriochkas	**- Convoquer les matriochkas.**	*La convocation des matriochkas peut se faire par une simple visualisation interne.*
Phase 2 Sphérisation des matriochkas	**- Sphérisation des matriochkas.** ***- Tout le monde est dedans.*** ***- Tu vas sentir maintenant que chacun de ces êtres, emboîtés dans les autres, jusqu'au dernier, vont se ranger comme des boules, avec le même centre.*** ***- Maintenant, tu es plein, rempli de tous les êtres de ta vie,*** ***- chacun représenté par une sphère et toutes les sphères ont le même centre,*** ***- celui qui est ton centre au présent, maintenant.***	
Vibration	**- S'installer dans le mouvement, jusqu'à la vibration de troisième degré, autonome et confortable.**	
Phase 3 Psychosphère	**- Mise en place du dispositif psychosphérique :** **- le dallage à damiers,** **- s'installer au centre,** **- élever l'hémisphère du haut.**	
	- Conscientisation du centre : **- continuer les vibrations** **- le centre prend une certaine forme, conçue comme un foyer.**	

Phase 4 **Installation du tremblement**	**- Le sol de la psychosphère disparaît.** **- L'hémisphère du bas se constitue.** **- La vibration est ressentie du pôle Sud au pôle Nord et passe par le centre.**	
Phase 5 **Drone**	**- Installer le drone dans les yeux.**	
Phase 6 **Convocation du thème**	**- Convoquer le thème.** ***- Rentre dans le corps du thème. Pas dans le thème comme idée, concept, mais dans le corps du thème.*** ***- Directement dans la sensation viscérale.*** ***- Ressens cette sensation, sans signification, car la plupart des souvenirs qui lui sont attachés sont si anciens que l'on ne peut même plus mettre de représentations dessus.*** ***- L'expérience sensorielle en tant que telle n'a pas de signification.*** ***- Retrouve la sensation, cale-toi dans sa profondeur, regarde, ramène les environnements dans lesquels émerge cette sensation.*** ***- Va à la pêche aux souvenirs, aux contextes, ramène-les.***	
Étape 2	**- Étape motrice**	
Phase 7. **Surveiller les objets**	**- Surveiller à 360 ° le déploiement de la psychosphère et de ses écrans/images, ou objets.** -	
Couleur de l'énergie	***- Quelle est la couleur de l'énergie ?***	
Connexion des objets/écrans	**– Connecter les écrans/objets avec des câbles de la couleur de**	

avec des câbles de la couleur de l'énergie	**l'énergie, partant du centre.** **– Proportionner les câbles.**	
Dronage	**- Droner** **- *Avec le drone, on peut traverser le centre, les écrans/objets, le dôme, le corps, les câbles (ce qui donne un afflux d'énergie).***	
Dissolution des écrans/objets	**- Circuit énergie du centre-tremblement-écrans/objets jusqu'à dissolution des écrans/objets** **- *Consignes variables à donner en fonction de ce que décrit le voyageur :*** **- *À mesure, les écrans/objets changent.*** **- *On ne s'intéresse pas au devenir de l'objet en tant que tel ni à sa nature.*** **- *Tu laisses les choses se présenter sans intention de résolution.*** **- *Tu peux ramener les objets vers le centre pour les brûler dans le foyer, tirer les câbles vers le centre, t'aider des mouvements du corps pour aider à la dissolution… sans oublier de droner pour aider le processus à s'accomplir.*** **- *Tu peux multiplier les tuyaux.*** **- *Les objets peuvent s'agglutiner pour n'en former qu'un seul branché avec plusieurs tuyaux.*** **- *Vérifie que l'énergie circule partout à l'aide du drone.*** **- *Si l'objet est très récalcitrant :***	

	dériver une partie de l'énergie dans les bras, les mains, et mettre ces dernières dans l'objet. ***- On peut connecter l'objet avec le dessous des pieds, l'énergie qui vient du sol, et on part, en drone, à distance respectueuse.*** ***- On laisse faire et on drone.*** ***- Le drone lui-même peut aller dans les câbles pour rajouter de l'énergie.*** ***- Le drone peut aussi aller directement dans les objets/écrans pour y amener de l'énergie.*** ***- Quand l'objet ne change pas, on s'en va en drone, et on réfléchit à trouver un truc pour dissoudre l'objet.*** ***- On n'oublie pas de regarder partout, de tous les côtés, devant, derrière, dessous, on s'aide du drone…***	
Étape 3	**- Restructuration du thème**	
Phase 8. **Baisse d'intensité du mouvement**	**- Quand c'est fini : on baisse l'intensité du tremblement.** **- La psychosphère est vide.** **-**	
Lâcher des matriochkas	**- Quand la psychosphère est bien vide,** **- on visualise le lâcher de l'ensemble des matriochkas dans la psychosphère, comme un lâcher de ballons depuis le centre.**	*Elles ont des tailles différentes, des saletés différentes, elles peuvent avoir des apparences très diverses.*
La machine à laver	**- On réintensifie le tremblement.** **- On organise le tourbillon propre à nettoyer les matriochkas qui, s'entrechoquant dans un courant turbulent, perdent leurs scories**	

	qui se détachent. **- Le tremblement peut s'aider des tremblements de toutes les sortes, des trois degrés du plus propositionnel au moins propositionnel.** **- Chaque matriochka s'entrechoque avec les autres.** **- Le mouvement chaotique nettoie les bulles.** **- Le dronage aide au brassage du système.** **- Petit à petit, le dôme s'homogénéise et les matriochkas aussi.** **- Celles qui sont propres viennent rincer celles qui sont plus sales.** **-** **- Les sphères qui se nettoient deviennent plus transparentes et surnagent au sommet du dôme.**	
Étape 4	**- Intégration**	
Phase 9. Manœuvre de vidange	**– On incline le flux pour donner de la vitesse.** **- Le tourbillon monte au sommet du dôme comme un vortex, puis commence à descendre depuis en haut, jusqu'au sommet du crâne.** **- À ce moment : on coupe l'énergie.** **- Toutes les matriochkas rentrent dans le centre depuis le haut, aspirées dans le tourbillon.**	
Arrachage du dôme	**- La manœuvre précédente entraîne le dôme qui se déchire par en bas, est absorbé dans le vortex du haut et vient se ranger autour des matriochkas nettoyées, à la manière d'une peau, entre la dernière**	

	matriochka et la peau.	
Phase 10. Retour à soi	**- S'installer et reconstruire toutes les perceptions et les sensations du corps.**	

Addendum 4 : Protocole IPSCi hygiénique filé

Étape 1	**Mise en place**	
Phase 0. Debout	**- S'installer dans le mouvement, jusqu'à la vibration de troisième degré, autonome et confortable.**	
Phase 1	**- Convoquer les matriochkas.**	*La convocation des matriochkas peut se faire par une simple visualisation interne.*
Phase 2	**- Sphérisation des matriochkas.**	
Phase 3 **Psychosphère**	**- Mise en place du dispositif psychosphérique :** **- allumer le dôme,** **- le dallage à damiers,** **- s'installer au centre.** **- Le sol de la psychosphère disparaît.** **- L'hémisphère du bas se constitue** **- La vibration est ressentie du pôle Sud au pôle Nord et passe par le centre.**	
Phase 4 **Drone**	**- Installer le drone dans les yeux**	*Le dronage pourra aider au nettoyage des matriochkas.*
Étape 2	**- Nettoyage des matriochkas**	
Phase 5 **Lâcher des matriochkas**	**- Lâcher de l'ensemble des matriochkas dans la psychosphère, comme un lâcher de ballons depuis le centre.**	
Phase 6 **La machine à laver**	**- On réintensifie le tremblement.** **- On organise le tourbillon propre à nettoyer les matriochkas qui, s'entrechoquant dans un courant turbulent, perdent leurs scories qui se détachent.**	

	- **Le tremblement peut s'aider des tremblements de toutes les sortes, des trois degrés du plus propositionnel au moins propositionnel.** - **Chaque matriochka s'entrechoque avec les autres.** - **Le mouvement chaotique nettoie les bulles.** - **Le dronage aide au brassage du système.** - **Petit à petit, le dôme s'homogénéise et les matriochkas aussi.** - **Celles qui sont propres viennent rincer celles qui sont plus sales.** - **Les sphères qui se nettoient deviennent plus transparentes et surnagent au sommet du dôme.**	
Étape 3	- **Intégration**	
Phase 7. Manœuvre de vidange	- **: On incline le flux pour donner de la vitesse.** - **Le tourbillon monte au sommet du dôme comme un vortex, puis commence à descendre depuis en haut, jusqu'au sommet du crâne.** - **À ce moment : on coupe l'énergie.** - **Toutes les matriochkas rentrent dans le centre depuis le haut, aspirées dans le tourbillon.**	
Phase 8 Arrachage du dôme	- **La manœuvre précédente entraîne le dôme qui se déchire par en bas, est absorbé dans le vortex du haut et vient se ranger autour des matriochkas nettoyées, à la manière d'une peau, entre la dernière matriochka et la peau.**	
Phase 9 Retour à soi	- **S'installer et reconstruire toutes les perceptions et les sensations du corps.**	*Cette manière est laissée à la liberté de chacun.*

Addendum 5 : Vignettes cliniques

Les illustrations cliniques qui suivent ont été choisies pour rendre compte des différentes catégories de nos protocoles IPSCi. Les patients ont donné leur accord à la description de leurs symptômes. Des détails ont été modifiés à fins de protection de la sphère individuelle. Les quatre premiers cas n'ont participé à ces protocoles qu'à une seule occasion. Les cas suivants ont fait l'objet d'un traitement par l'administration de plusieurs protocoles. Les situations cliniques ont été traitées par l'un ou l'autre des deux auteurs. Les diagnostics mentionnés suivent la classification du DSM IV. Nous n'avons pas pris en charge avec les protocoles IPSCi de patients souffrant de schizophrénie, de paranoïa ou d'autres formes de psychose. Il y a lieu de remarquer que dans les cas cliniques n° 1, 2 et 3, nous n'avons réalisé aucune intervention thérapeutique avant d'administrer un IPSCi, ce qui représente une situation optimale pour attester de l'efficacité d'une méthode thérapeutique sur l'état clinique d'un patient, avant et après intervention.

Cas clinique n° 1 : cette femme, âgée de 36 ans, mariée et mère de deux filles de 5 et 7 ans, consulte pour un épuisement récurrent. Kinésithérapeute, elle est surchargée de travail, assume un deuxième métier de directrice d'une salle de sport. Elle ne sait pas dire non à ses proches et mettre une limite raisonnable à ses activités, dans le souci de bien faire et de contenter chacun. Au cours des trois premières séances pour anamnèse et examen clinique, elle révèle qu'elle a été maltraitée toute son enfance par un père colérique et violent, qui la frappait et l'insultait, l'enfermait dans la cave. Avec ses parents, elle maintient encore un lien régulier autour des enfants, mais avec méfiance et sans jamais les laisser seuls avec eux. Avec un précédent thérapeute, elle a déjà établi le lien entre sa conduite soumise à l'égard de ses proches actuels, amis, hiérarchie professionnelle, et celle qu'elle avait face à son père pour obtenir sa reconnaissance : il fallait obéir. La problématique actuelle d'épuisement (*burn out*) se réitère sans cesse depuis qu'elle est en activité professionnelle ; elle privilégie les places exigeantes en termes de rendement, multiplie les responsabilités et assume l'intendance pour toute la famille. Elle se trouve pour la seconde fois dans une situation de conflit latent sur la place de travail, avec un chef qui multiplie les injonctions contradictoires à son sens, mais à qui elle n'ose pas opposer de fermeté. La présentation actuelle et les antécédents répondent au diagnostic de Trouble dysthymique (F34.1).

L'approche adoptée est celle du désamorçage de la réaction post-traumatique déclenchée par la maltraitance paternelle, exposant la patiente à des maltraitances lors de configurations sociales dans lesquelles elle adopte une position trop soumise par rapport à l'autorité. Un protocole IPSCi événementiel est pratiqué, ciblant une scène ancienne datant de ses 12 ans dans laquelle son père lui donne des gifles et des coups de pieds parce qu'elle n'a pas éteint la lumière. 48 heures après le protocole, elle se sent plus légère, plus alerte, moins fatiguée. Dans les jours qui suivent, elle parvient à repenser à son père calmement, sans éprouver le serrement de gorge qu'elle éprouvait toujours auparavant. Une semaine après, une séance de restitution a lieu durant laquelle ces éléments sont évoqués. La prise en charge se maintient quelques mois à raison d'une séance mensuelle de psychothérapie de soutien, période durant laquelle elle décidera sans grand effort de mettre une distance plus grande avec ses parents.

Trois ans après, la patiente reprend contact pour faire le point en quelques séances sur un problème particulier lié à sa relation conjugale. Elle confirme que depuis le protocole IPSCi, elle peut revoir son père sans réaction viscérale ; le souvenir des coups est demeuré, intégré dans ses prises de décisions, mais il n'agit plus comme un distracteur actif. Elle sait maintenant se défendre dans des situations d'intimidation sur la place de travail, a abandonné sa charge de directrice de salle de sport et régule mieux ses activités. Elle n'est plus en recherche constante de l'approbation d'autrui ni dans l'effort réitéré d'adaptation. Ses relations avec ses proches, ses amis et ses collègues sont plus chaleureuses et elle n'est plus épuisée ni irritable.

Cas clinique n° 2 : cette femme de 56 ans, décoratrice, a subi une hémorragie sous-arachnoïdienne temporale droite sur rupture d'anévrysme de l'artère communicante moyenne à la descente d'avion au retour de ses vacances d'été. Elle est prise en charge rapidement, l'anévrysme est clippé et l'hématome temporal droit évacué par craniotomie sans complication ; une hémianopsie latérale homonyme gauche, encore présente à la sortie de l'hôpital où elle séjourne un mois, est absente à l'examen neuro-ophtalmique pratiqué à 60 jours. Ne subsistent comme séquelles qu'un trouble de l'acuité visuelle à l'œil droit dû à l'extension de l'hémorragie au corps vitré et une fatigabilité intellectuelle. Dans les suites immédiates de l'accident vasculaire cérébral, elle se réjouit d'une issue si favorable à ce qui aurait pu déboucher sur le pire, mais de retour à domicile, son humeur décline. Elle consulte, 8 mois après l'AVC, pour une symptomatologie cumulant perte de l'appétence à l'action, troubles du sommeil, tristesse et abattement, anxiété liée à la perspective imaginée d'une mort imminente ou proche. Deux interventions chirurgicales sont programmées, l'une pour une tumeur gynécologique bénigne, l'autre pour vitrectomie à l'œil droit : la patiente craint de ne pas se réveiller de l'anesthésie et ressent une grande appréhension de ces opérations. Le diagnostic posé après deux entretiens anamnestiques et cliniques est un Trouble de l'adaptation chronique, mixte avec anxiété et humeur dépressive (F43.22), secondaire au stress résultant de l'affection médicale (rupture d'anévrysme). Il est décidé d'aborder ce trouble sous l'angle traumatique, par un protocole IPSCi événementiel ciblant un épisode de fausse route survenu à l'hôpital ; la patiente, souffrant encore de troubles de la déglutition, s'était étouffée avec un morceau de nourriture et avait été sauvée par le geste d'une infirmière. Cet épisode symbolisait pour elle l'ensemble de l'AVC et de ses conséquences, et pouvait être plus facilement suscité que la rupture d'anévrysme qui avait entraîné une perte de conscience immédiate. Hasard du calendrier, le protocole IPSCi est effectué 48 heures avant l'intervention gynécologique prévue. Le lendemain du protocole, elle s'éveille d'humeur joyeuse et sans appréhension de l'intervention. Celle-ci se passe bien, elle se réveille de l'anesthésie avant même d'atteindre la salle de réveil et retrouve l'appétit à peine une heure après. Les suites opératoires sont sans problème. Dans les jours qui suivent, elle constate l'absence de l'abattement et de la tristesse qui l'avaient envahie. Elle redevient optimiste et retrouve sa joie de vivre ; elle aborde sans crainte la deuxième intervention ophtalmique qui se passe bien aussi et lui permet de recouvrer une meilleure acuité visuelle. À l'entretien clinique d'observation de l'évolution quatre mois après le protocole IPSCi, c'est-à-dire 12 mois après l'AVC, elle déclare : « *avant, je repensais tous les jours à l'accident, tous les jours, maintenant j'y pense très rarement, juste comme à un événement qui est arrivé. L'idée de la mort qui m'obsédait s'est éloignée. Je peux de nouveau envisager l'avenir avec plaisir et sans l'angoisse permanente que tout finisse tout de suite.* »

Cas clinique n° 3 : cet homme de 58 ans est un médecin légiste affecté dans des organisations internationales à l'exhumation des charniers résultant de la guerre. Il a été envoyé dans plusieurs endroits du globe pendant 15 ans, toujours à ces fins. Petit à petit sont venus des flash-back des scènes vécues dans ces contextes, des troubles sévères du sommeil et de l'appétit, un épuisement, une irritabilité et une humeur dépressive avec des ruminations et des idées suicidaires. Depuis une dizaine d'années, est diagnostiqué un Trouble dépressif majeur récurrent (F33) sévère, déclenché par un État de stress post-traumatique chronique (F43.1), traité depuis cette époque par antidépresseur (venlafaxine 150 à 225 mg/j) et psychothérapie psychodynamique. Un arrêt maladie existe depuis deux ans. C'est à ce moment-là qu'il consulte. Une prise en charge des éléments traumatiques qui l'ont mené à cet état est engagée par le protocole IPSCi événementiel à deux reprises (après quatre entretiens anamnestiques et cliniques). Les protocoles sont ciblés, l'un sur sa première expérience au contact des cadavres résultant des génocides, le second portant sur l'épuisement lors des fouilles d'exhumation. Dans les 15 jours, les troubles du sommeil cèdent, l'anxiété s'améliore, les flash-back et les tensions psychiques et musculaires se défont. L'humeur se dégage. La prise en charge s'arrête au vu de ces résultats positifs et le patient est ensuite en mesure de diminuer progressivement son traitement antidépresseur avec succès.

Cas clinique n° 4 : cette femme de 33 ans avait effectué une psychothérapie 8 ans auparavant avec l'un des auteurs. Célibataire à l'époque, elle cumulait aventures sans lendemains, conduites à risque sur tous les plans, consommation excessive d'alcool, scarifications, périodes prolongées d'alternance entre restriction alimentaire et hyperphagie avec vomissements et prise de laxatifs. Le tableau clinique répond alors aux critères diagnostiques du Trouble de la personnalité borderline (F60.31) et de l'Anorexie mentale (F50.0). La psychothérapie psychodynamique dure trois ans au rythme de deux séances hebdomadaires ; petit à petit l'impulsivité parvient à être mieux contrôlée, les vécus douloureux de séparation s'amenuisent, les passages à l'acte diminuent en fréquence et en sévérité. La patiente rencontre un compagnon et de cette union naîtront leurs deux fils, âgés aujourd'hui de 5 et 4 ans. Les séances de psychothérapie se sont espacées à raison d'une fois par mois à la naissance du premier enfant, après laquelle la patiente a pu commencer une nouvelle formation de pâtissière correspondant à sa passion de toujours. Le couple s'est séparé peu après la naissance du second garçon, séparation vécue sans drame de même que le décès du père de la patiente survenu dans la foulée. Sa vie est maintenant stabilisée, l'humeur n'est plus en dents de scie. Les scarifications et l'abus d'alcool ont disparu dès la première grossesse ; seule subsiste l'anorexie alternant avec des crises de boulimie et des vomissements.

Cette problématique alimentaire, rebelle à la thérapie engagée depuis 5 ans, a alors été abordée sous l'angle du traumatisme au travers d'un protocole IPSCi thématique sur le sentiment d'être intérieurement vide.

Dès le troisième jour après le protocole, la patiente témoigne de l'étrange sentiment de concevoir les mêmes idées que d'habitude à propos de la nourriture qu'elle pourrait-devrait ingérer ou pas, mais sans le désir de passer à l'acte. Par la suite, ce sentiment s'accentue : les idées de restriction alimentaire ou de gavage sont devenues des « coquilles vides », toujours présentes, mais sans plus de compulsion à les réaliser. Elle se prend à penser, par exemple, qu'elle aurait, par le passé, refusé de manger tel aliment par peur de la prise de poids, mais le déguste aujourd'hui sans sentiment de culpabilité. La thérapie de soutien au rythme d'une séance toutes les 6 semaines, puis actuellement, tous les deux à trois mois, est maintenue. Le recul est actuellement de trois ans à dater de l'unique protocole IPSCi thématique, période pendant laquelle plus aucune crise boulimique ni anorexique n'a eu lieu.

Cas clinique n° 5 : cet aide-soignant de 24 ans est adressé à l'un des auteurs par un confrère médecin généraliste inquiet d'une baisse de l'humeur récurrente et sévère sans idéation suicidaire chez son patient, s'enclenchant lorsque se présentent des échéances de tout type : examens lors de la formation, départ du foyer familial, chaque changement de situation personnelle est abordé à travers une réactivité dépressive. Les premiers entretiens d'évaluation permettent de poser les diagnostics de Trouble dépressif majeur récurrent (F33), moyen, Trouble Déficit de l'attention/hyperactivité, type mixte (F90.0), Phobie sociale (F40.1), Dépendance au cannabis, moyenne (F12.24), Trouble explosif intermittent (F63.8). Une thérapie de groupe psychodynamique à raison d'une séance hebdomadaire est entreprise pendant deux ans, assortie d'entretiens individuels ; durant cette période, l'évolution est marquée par la rémission prolongée complète de la consommation de cannabis, mais les autres symptômes demeurent. Une prise en charge par les protocoles IPSCi est instaurée au terme de ces deux ans, combinant les types de protocoles selon les cibles de traitement. Ainsi, des événements, contextes et thématiques personnelles sont abordés : la mort d'un frère (protocole IPSCi événementiel administré par le thérapeute), les difficultés d'expression à l'école (protocole IPSCi contextuel administré à une occasion par le thérapeute, puis ensuite à plusieurs reprises par le patient lui-même en auto-administration), le thème de la honte (protocole IPSCi thématique administré par le thérapeute) et celui de la rage et de la violence physique (en hétéro- et en autoadministration). Les progrès sont rapides et substantiels après chaque protocole : actuellement, cinq ans plus tard, le patient termine les études universitaires qu'il a pu entamer entre temps, la phobie sociale ayant été levée. Il a cessé toute consommation de toxiques, est entré dans une relation affective stable et le déficit d'attention est mieux jugulé. Il livre aujourd'hui ce témoignage à propos de son vécu traumatique de la prise de parole en public, traité en IPSCi contextuel : « *J'avais tendance à rester figé, interdit, avec une capacité de pensée quasi nulle lorsque je devais prendre la parole en public de façon formelle (présentation orale scolaire...). Mes jambes devenaient du coton, je me sentais complètement en dehors de moi-même. De simples notes ne suffisaient pas, tant dans ma tête n'existait qu'un bourdonnement assourdissant m'interdisant l'accès au moindre mot que je n'avais pas sous les yeux. Je ne pouvais pas faire autrement que d'écrire le verbatim complet d'une présentation que je lisais. J'ai compilé le plus possible de souvenirs de moi dans cette situation, à l'école principalement, pour les traiter en IPSCi contextuel. Depuis, malgré une appréhension résiduelle à l'idée de me lancer dans ce genre d'exercice, je peux le faire en improvisant. Je n'ai plus l'impression de mourir à chaque fois de l'intérieur, la situation ne me hante plus des jours durant et je me surprends même, récemment à y trouver, parfois, un certain plaisir. J'ai d'ailleurs repris des études pour travailler dans l'enseignement.* » La rage et la violence physique, omniprésentes historiquement depuis l'enfance, ont été traitées ensemble par des protocoles thématiques dont il témoigne ainsi : « *Depuis tôt dans l'enfance, j'ai présenté des accès de colère et de rage. Celle-ci pouvait s'exprimer sous la forme d'une forte violence physique. À l'encontre d'objets (je ne compte plus le nombre de portes que j'ai cassées, je me suis fracturé à plusieurs reprises les mains, poignets ou doigts en frappant des murs), mais également de personnes (il m'est arrivé d'empoigner ma compagne pour la pousser en lui hurlant de me laisser tranquille). Je pense avoir travaillé environ une demi-douzaine de fois cette thématique spécifique, parfois de façon programmée et préparée, parfois à partir d'une situation ayant réveillé cette sensation. Aujourd'hui si je ressens parfois de la colère et une certaine agressivité lorsque je me sens blessé, je ne plonge plus à tombeau ouvert dans une rage destructrice incontrôlable. J'ai le sentiment de voir la situation venir un peu plus tôt, de pouvoir m'exprimer ou de m'éloigner avant que mon sentiment de colère infinie envahisse tout. De plus, certaines situations qui m'auraient autrefois mis hors de moi ne produisent que de désagréables contrariétés passagères.* »

Cas clinique n° 6 : ce directeur commercial célibataire de 49 ans consulte pour un épuisement professionnel consécutif à une surcharge de travail et un conflit avec son supérieur hiérarchique évoluant depuis quatre ans. À l'entretien anamnestique et d'évaluation, les symptômes sont : anxiété, repli social, troubles du sommeil, abattement, difficultés d'attention et de mémoire, avec des croyances rigides liées à des comportements de type trouble obsessionnel compulsif et un recours régulier à l'alcool. Ces symptômes étaient déjà apparus par le passé, évoluant avec des intermittences depuis les 25 ans du patient, à la fin de ses études. Épisodes dépressifs, difficultés dans les relations sociales, recours à l'alcool ponctuent son évolution depuis vingt ans. Deux psychothérapies ont été effectuées : la première, de trois ans à l'âge de 29 ans, d'obédience analytique, la seconde, entre 37 et 39 ans, psychodynamique. Le patient déclare qu'elles ont été sans effet autre que le soutien contemporain à la démarche ; lorsque les thérapies se sont arrêtées, les troubles ont toujours réapparu dans un délai bref. Les diagnostics posés sont : Trouble dépressif majeur récurrent (F33), sévère, Phobie sociale (F40.1), Dépendance alcoolique (F10), Personnalité schizotypique (F21). Un arrêt maladie est décrété eu égard à l'épuisement professionnel, arrêt qui se prolongera pendant six mois. La prise en charge consiste d'emblée en une thérapie psychodynamique à raison d'une séance hebdomadaire, dans laquelle sont intégrés, en hétéropassation, des protocoles IPSCi portant sur les éléments traumatiques repérés dans l'énoncé biographique : confrontation à un père froid et colérique, rejet des pairs dans le milieu scolaire, plusieurs ruptures affectives, difficultés à la prise de parole en public. Le patient prend l'initiative de s'autoadministrer aussi des protocoles sur diverses thématiques, comme l'argent, des comportements d'allure obsessionnels, et divers événements ponctuels. Après six mois, l'évolution permet une reprise du travail. La thérapie se poursuit à raison d'une séance tous les 15 jours pendant un an supplémentaire. À ce moment, les relations du patient avec sa hiérarchie et son entourage professionnel sont plus faciles et il entame une réorientation en étude de marché, où il se sent compétent ; il nourrit des intérêts nouveaux pour le tai-chi, dans la pratique duquel il s'épanouit. Ses relations personnelles s'étendent et se nourrissent d'échanges qu'il juge fructueux. Il participe à des activités associatives dans un domaine créatif. À la fin de la thérapie, il se trouve dans un état d'équilibre et d'ouverture sociale qu'il estime meilleur que jamais auparavant. Il livre le témoignage suivant : *« le recours au protocole IPSCi contextuel a bien fonctionné sur le symptôme de l'anxiété en lien avec un rituel de toujours avoir de l'argent liquide sur moi, ce qui me paraissait conditionner la qualité de ma journée. Dans un autotraitement en IPSCi thématique sur le thème intitulé "l'argent", j'ai réactivé une série de souvenirs et des ressentis des impressions en rapport avec le thème de l'argent. Après traitement, cette habitude, croyance d'avoir de l'argent sur soi est sortie de ma sphère de préoccupation. Influence indéniable sur mon comportement. Idem pour des rituels de type TOC (type allumer ou éteindre la lumière). Dans la prise en charge du burn out, consécutif à une relation conflictuelle avec mon supérieur hiérarchique, le tableau des symptômes lorsque je repassais dans la zone géographique de mon travail était un état de tension, et l'émotion de la peur, peur de revoir le directeur, peur de céder à la colère-rage. Le traitement appliqué a été un protocole IPSCi événementiel. Le résultat est la capacité à le rencontrer en séance, le saluer ou évoquer cette étape de la vie professionnelle sans être dans un état émotionnel altéré ou généré par l'évocation du souvenir. »*

Table des matières

SCIENCES HUMAINES ET SOCIALES, LETTRES, PSYCHOLOGIE AUX ÉDITIONS L'HARMATTAN

Dernières parutions

CATASTROPHE FERROVIAIRE, REPRÉSENTATION ET TROUBLES POST-TRAUMATIQUES

Le cas d'Eséka (Cameroun)

Claude Désiré Noumbissié

La catastrophe ferroviaire d'Eséka, survenue le 21 octobre 2016 au Cameroun, présente un bilan douloureux et alarmant. Cette étude montre que plus de neuf mois après, les victimes présentent des souffrances psychiques, des douleurs physiques, des troubles post-traumatiques importants. Elles ont également des représentations magico-religieuses de la catastrophe et vivent dans un environnement socio-économique asphyxiant. Cette situation nécessite impérativement une prise en charge holistique et professionnelle solide.

(118 p., 14 euros)

ISBN : 978-2-343-15470-1, EAN EBOOK : 9782140098130

LES HOMMES PILOTENT... LES FEMMES CONDUISENT ?

Guide des comportements au volant

Jean-Marc Bailet

Les comportements au volant seraient-ils différents entre hommes et femmes ? Si la voiture est née grâce au génie d'ingénieurs français, les femmes ont dû s'imposer pour vaincre les préjugés et conduire. Les femmes n'ont jamais placé leur narcissisme dans l'objet-voiture : elles sont plus prudentes et respectueuses du Code de la route. L'ostracisme qui les a visées est désormais révolu et doit être proscrit du discours commun.

(154 p., 17 euros)

ISBN : 978-2-343-15141-0, EAN EBOOK : 9782140095986

LE SYNDROME DE SCHOPENHAUER

Variante psycho-sociale des troubles du comportement à l'adolescence

Didier Bourgeois

La psychiatrie prend en compte la souffrance psychique des individus. Parmi eux, certains sujets, jeunes, très doués intellectuellement, mais inexorablement suicidaires, interpellent et dérangent. La prise en charge psycho-thérapeutique des sujets schopenhauer est accrobatique mais il ne faut pas échouer avec eux, tant ils sont incisifs et décisifs. Cet ouvrage propose de situer ce syndrome au sein de la clinique actuelle, ainsi que de suggérer des pistes thérapeutiques.

(Coll. Psycho-Logiques, 140 p., 15,5 euros)

ISBN : 978-2-343-14300-2, EAN EBOOK : 9782140093814

LES TENTATIVES DE SUICIDES DES ADOLESCENTS

Du Négatif à la Subjectivation

Clément Rizet

A travers l'expérience d'un clinicien d'orientation psychanalytique quelles sont les possibilités de mettre au travail le Négatif en particulier chez l'adolescent dans le but de relancer le processus de Subjectivation chez les jeunes en grande souffrance ? Le concept de Subjectivation formé par Michel Foucault à partir d'une archéologie du « souci de soi » des antiques Grecs apparait fructueux dans la prise en charge d'adolescent(e)s suicidaires et suicidants.

(Coll. Psycho-Logiques, 218 p., 23,5 euros)

ISBN : 978-2-343-14642-3, EAN EBOOK : 9782140091582

LES MULTIPLES VISAGES DU SELF

Walter Trinca

Traduit du brésilien portugais par Pascal Reuillard

Quelle est la nature du self ? Est-ce quelque chose d'incohérent, d'instable, de paradoxal et de contradictoire ou, au contraire, d'un aspect de l'esprit qui assure continuité, permanence, organisation et structuration ? Le self instance de médiation est sensible à l'action de l'être intérieur par la stabilité, l'équilibre et l'harmonie de la vie psychique. Il est aussi à la merci de l'instabilité, de la disharmonie, de la désorganisation et de la déstructuration.

(Coll. Psycho-Logiques, 190 p., 19,5 euros)

ISBN : 978-2-343-14882-3, EAN EBOOK : 9782140091032

LE MAL

Traumas, hantises et mélancolie

Elisabeth Darchis

Sous la direction de Élisabeth Darchis et Henri Bartoli - Préface de Claude Nachin - Postface de Frédéric Tordo

« L'esprit du mal » sévit chaque jour sous les yeux et dans la chair des vivants, dans les mémoires collectives et les héritages psychiques. Sans prétendre apporter toutes les réponses que le mal appelle, ces études débouchent au-delà des approches psychanalytiques de N. Abraham et M. Torok, sans apaiser les inquiétudes. Ces diverses recherches espèrent fournir des pistes qui nourriront et enrichiront sa réflexion.

(Coll. Nomino ergo sum, 174 p., 18 euros)

ISBN : 978-2-343-14701-7, EAN EBOOK : 9782140090066

SURDOUÉES

Le haut quotient intellectuel chez les femmes

Camille Zyrh

En France, le surdon provoque questions, intérêt et débats auprès du grand public depuis les années 2000. Parmi cette entité globale que l'on nomme «¬ les surdoués¬ », les femmes vivent-elles différemment le fait d'être dotées d'un fort quotient intellectuel¬? Y a-t-il autant d'hommes que de femmes surdoués ? Certaines de ces femmes rencontrent-elles des difficultés spécifiques dans les différents domaines de leur vie ¬: scolaire, amical, professionnel, affectif¬ ? Qu'en est-il de leur créativité, et de leur capacité de résilience ? Et quel sort risquent-elles de connaître lorsqu'elles naissent dans un environnement familial défavorable ?

(138 p., 15,5 euros)

ISBN : 978-2-343-14850-2, EAN EBOOK : 9782140090271

ETUDES CLINIQUES ET BIOLOGIQUES

Psychopathologie en Afrique 3

Omar Ndoye, Pierre-Georges Despierre, Mamadou Habib Thiam

Au sommaire de ce numéro 3 : Le transfert de la différence de Aboubacar Barry, Commentaires de Pierre-Georges Despierre, L'albinisme au Sénégal de Florentine Mbengue, Omar Ndoye, Madeline Thiaw, Mamadou Habib Thiam, A propos de l'hermaphrodisme de Elodie Gaëlle N'Gemi, Omar Ndoye, Mamadou Habib Thiam.

(170 p., 18 euros)

ISBN : 978-2-343-14060-5, EAN EBOOK : 9782140076749

VIVRE SA VIE ET NON LA SUBIR

Les 10 clefs d'une Intelligence intégrative pour réussir sa vie

Essai

Pierre Vinot

Savoir s'autoriser, ne pas subir le déterminisme de son environnement pour mieux exister...Savoir changer nos petites habitudes quotidiennes pour changer profondément notre vie...Savoir vivre avec sérénité les moments douloureux...Savoir écouter ses désirs pour mieux les vivre, pour mieux vivre... Pierre Vinot établit ce projet à travers les 10 clefs de l'Intelligence intégrative, l'intelligence de la vie.

(Coll. Les Impliqués, 146 p., 16 euros)

ISBN : 978-2-343-14059-9, EAN EBOOK : 9782140069406

LA PRISE DE RISQUE ROUTIER AU CAMEROUN

Adrien Edouard Mvessomba, Hélène Chantal Ngah Essomba, Pulchérie Chantal Vigto

Ce livre situe la complexité de la prise de risque routier, qui est la principale cause des accidents de la route. L'argumentation suscite une réflexion chez les concepteurs des stratégies de sensibilisation à la sécurité routière, qui ne doivent plus considérer le preneur de risque comme un individu incivique, qu'il faut traquer par des mesures répressives, mais plutôt comme une personne dont la conduite est influencée par des facteurs psychosociaux. Cet ouvrage met en évidence la place que les croyances et la culture occupent dans la prise de risque routier, et, partant, de l'accidentologie.

(Coll. Harmattan Cameroun, 160 p., 16,5 euros)

ISBN : 978-2-343-13303-4, EAN EBOOK : 9782140050114

ECCE HOMO, L'ODYSSÉE DE L'AVENTURE HUMAINE

Michel Petit

Ce livre est une odyssée. Un voyage à la rencontre de nous-mêmes, à la découverte de la manière dont nous déchiffrons la vie, l'existence et le monde. Une façon de comprendre la maltraitance humaine et d'y remédier. Une trajectoire passant d'un "paradis perdu" du Paléolithique, au fourvoiement de l'homme lors de l'avènement du Néolithique.

(Coll. Santé, sociétés et cultures, 318 p., 33 euros)

ISBN : 978-2-343-12705-7, EAN EBOOK : 9782140048807

ALIX CLÉO ROUBAUD, RÊVES ET PHOTOGRAPHIES.
Une temporalité fragmentée

Catherine Roseau, Sylvie Schwab

L'analyse conjointe d'une psychanalyste et d'une historienne de l'art permet de découvrir l'oeuvre écrite et photographique d'Alix Cléo Roubaud. Cette artiste nous a laissé un Journal intime et des photographies parfois énigmatiques où les thèmes du corps et du double se croisent avec insistance. Ce parcours à quatre mains dévoile la trame commune entre les rêves et les photographies et éclaire avec nuance et rigueur une créativité caractérisée par une temporalité fragmentée et une quête identitaire à réinventer sans cesse.

(Coll. Psychologie des Interactions, 54 p., 11,5 euros)

ISBN : 978-2-8066-3610-2, EAN EBOOK : 9782806650955

LES PIÈGES DU RÉALISME
Kant et Lacan

Christian Fierens, Frank Pierobon

Peut-on croire à la réalité propre de l'être humain comme à celle d'une « chose » dont l'observation contiendrait tout ce qui est nécessaire à sa connaissance ? Non, car cette illusion piège la pensée et la dépouille de son pouvoir agissant et créateur, que soutiendraient des méthodes philosophiques comme l'architectonique de Kant et psychanalytiques comme la topologie de Lacan.

(Coll. Lire en psychanalyse, 322 p., 32 euros)

ISBN : 978-2-8066-3607-2, EAN EBOOK : 9782806650917

LE CONCEPT D'HUMOUR PERVERS CHEZ SADE
Une analyse psychobiographique

Frédéric Mazières

Dans le cadre d'une approche psychobiographique des oeuvres romanesques les plus violentes du marquis de Sade, l'auteur analyse le modèle psychopathologique de l'écrivain, où comment les traumatismes de son enfance et ses incarcérations eurent un impact sur la structure et l'évolution de son inquiétante personnalité. Entre psychanalyse, psychiatrie et critique littéraire, l'auteur détaille en quoi les procédés littéraires utilisés par Sade tels que le comique et l'humour pervers constituent des symptômes de sa perversité.

(Coll. L'oeuvre et la psyché, 362 p., 37 euros)

ISBN : 978-2-343-11184-1, EAN EBOOK : 9782140043611

LES TABOUS SEXUELS TRANSGRESSÉS : VIOL EN TEMPS DE GUERRE

Buuma M. Maisha, Karlijn Demasure, Judith Malette

Se remettre de la souffrance du viol nécessite une mobilisation des ressources à l'intérieur et autour de soi. Certaines conditions, comme la remise en question de soi, la culpabilité et la honte, y font souvent obstacle. Ce livre analyse cette implication des tabous sexuels sur l'image de soi et de l'autre après le(s) viol(s). Les propos des victimes et thérapeutes éclairent la réflexion sur le rôle du tabou sexuel dans la perception de soi et la perception sociale des victimes. Un essai de modélisation thérapeutique qui tient compte du contexte socioculturel des victimes est proposé.

(Coll. Études africaines, 296 p., 30 euros)

ISBN : 978-2-343-11701-0, EAN EBOOK : 9782140043017

UN COEUR D'ENFANT ?
Enquête généalogique sur l'expérience de l'enfant
Tome 2 : Socialiser et libérer

Éric Dubreucq

L'expérience de l'enfant a acquis, durant les deux derniers siècles, une centralité totalement nouvelle : cet ouvrage en proposera donc la généalogie. Il explorera les pratiques et les techniques (éducatives, pédagogiques) qui organisent la production de son être intérieur et intime, la configuration et la formation, en lui, d'un sujet. Distribuée en deux volumes, cette enquête retracera la naissance et le développement des stratégies de subjectivation et de configuration de l'être enfantin.

(Coll. Recherches et innovations, 274 p., 28,5 euros)

ISBN : 978-2-343-12185-7, EAN EBOOK : 9782140041716

UN COEUR D'ENFANT ?
Enquête généalogique sur l'expérience de l'enfant
Tome 1 : S'émanciper et s'épanouir

Éric Dubreucq

L'expérience de l'enfant a acquis, durant les deux derniers siècles, une centralité totalement nouvelle ; cet ouvrage en proposera donc la généalogie. Il explorera les pratiques et les techniques (éducatives, pédagogiques) qui organisent la production de son être intérieur et intime, la configuration et la formation, en lui, d'un sujet. Distribuée en deux volumes, cette enquête retracera la naissance et le développement des stratégies de subjectivation et de configuration de l'être enfantin.

(Coll. Recherches et innovations, 300 p., 31 euros)

ISBN : 978-2-343-12184-0, EAN EBOOK : 9782140041709

APPROCHE STRUCTURALE DE L'AUTISME ET LA PSYCHOSE INFANTILE

Alejandro Olivos

La question de l'autisme met en évidence, aujourd'hui, dans le lien social, ainsi que dans les rapports que la science entretient avec la réalité, un réel absolument opaque et impossible à évaluer. L'autiste est un sujet qui refuse le lien à l'Autre à travers la parole, mais qui n'est pas pour autant en dehors du champ du langage. C'est un sujet hors-discours, mais pas hors-langage. La question de l'autisme et de la psychose infantile sera donc abordée à partir d'une approche structurale.

(Coll. Psycho-Logiques, 248 p., 26 euros)

ISBN : 978-2-343-12322-6, EAN EBOOK : 9782140042232

Structures éditoriales du groupe L'Harmattan

L'Harmattan Italie
Via degli Artisti, 15
10124 Torino
harmattan.italia@gmail.com

L'Harmattan Hongrie
Kossuth l. u. 14-16.
1053 Budapest
harmattan@harmattan.hu

L'Harmattan Sénégal
10 VDN en face Mermoz
BP 45034 Dakar-Fann
senharmattan@gmail.com

L'Harmattan Cameroun
TSINGA/FECAFOOT
BP 11486 Yaoundé
inkoukam@gmail.com

L'Harmattan Burkina Faso
Achille Somé – tengnule@hotmail.fr

L'Harmattan Guinée
Almamya, rue KA 028 OKB Agency
BP 3470 Conakry
harmattanguinee@yahoo.fr

L'Harmattan RDC
185, avenue Nyangwe
Commune de Lingwala – Kinshasa
matangilamusadila@yahoo.fr

L'Harmattan Congo
67, boulevard Denis-Sassou-N'Guesso
BP 2874 Brazzaville
harmattan.congo@yahoo.fr

L'Harmattan Mali
Sirakoro-Meguetana V31
Bamako
syllaka@yahoo.fr

L'Harmattan Togo
Djidjole – Lomé
Maison Amela
face EPP BATOME
ddamela@aol.com

L'Harmattan Côte d'Ivoire
Résidence Karl – Cité des Arts
Abidjan-Cocody
03 BP 1588 Abidjan
espace_harmattan.ci@hotmail.fr

L'Harmattan Algérie
22, rue Moulay-Mohamed
31000 Oran
info2@harmattan-algerie.com

L'Harmattan Maroc
5, rue Ferrane-Kouicha, Talaâ-Elkbira
Chrableyine, Fès-Médine
30000 Fès
harmattan.maroc@gmail.com

Nos librairies en France

Librairie internationale
16, rue des Écoles – 75005 Paris
librairie.internationale@harmattan.fr
01 40 46 79 11
www.librairieharmattan.com

Librairie l'Espace Harmattan
21 bis, rue des Écoles – 75005 Paris
librairie.espace@harmattan.fr
01 43 29 49 42

Lib. sciences humaines & histoire
21, rue des Écoles – 75005 Paris
librairie.sh@harmattan.fr
01 46 34 13 71
www.librairieharmattansh.com

Lib. Méditerranée & Moyen-Orient
7, rue des Carmes – 75005 Paris
librairie.mediterranee@harmattan.fr
01 43 29 71 15

Librairie Le Lucernaire
53, rue Notre-Dame-des-Champs – 75006 Paris
librairie@lucernaire.fr
01 42 22 67 13

www.ingramcontent.com/pod-product-compliance
Lightning Source LLC
LaVergne TN
LVHW010951061026
849535LV00006B/1664